HAYMON taschenbuch 117

W0218953

Liebe Lydia!

… ein Buch um sich

… und

… en!

Bruck, 2013

KULTUR
NIEDERÖSTERREICH

Gedruckt mit freundlicher Unterstützung durch
das Kulturressort des Landes Niederösterreich.

Auflage:
4 3
2015 2014 2013

HAYMON tb 117

Originalausgabe
© Haymon Taschenbuch, Innsbruck-Wien 2012
www.haymonverlag.at

Alle Rechte vorbehalten. Kein Teil des Werkes darf in irgendeiner Form (Druck, Fotokopie, Mikrofilm oder in einem anderen Verfahren) ohne schriftliche Genehmigung des Verlages reproduziert oder unter Verwendung elektronischer Systeme verarbeitet, vervielfältigt oder verbreitet werden.

ISBN 978-3-85218-917-8

Umschlag- und Buchgestaltung, Satz:
hœretzeder grafische gestaltung, Scheffau/Tirol
Coverfoto: www.shutterstock.com/Sylverarts
Autorenfoto: www.pixelkinder.com

Gedruckt auf umweltfreundlichem,
chlor- und säurefrei gebleichtem Papier.

Dr. med. Günther Loewit

Wie viel Medizin überlebt der Mensch?

Dr. med. Günther Loewit

Wie viel Medizin überlebt der Mensch?

Im Gedenken an meine Mutter und ihren Bruder Werner, die beide, mit einer schweren Krebserkrankung konfrontiert, der Dankbarkeit über ein erfülltes Leben den Vorzug gegenüber einem sinnlosen medizinischen Kampf um Wochen und Tage gegeben haben.

Inhalt

„Aber natürlich braucht man nur auf die Natur zu schauen, um zu sehen, welchen geringen Wert sie dem Leben beimisst. Dessen Unverletzlichkeit ist eine rein menschliche Idee. Man nehme einen Schmetterling – 12 Millionen Federn auf seinen Flügeln, 16.000 Linsen in seinem Auge – und für einen Vogel kaum ein Maulvoll.“

Winston S. Churchill

Vorwort

Am 7. September 2011 erreicht Österreichs Bundesregierung eine Mahnung des Internationalen Währungsfonds (IWF), mehr zu sparen. Die zurzeit geplanten Budgetkonsolidierungsmaßnahmen, heißt es in der Note, wären kaum dazu geeignet, längerfristig Österreichs rasch zunehmende Überschuldung in den Griff zu bekommen. Vor allem im Bereich Gesundheit und Pensionen würde unverantwortlich viel Geld ausgegeben, präzisiert der Bericht des IWF.

Tatsächlich wurden im Jahr 2010 11% des BIP (Bruttoinlandsprodukt), nämlich 31,4 Milliarden Euro, für den Bereich der „Gesundheitsdienstleistungen“ ausgegeben. Im Jahr 1990 belief sich der Anteil der Gesundheitsausgaben noch auf 8,4% des BIP. Berücksichtigt man auch noch den jährlichen Zuwachs der Wirtschaftsleistung, ergeben sich für den Zeitraum 1990 bis 2010 jährliche Steigerungen der gesundheitsrelevanten Ausgaben des Staates um 5,4% pro Jahr. Dieser Wert liegt deutlich über dem durchschnittlichen jährlichen Wirtschaftswachstum.

Das bedeutet, dass 11% der jährlichen Wirtschaftsleistung in ein Unterfangen investiert werden, das zumindest teilweise zum Scheitern verurteilt ist: Die moderne Medizin kann zwar die einzelnen Mitglieder der Bevölkerung weitgehend gesund und möglichst lange am Leben erhalten; den Kampf gegen den Tod wird aber auch das beste Gesundheitswesen immer verlieren. Das „Überleben des Patienten“ ist stets nur eines auf Zeit.

Trotz der gewaltigen Geldsummen, die ins Gesundheitssystem gepumpt werden, sind in Österreich – wie auch in den meisten anderen Industriestaaten – mehr Menschen „krank“ als je zuvor. Rechnet man die Zahlen der einzelnen medizinischen Fachgesellschaften zusammen, stellt sich heraus, dass es scheinbar mehr Patienten als Einwohner gibt. So litten z.B. laut Österreichischer Diabetesgesellschaft 2011 ca. 600.000 Menschen an Diabetes – in einer Veröffentlichung der Statistik Austria aus dem Jahr 2007 waren es noch 390.000 Personen. Ähnliche Entwicklungen gibt es bei den Fallzahlen von Bluthochdruckpatienten. So soll es in Österreich mehr als 1,5 Millionen Erkrankte geben, von denen 750.000 noch gar nicht diagnostiziert und lediglich 200.000 zufriedenstellend behandelt sind. Jeder vierte Einwohner des Landes gibt an, zumindest zeitweise an einem Burnout-Syndrom zu leiden, 10% der Bevölkerung sind an einer Depression erkrankt. 390.000 Menschen leiden an Osteoporose.

Diese Aufzählung könnte beliebig fortgesetzt werden. Dass es dennoch vereinzelt „Gesunde“ in diesem Land gibt, ist nur durch die Multimorbidität (= mehrere Krankheiten zugleich) einzelner Patientengruppen, und durch den Widerstand von Gesundheitssystemverweigerern zu erklären.

Auch am überproportional hohen Prozentsatz von teuren Frühpensionierungen hat unser medizinisches Versorgungsmodell einen nicht unwesentlichen Anteil. Lag der Anteil von krankheitsbedingten Frühpensionierungen 1995 noch bei 14.871 Fällen, so wurden 2009 von den Pensionsversicherungen bereits 30.131 krankheitsbedingte Frührenten zuerkannt. Von 1975 bis 2009 stieg der Anteil der Pensionen wegen „dauernder Erwerbsunfähigkeit" von 284.440 auf 459.710 Fälle. Ein nicht unbeträchtlicher Anteil, wenn man zugrunde legt, dass im Jahr 2010 in Österreich 2.681.391 Menschen eine staatliche Pension erhielten.

Was läuft also falsch, und welche Lösungsansätze bieten sich an? Sind 31,4 Milliarden Euro pro Jahr für Gesundheit etwa zu wenig?

Wird man das „medizinische Wissen und Können" von heute, all die gängigen „Behandlungsstandards" und „medikamentösen Errungenschaften" mit den Augen von morgen betrachten, so müssen sie unweigerlich unvollständig, teilweise schädlich und stümperhaft erscheinen. Das ist zumindest anzunehmen, wenn man einen Blick vom Heute aufs Gestern richtet. Denn die Medizingeschichte ist durchsetzt von Irrwegen in Diagnose und Therapie, und voll von ärztlicher Anmaßung sowie falschen Patientenerwartungen.

Jahrhundertelang ließen Ärzte mit bestem Wissen und Gewissen zur Ader und setzten Blutegel gegen Krankheiten, über deren Entstehung und Herkunft sie genausoviel bzw. -wenig wussten, wie wir heute über die Entstehung geistiger Krankheiten, bösartiger Tumore oder rheumatischer Erkrankungen. Und dennoch wurden unsere früheren Kollegen (aus heutiger Sicht wären sie zum Teil Kurpfuscher und Scharlatane) von der damaligen Gesellschaft als ehrenwerte Männer (die erste Ärztin promovierte 1849 in den USA) wahrgenommen. Manche von ihnen haben auch heute noch klingende Namen.

Unzweifelhaft ist aber die Tatsache, dass ihre Bemühungen jede Menge Leid gemildert, ihre Worte Hoffnung und Kraft gespendet haben, und alleine schon ihr

Anblick am Krankenbett Linderung bedeutet hat. Aber auch wenn unzählige Menschen im Lauf der Zeit an und wegen der Medizin zugrunde gegangen sind, so hat die Menschheit an sich souverän überlebt.

Man muss aber gar nicht weit in die Vergangenheit zurückblicken, um zu erkennen, dass der Wert des menschlichen Lebens und damit auch der der Gesundheit nicht immer derselbe ist. Betrachtet man die unzähligen Schlachtfelder der beiden Weltkriege, der Balkankriege oder der blutigen Auseinandersetzungen im Afrika unserer Tage, wird deutlich, dass Wert und Würde des Menschen enormen historischen und geografischen Schwankungen ausgesetzt waren und bis heute sind.

Solche Überlegungen stehen in krassem Widerspruch zu den Ansprüchen einer postmodernen Gesellschaft an „ihre“ medizinische Versorgung. Denn bestmögliche ärztliche Betreuung zu jeder Zeit und an jedem Ort haben sich als scheinbar selbstverständliches Grundrecht etabliert. Und wer sich urlaubsbedingt einmal außerhalb der geografischen Grenzen dieser „Selbstverständlichkeit“ befindet, wird, sofern er sich rechtzeitig versichern hat lassen, mit dem Ambulanzjet nach Hause geflogen. Zu groß ist das Misstrauen in die medizinischen Fähigkeiten fremder Kulturen. Denn medizinisch gesehen hat die Globalisierung noch nicht einmal begonnen.

Konkret: Für eine HIV-Infektion in Zentralafrika gelten im Vergleich zur gleichen Erkrankung in unserem Gesellschaftsbereich völlig andere ethische und medizinische Standards. Dies zu leugnen wäre Realitätsverweigerung.

Geld ist also offensichtlich ein wesentlicher Bestandteil moderner Medizin und ihrer Möglichkeiten. Damit ist auch die medizinische Ethik relativ und geldabhängig.

Eine Änderung dieser Situation ist weder zu erwarten, noch ist eine solche das Ziel dieses Buches. Es soll auch keinesfalls den Idealismus unzähliger Forscher und Ärzte in Frage stellen, oder in Zweifel ziehen, dass die moderne Medizin wesentlich zur Verlängerung der Lebenserwartung der Menschen in unseren Breitengraden beigetragen hat. Medizinische Hilfe und Lebensbegleitung sind unverzichtbare Bestandteile eines modernen Lebens.

Dieses Buch will lediglich Fragen stellen.

Es will den modernen Menschen und die Medizin seiner Zeit einer kritischen Betrachtung unterziehen. Und es will untersuchen, wie sich grundlegende Verhaltensmuster der Gesellschaft, die sich in allen großen geschichtlichen Themen wiederspiegeln, in der Medizin äußern: Etwa die Gewinnsucht und das Machtstreben des Menschen, das einseitige Ausnützen von Abhängigkeitsverhältnissen, wie die Arzt-Patient-Beziehung eines darstellt, und viele andere Mechanismen, die seit Jahrtausenden die menschliche Realität kennzeichnen.

Dieser Blickwinkel wird nicht zuletzt zeigen, dass die sogenannte zeitgemäße Medizin – so wie auch Religion oder Politik – stets eine Reaktion auf die Lebensumstände von Menschen einer gewissen Epoche darstellt, die von ihrem Kontext nicht zu trennen ist.

Und schließlich soll dieses Buch auch die Frage stellen, ob die Summen, die wir heute für das Thema

„Gesundheit" ausgeben, in einer sinnvollen Relation zum Nutzen für die Gesellschaft stehen – und ob das Ziel, ein gutes, erfülltes Leben zu führen, tatsächlich so eng mit einer möglichst langen Lebensdauer zusammenhängt, wie wir heute zu glauben scheinen.

Günther Loewit

Irrtümer.
Eine Einleitung

Die Medizingeschichte ist eine Geschichte von Irrtümern. Aber in einem Punkt hat sich die Medizin nie geirrt: Im Gefühl ihrer Bedeutung, sowohl für den einzelnen Patienten als auch für die Gesellschaft – und den damit verbundenen politischen und geschäftlichen Möglichkeiten. Die heilende Hand war im Anschluss an die Behandlung stets auch die geöffnet hingehaltene, wenn es um die Honorierung der medizinischen Leistung ging. Daran hat sich im Wesentlichen bis in unsere Tage nichts geändert. Auch wenn Medizin bisweilen von Idealisten betrieben wird, die sich z.B. bei „Ärzte ohne Grenzen" engagieren, so stehen doch im Hintergrund in Form von Gesundheitssystem und Pharmaindustrie gewaltige Macht- und Wirtschaftsapparate, die längst erkannt haben, welche finanziellen Möglichkeiten die Heilkunst eröffnet. Deren Strukturen werden so gut wie ausschließlich von Nichtärzten betrieben. Somit sind Ärzte, soweit sie nicht als reine Privatärzte freiberuflich tätig sind, in ihren Entscheidungen eng an das jeweils etablierte medizinische System gebunden. Denn auch die niedergelassenen Allgemeinmediziner und Fachärzte unterliegen in weiten Bereichen den strikten Vorgaben und Kontrollen von Politik und Krankenkassen.

Die im Gesetz festgeschriebene Freiheit des einzelnen Arztes in Diagnose und Therapie gibt es schon lange nicht mehr, und das Gleiche gilt für Forschung und Lehre. Waren bis in die zweite Hälfte des vergangenen Jahrhunderts Forschung und Lehre noch fest in Händen der Universitäten, so hat sich mittlerweile still und heimlich die Pharmaindustrie dieser Kompetenzen weitgehend bemächtigt. Die Inhalte ärztlicher Fortbildung werden größtenteils von der Pharmaindustrie bestimmt. Ebenso sind die „Guidelines“ der EBM („Evidence-Based Medicine“) nach den jeweils neuesten pharmakologischen Forschungsergebnissen formuliert. Mit dieser Entwicklung wurde der Politik ein Werkzeug in die Hand gegeben, das Wirken der Ärzte zu dirigieren und zu kontrollieren. Nach dem Motto „Alle Macht dem Staat und den Konzernen“ sollten Ärzte nur noch mittelbar und nachvollziehbar ihr Werk am Menschen verrichten. Für unmittelbare, individuelle medizinische Vorgangsweisen bleiben in der EBM wenig Spielräume. Dem Mythos einer freien und unabhängigen Ärzteschaft steht in der Realität eine streng kontrollierte und reglementierte Berufsgruppe gegenüber. Diese politisch festgeschriebene Realität steht aber bisweilen in deutlichem Widerspruch zu den Erwartungen kranker Menschen.

In einem medizinischen Lehrbuch aus dem Jahr 1986, das damals zu den Standardwerken zählte, kann man folgenden Satz lesen:

„Die durch neuere Erkenntnisse immer komplizierter werdenden unterschiedlichen Regelkreise für wichtige Lebensvorgänge sind am allgemeinen Beispiel einer neuroendokrinen Regelstrecke darstellbar.“ Der Autor, ein anerkannter Wissenschaftler, beschreibt durch seinen kleinen sprachlichen Irrtum ein Dilemma der modernen Medizin. Denn natürlich werden die Regelkreise im menschlichen Körper nicht „immer komplizierter“. Die Anatomie und Physiologie des Menschen ist seit Jahrtausenden unverändert geblieben. Nur unser Einblick in Funktion und Aufbau des menschlichen Körpers wird immer tiefer und genauer. Mit zunehmender Tiefe der Forschung erscheinen die funktionellen Zusammenhänge des menschlichen Organismus immer komplexer, wird das Verständnis für Zusammenhänge schwieriger. Und mit jedem dieser Erkenntnisschritte werden mögliche neue therapeutische Zugänge zu einer Erkrankung vermutet und gesucht.

Dieses Dilemma lässt sich durch einen bildlichen Vergleich darstellen:

Eine Gruppe von Technikern und Wissenschaftlern erforscht einen großen Fluss, der immer wieder Wohngebiet überschwemmt und Ackerland unkontrollierbar überflutet. Sie beschließen, ausgehend vom Mündungsgebiet, die Herkunft der Wassermassen zu erkunden und herauszufinden, wo sie in den natürlichen Ablauf eingreifen können, um das Unheil der Überschwemmungen zu bekämpfen.

Irgendwann stoßen sie bei ihrer Wanderung stromaufwärts auf eine erste Gabelung, bei der zwei Flüsse zusammenfließen. Und sofort sehen sie auch die Möglichkeit, durch die Errichtung einer Staumauer bei einem der Zuläufe das Wasservolumen im Unterlauf besser regeln zu können. Aber die Forscher sind noch nicht zufrieden.

Sie teilen sich in zwei Gruppen und verfolgen ab jetzt getrennt die beiden zuführenden Flüsse weiter stromaufwärts. Dabei entdecken sie naturgemäß immer mehr Verzweigungen und Verästelungen der Wasseradern. Und mit jeder dieser Verästelungen sehen die Forscher neue Möglichkeiten, den Fluss der Wassermassen besser, weil näher am Ursprung, beeinflussen zu können.

Weil sie sich aber an jeder Weggabelung erneut in Untergruppen teilen müssen, haben sie den Kontakt untereinander schon längst auf ein Minimum reduzieren müssen. Zwar treffen sie sich vereinbarungsgemäß von Zeit zu Zeit, um einander ihre Erkenntnisse mitzu-

teilen und sich auszutauschen, aber den großen Überblick haben sie schon längst verloren. Trotzdem sieht jede Gruppe ihre eigenen Forschungsergebnisse als bahnbrechend an und vermeint die jeweils beste Lösung zur Vermeidung der Überschwemmungen gefunden zu haben. Die einen schlagen vor, einzelne Zuläufe trockenzulegen oder aufzustauen, andere wollen ausgesuchte Wasserläufe umleiten oder durch vorzeitige Zusammenführung und allerlei weitere Maßnahmen die Kontrollierbarkeit des Wassernetzes verbessern.

Nichts anderes geschieht seit Jahrzehnten in der medizinischen Forschung. Immer werden neue, kleinere Regelkreise, feinere Zusammenhänge von biologischen Steuerungen ans Tageslicht gebracht. Mit jeder neuen Erkenntnis entstehen neue Hoffnungen, Erkrankungen endlich an der Wurzel behandeln zu können. Mit jeder bahnbrechenden Entdeckung von bislang unbekannten Zusammenhängen rückt der Traum vom ewigen Leben ein klein wenig näher. Immer ist die Pharmaindustrie zur Stelle und bemüht sich nach Kräften und oft auch redlich, ein entsprechendes Produkt herstellen und am Markt platzieren zu können. Sie wird damit nicht nur ihren eigenen ökonomischen Bedürfnissen gerecht, sondern auch der Erwartungshaltung einer ganzen Gesellschaft, die da lautet: Medizinische Behandlung bedeutet, dass stets die geeignete Tablette verfügbar ist.

Aber das Auffinden der jeweils letzten und allerletzten Wurzelspitzen gestaltet sich äußerst schwierig. Und es gelingt nur sehr schwer, häufig auch gar nicht, Wirkung und unerwünschte Nebenwirkungen bei der Behandlung eines Problems in den Griff zu bekommen. Denn jede Umleitung oder Trockenlegung eines Flussarmes, um beim obigen Beispiel zu bleiben, hat eine Kaskade von ökologischen, in der Medizin eben biologischen, Veränderungen zur Folge. Viele tragische Beispiele aus der Geschichte der Pharmaindustrie zeigen, dass es so gut wie nie gelingt, Wirkung ohne Nebenwirkung zu erzielen. Daran kann auch die beste Werbestrategie für ein neues Produkt nichts ändern.

Und zugleich ist es so gut wie unmöglich, punktgenaue Ursachen für die Entstehung einer Krankheit ausfindig zu machen. Für die meisten Erkrankungen gibt es multifaktorielle Entstehungsmuster, bei denen verschiedenste Faktoren zusammenspielen: Für nicht insulinpflichtigen Diabetes mellitus können etwa das Lebensalter, die genetische Veranlagung, Übergewicht, mangelnde Bewegung, falsche Ernährung, Stress und andere psychosoziale Faktoren als Ursache aufgelistet werden. Daraus ergibt sich zwangsläufig die Frage, ob, wann und wie medizinisch-pharmakologisch eingegriffen werden soll.

Aus volkswirtschaftlicher Sicht wäre es wichtig, den Begriff „medizinisch-pharmakologisch" in seine zwei Komponenten zu teilen. Als Arzt medizinisch tätig zu sein ist nämlich nicht gleichbedeutend mit dem reflexartigen Verordnen von Medikamenten – ein auch unter jungen Medizinern weit verbreiteter Irrtum. Denn gerade in Anbetracht galoppierender Staatsschulden sollte kostengünstigeren und natürlicheren Behandlungsformen der Vorzug gegeben werden. Im angeführten Beispiel der Blutzuckererkrankung kann ein gut auf seine Rolle vorbereiteter Arzt im Gespräch etliche Heilungs- und Behandlungsansätze vermitteln. Auch wenn das nicht im Interesse der Medikamentenhersteller liegt. Unbestreitbar billiger, aber ebenso effektiv wie die Einnahme von Tabletten wäre im Fall des Diabetespatienten die Reduktion der täglichen

Kalorienzufuhr, verbunden mit einer Verminderung des Körpergewichts, regelmäßiges sportliches Engagement und andere nicht pharmakologische Maßnahmen. Nur: So weit das Auge reicht, gibt es zurzeit keine ärztliche oder staatliche Autorität, die ein solches Denken umsetzen wollte oder könnte; zu bequem ist der Weg, einen erhöhten Blutzuckerspiegel durch die Einnahme von Medikamenten zu senken und parallel dazu das ungesunde Wohlstandsleben auch weiterhin nicht in Frage stellen zu müssen.

Einen besonderen Blick verdient sich in Anbetracht des Gesagten die Psychiatrie, deren Aufgabengebiet, sowohl in der Wahrnehmung von Ärzten als auch von Patienten, heute auf besonders schwere Fälle geistiger Erkrankungen reduziert ist. Dabei bedeutet „Psychiatrie“ aus dem Griechischen übersetzt eigentlich „Arzt für die Seele“. Davon ist die heutige Medizin weit entfernt. Sie erkennt lediglich pharmakologisch therapierbare Erkrankungen als solche an. Der Rest an „empfundenen Leiden“ wird der Psychologie überlassen. An diesem Manko leidet die moderne Medizin mehr, als ihr bewusst ist. Nach wie vor führt kein Weg an der ganzheitlichen Betrachtung des Menschen vorbei. Und der ist eben mehr als die Summe seiner Organe und Regelkreise. Auch wenn die Seele nicht anatomisch dingfest gemacht werden kann, ihr Mitwirken bei der Entstehung und Heilung von Krankheiten ist offensichtlich. Viele schulmedizinisch nicht erklärbare Phänomene sind eine Folge seelischer Vorgänge. Und selbst wenn einzelne psychosomatische Zusammenhänge wissenschaftlich nicht eindeutig dargestellt werden können, wäre die Schulmedizin gut beraten, zumindest die Möglichkeit solcher Vorgänge im menschlichen Ganzen nicht a priori in Frage zu stellen.

Wenn Medizin krank macht

Alzheimer: Aufstieg einer Erkrankung

Die Alzheimer'sche Demenzerkrankung wird in der Öffentlichkeit häufig als eine „neue" Bedrohung für die Gesundheit der Menschen wahrgenommen. Durch scheinbar steigende Fallzahlen ist die Erkrankung in den vergangenen Jahrzehnten immer stärker in den Mittelpunkt sowohl des medizinisch-pharmakologischen als auch des gesellschaftlichen Interesses gerückt. Aber die rapide Zunahme von betroffenen Patienten muss – im Licht des demografischen Wandels – differenziert gesehen und analysiert werden. Denn unter dem Titel „Alzheimer" werden heute – medizinisch nicht ganz korrekt – verschiedene Arten von Demenzerkrankungen zusammengefasst, darunter auch ein Nachlassen des Kurzzeitgedächtnisses, das bei älteren Menschen gehäuft auftritt und aus medizinischer Sicht völlig normal ist. Aber nicht jeder vergessliche alte Mensch ist krank. Nicht jede Persönlichkeitsveränderung im höheren Alter ist mit Krankheit gleichzusetzen. Und vor allem ist nicht jeder alte Mensch automatisch ein Patient. Altern ist ein essentieller Bestandteil des Lebens und keine medizinisch behandelbare Krankheit. Abnützungsprozesse und psychische Veränderungen sind natürliche Teilaspekte dieses Alterns. Leider geraten solche triviale medizinische Leitsätze zunehmend in Vergessenheit. Als ob die Medizin selbst an Alzheimer leiden würde.

Namhafte Kritiker moderner Medizin behaupten, dass auch die heute weithin verwendete Diagnose Alzheimer-Demenz in vielen Fällen in Wirklichkeit überhaupt keine Krankheit darstellt, sondern im weitesten

Sinne einfach eine Folge des „Altwerdens“ des Gehirns ab dem 80. bis 85. Lebensjahr darstellt. Eine normale Abnützung sozusagen.

Im Gegensatz zum heutigen Demenzbegriff war die von Alois Alzheimer beobachtete und protokollierte Patientin zum Zeitpunkt ihrer Erkrankung erst 51 Jahre alt und entspricht damit, zumindest vom Alter her, keineswegs dem Großteil der heute mit dem Etikett „Demenz“ versehenen Menschen. Auch in Anbetracht der Tatsache, dass es keine ursächlich wirkenden Medikamente gegen Alzheimer gibt, muss diesem Standpunkt der Vorzug gegeben werden. Alzheimer wäre demnach nichts anderes, als die Altersschwäche des Gehirns.

Die Krankheit gab es also vermutlich immer schon. Oder: Es hätte sie immer schon gegeben, wenn die Lebenserwartung schon früher heutige Werte erreicht hätte. Aber erst wenn ein Symptomenkomplex eindeutig beschrieben worden ist, erst wenn Ärzte und Öffentlichkeit ausreichend sensibilisiert sind und die zeitgeschichtlichen Bedingungen einen idealen Nährboden bieten, kann eine relativ „junge Krankheit“, wie die Demenz, ihren Siegeszug in dem traurigen Wettbewerb der Krankheiten antreten. Mit dem dramatischen Anstieg der Lebenserwartung in den westlichen Ländern im vergangenen Jahrhundert haben sich diese Bedingungen in Bezug auf Demenzerkrankungen perfekt erfüllt. Die Medien haben ein Übriges zum Bekanntwerden von Demenzerkrankungen getan, indem sie uns ausreichend mit herzzerreißenden Bildern und Berichten über das elende Zugrundegehen von prominenten Alzheimer-Persönlichkeiten versorgt haben. Denken wir nur an den ehemaligen US-Präsidenten und Schauspieler Ronald Reagan oder seinen beliebten Schauspielerkollegen Peter Falk, der 2011 an den Folgen der Alzheimer-Demenz verstarb. In den entsprechenden Medienberichten geht es immer um publikumswirksame Gerichtsentscheidungen, Entmündigungen, intime Familiengeschichten und um Geld. Dazu Bilder von traurig ausdrucks- und inhaltslosen Gesichtern ehemalig bedeutender Menschen. Genau der Stoff, aus dem mediale Kassenschlager gemacht sein müssen.

Wenn dann die Pharmaindustrie auch noch eine geeignete medikamentöse Behandlung anbieten kann, spricht auch für skeptische Geister nichts mehr dagegen, einen beliebig zusammengestellten Symptomenkomplex als eigenständige Krankheit mit speziellen Therapiemöglichkeiten zu akzeptieren.

Betrachtet man den „medialen Hype" um die verschiedenen Formen der Demenzerkrankung genauer, müsste man sich eigentlich fragen, warum noch niemand auf die Idee gekommen ist, die mangelnde Sprach- und Bewegungsfähigkeit von Säuglingen als eigenes Krankheitsbild zu definieren. Anders formuliert: Wenn es der Heilmittelindustrie eines Tages gelingen wird, die Windelphase von Säuglingen durch geeignete Medikamente zu verkürzen, wird ein einjähriges Kleinkind, das noch eine Windel braucht, vermutlich als „krank" bezeichnet werden. Und das gilt natürlich auch für die geistig-mentale Entwicklung des Säuglings. Denn punktuell und isoliert betrachtet sind die geistigen Fähigkeiten von Kleinstkindern durchaus auch „alzheimerverdächtig".

Unsere Gesellschaft ist nunmehr also hervorragend „alzheimersensibilisiert" – oder, um den Jargon der Pharmawerbebranche zu verwenden: Zurzeit wird „Alzheimer" regelrecht „gepusht" (Financial Times Deutschland). Ein großartiges Geschäft ist zu erwarten, denn es geht um weit mehr als die sündhaft teuren Medikamente. Forschungsmöglichkeiten für neu auszubildende Mediziner, Heilbehelfe aller Art, tausende von Arbeitsplätzen für Ergotherapie und Pflege, juridischer Beistand bei der Erstellung von Patientenverfügungen und Sachwalterschaften, die fester Bestandteil einer modernen „Rechtsindustrie" sind, krankheitsgerechte Unterbringung in Heimen und Pflegeeinrichtungen – eine nicht enden wollende Liste von Begleitumständen begleitet den kometenhaften Aufstieg dieser Erkrankungsform zu einer festen ökonomischen Größe. Aus der Sicht der „Gesundheitsanbieter" bedeutet Alzheimer schlicht und einfach Milliardenumsätze. Außer den Betroffenen und ihren Angehörigen möchte niemand auf Alzheimer verzichten.

Als „offizielles Geburtsjahr" der Alzheimer'schen Erkrankung darf das Jahr 1901 angesehen werden. Damals wurde die erst 51 Jahre alte Auguste Deter wegen ihrer auffälligen Wesensveränderungen von ihrem Mann an die „Städtische Anstalt für Irre und Epileptische" in Frankfurt am Main gebracht. Der aufnehmende Arzt hieß Dr. Alois Alzheimer.

„Wie heißen Sie?", fragte Dr. Alzheimer.
„Auguste."
„Familienname?"
„Auguste."
„Wie heißt ihr Mann?"
Frau Deter soll etwas gezögert – und dann geantwortet haben:
„Ich glaube ... Auguste"
„Ihr Mann?"
„Ach so."

„Wie alt sind Sie?“
„51.“
„Wo wohnen Sie?“
„Ach, Sie waren doch schon bei uns.“
„Sind Sie verheiratet?“
„Ach, ich bin doch so verwirrt.“
„Wo sind Sie hier?“
„Da werden wir noch wohnen.“
„Wo ist Ihr Bett?“
Auguste Deter antwortete: „Wo soll es sein?“

Zwischen den einzelnen Fragen des aufnehmenden Arztes bemerkte sie mehrmals: „Ich habe mich sozusagen selber verloren.“ Alois Alzheimer nannte das Krankheitsbild von Auguste Deter „die Krankheit des Vergessens“.

Als Auguste Deter 1906 „völlig verblödet“, wie es in der Krankengeschichte heißt, in Frankfurt verstarb, ließ sich Alzheimer, der inzwischen das anatomische Labor der Königlichen Psychiatrischen Klinik in München leitete, die Krankenunterlagen sowie ihr konserviertes Gehirn schicken. Ziel seiner Untersuchungen war es, wie zu dieser Zeit üblich, gehirnanatomische Veränderungen als Ursache für die psychiatrische Erkrankung ausfindig zu machen. Und tatsächlich entdeckte Alois Alzheimer unter dem Mikroskop Milliarden von zugrunde gegangenen Nervenzellen in Auguste Deters Gehirn. Zu der damaligen Zeit erschien ihm das als eine ausreichende Erklärung für das Wesen der beschriebenen Krankheit. Therapeutische Möglichkeiten, um die von ihm beschriebene Krankheit zu lindern, gab es zu Alzheimers Zeiten noch nicht.

Bei der „37. Versammlung Südwestdeutscher Irrenärzte“ in Tübingen berichtete Alzheimer über seine

Entdeckung unter dem Titel „Über eine eigenartige Erkrankung der Hirnrinde“. Doch die Reaktionen auf sein Referat waren enttäuschend. Fast keiner der anwesenden Kollegen interessierte sich für Alzheimers Ausführungen. Im Protokoll des Kongresses war zu Alzheimers Präsentation angemerkt: „Offenbar kein Diskussionsbedarf“. In den folgenden fünf Jahren wurden in der medizinischen Literatur elf ähnlich verlaufende Fälle beschrieben. Den offiziellen Namen Alzheimer-Krankheit führte erst der Psychiater Emil Kraepelin in der achten Auflage seines „Lehrbuchs der Psychiatrie“ aus dem Jahr 1910 ein. Damit war die von Alois Alzheimer beschriebene Krankheit innerhalb des medizinischen Wissens als eigenständiges Krankheitsbild etabliert.

Doch auch hundert Jahre nach dem Tod Alois Alzheimers 1915 weiß man immer noch nicht genau, wie die nach ihm benannte Krankheit entsteht und was ihre Ursachen sind. Lediglich die Fallzahlen und das damit verbundene öffentliche Interesse haben sich dramatisch verändert. Es gilt als erwiesen, dass ein hohes Lebensalter den einzigen gesicherten Risikofaktor darstellt, an Alzheimer zu erkranken: Nur 2% der Erkrankten sind jünger als 65 Jahre, dann steigt die Kurve der betroffenen Menschen rapide an und erreicht ihren Höhepunkt bei den 85-Jährigen, von denen ungefähr 20% an der Alzheimer'schen Erkrankung leiden. Für Medien, Forschung und Pharmaindustrie, Politiker und Pflegeverantwortliche, aber auch für eine zunehmend ängstliche Menschheit erschreckende Zahlen: in Deutschland ca. 1,3 Millionen Erkrankte, in den USA 5 Millionen, weltweit etwa 15 Millionen Patienten, Tendenz stark steigend. Eine Verdoppelung der Fallzahlen von betroffenen Patienten wird in etwa bis 2050 erwartet.

Zu „verdanken“ ist diese Zunahme an Alzheimerpatienten wohl zum überwiegenden Teil der rasant gestiegenen Lebenserwartung in den westlichen Industriestaaten. Dass dieser Zugewinn an Lebenszeit ein Verdienst moderner Medizin ist, steht außer Frage. Doch mit jedem Jahr Zugewinn an Lebenserwartung steigt das Risiko, an „Alzheimer“ zu erkranken. Derzeit scheint lediglich eine reduzierte Lebenserwartung ausreichenden Schutz vor einer sogenannten Demenzerkrankung zu bieten.

Aber die Pharmaindustrie tut alles, um einerseits Hoffnung und Linderung anzubieten, andererseits maximalen Profit aus dem schrecklichen Krankheitsbild schöpfen zu können. So überschwemmen laufend neue und teure Medikamente gegen Demenz den Markt. Zum Großteil stammen diese Medikamente aus der Gruppe der Cholinesterasehemmer. Sie verhindern bzw. verzögern den Abbau von Acetylcholin, welches als Neurotransmitter maßgeblich am Funktionieren des Gehirns beteiligt ist. Dadurch soll die geistige Leistungsfähigkeit verbessert werden. Bis jetzt aber können die Medikamente lediglich die Symptome von Demenzerkrankungen etwas abschwächen, den Krankheitsverlauf eventuell um einige Monate hinausschieben, man könnte auch sagen: das Leiden verlängern. Auch eignen sich die Medikamente nur zum Einsatz bei Krankheitsbeginn. Es gibt so gut wie keine Studie, die einen eindeutigen und nachhaltigen Nutzen der Medikamente für die betroffenen Patienten im fortgeschrittenen Stadium der Erkrankung darstellen könnte. Die rein wissenschaftliche Abgrenzung zu einem möglichen Placeboeffekt, wie er bei der Einnahme jeder Tablette auftritt, fällt schwer. Dafür leiden viele Patienten massiv unter den Nebenwirkungen der Hochpreistabletten: Untersuchungen kanadischer Wissenschaftler belegen, dass Patienten, die derartige Alzheimer-Medikamente einnehmen, im Durchschnitt doppelt so oft in ein Krankenhaus aufgenommen werden müssen wie Demenzpatienten, die diese Tabletten nicht benutzen. Das Risiko, einen Herzschrittmacher implantiert zu bekommen, steigt um 49%, das Risiko, einen Hüftbruch mit anschließend notwendiger Operation zu erleiden, um 18%. Dabei gestaltet sich die Rehabilitation eines Alzheimerpatienten nach einem derartigen Eingriff naturgemäß besonders schwierig.

Ab einem bestimmten Grad der Erkrankung „vergessen" Alzheimerpatienten, dass sie Nahrung nicht nur kauen, sondern auch schlucken müssen. Sie kauen und kauen, verlieren Flüssigkeit und Nahrung aus den Mundwinkeln, und würden, wenn die moderne Medizin nicht in den Lauf der Dinge eingreifen würde, schlichtweg verhungern und verdursten. Durch das Setzen einer Magensonde kann aber dieser „vorzeitige" Verlust des Lebens noch einmal hinausgeschoben werden. Durch das unscheinbare Schläuchlein im Bauch können nämlich nicht nur Flüssigkeit und Nahrung, sondern auch mehr oder weniger sinnvolle Medikamente zugeführt werden. Wenn ein solcher Patient dann auch noch mit einem Herzschrittmacher ausgestattet wird, kann der Tod noch einmal ein Stück weit hinausgeschoben werden. Und obwohl tausende von Patienten in fortgeschrittenem Erkrankungsstadium schon völlig apathisch, nur noch in einer Art Wachkoma, dahindämmern, werden ihnen die kostenintensiven – aber nunmehr sicher absolut wirkungslosen –

Medikamente weiter über Magensonden oder Hautpflaster zugeführt.

Jeder Versuch des abgekämpften, müden und ausgelaugten Herzens, seine Tätigkeit für immer einzustellen, wird gnadenlos mit einem kleinen Stromstoß geahndet. Und so, durch die Magensonde mit ausreichend Energie versorgt, schlägt und schlägt es weiter, bis auch das letzte bisschen an Muskelkraft verbraucht ist. Erst dann darf ein Patient sterben – und erst dann erleidet die Gesundheitsindustrie wieder einen kleinen Verlust, stirbt eine der beliebig ersetzbaren Geldquellen eines zum Moloch gewordenen Gesundheitssystems.

Es wäre wesentlich ethischer, auf das generelle Setzen von Magensonden bei Alzheimerpatienten zu verzichten und ohnehin sterbenden Menschen einen würdigen Tod zu gönnen. Denn die gewonnenen Lebensmonate haben keinen Inhalt und keinen Sinn mehr. Die Patienten verbringen sie nur noch bewegungslos, meist wundgelegen, mit Windeln und Kathetern versorgt, still leidend und ständig von fremder Hilfe umsorgt. Die einzige Seite, die von dieser dem Tod abgetrotzten Lebenszeit wirklich profitiert, ist die „Lang-leben-Industrie".

Wenn kritische Ärzte oder nachdenkliche Angehörige die Frage stellen, warum diese Maßnahmen notwendig sind und wozu sie gut sein sollen, so erhalten sie von den selbsternannten Vertretern des Systems in der Regel die Antwort: „Man kann doch einen Menschen nicht einfach so sterben lassen." Die Betonung liegt auf dem Wörtchen „so": ein subtiler Vorwurf. Die Bezichtigung unterlassener Hilfeleistung. Ausgesprochen im Brustton der Überzeugung, die einzig richtige Denkart zu vertreten. Nämlich die Ethik der Gesundheitsindustrie.

Aber wie stirbt ein Mensch?

Wer darf einen Menschen sterben lassen? Oder stirbt er gar von selbst? Verdurstet er? Verhungert er? Oder hört ein komplexes biologisches System einfach auf zu leben?

Aus ärztlicher Sicht muss man klar feststellen, dass die „Nichtverlängerung eines zu Ende gehenden Lebens" nicht gleichbedeutend ist mit unterlassener Hilfeleistung. Einem sterbenden Menschen Flüssigkeit zuzuführen bedeutet unter Umständen nicht, ihm das Weiterleben zu ermöglichen, sondern kann auch eine Art „medizinisches Ertränken" darstellen. Dass sterbende Menschen weder essen noch trinken wollen, wird nicht mehr akzeptiert. Wenn Krebspatienten vor lauter Übelkeit nichts mehr zu sich nehmen wollen, hören sie immer wieder den grausamen Satz: „Ein bisschen müssen Sie schon selbst mithelfen, sonst kann Ihnen die Medizin auch nicht mehr helfen." Und wenn ein Organ nach dem anderen versagt, bedeutet unreflektierte Kalorienzufuhr eher die Beruhigung des eigenen Gewissens als eine Hilfe für den Sterbenden. Menschen sterben nicht, weil Ärzte als Marionetten der Pharmaindustrie ihnen nicht mehr helfen, sondern weil die einzelnen Organe versagen und ein Leben von sich aus nicht mehr ermöglichen. Menschen sterben, weil ihre Leben zu Ende gehen.

Es gibt Schätzungen, wonach für Forschung und Entwicklung von Alzheimer-Medikamenten ungefähr gleich viel Geld ausgegeben wird wie für ihre Bewerbung und Vermarktung. Das sollte nachdenklich stimmen, denn gut wirksame Arzneimittel müssen in der Regel nur wenig oder gar nicht beworben werden – und der Schluss liegt nahe, dass intensive und aggressive Bewerbung gerade dann eingesetzt wird, wenn die Wirksamkeit eines Medikaments unbefriedigend ist.

Allerdings darf man auch nicht übersehen, dass der öffentliche Druck auf die Medikamentenhersteller enorm ist. Denn Abhilfe für die neue Krankheit wird einzig und allein von der Pharmaindustrie erwartet. Dabei übersieht man vollständig, welch große Bedeutung gerade für Demenzkranke dem sozialen Umfeld zukommen würde. So zeigen zahlreiche Beobachtungen, dass Hautkontakt sowie regelmäßige körperliche und geistige Beschäftigung mit alzheimerkranken Patienten den Verlauf der Erkrankung positiv beeinflussen würden. Ein funktionierendes familiäres Umfeld lässt den Krankheitsverlauf von Betroffenen milder ausfallen als bei Patienten, die in einem Altersheim untergebracht sind. Vereinsamung und der damit einhergehende Verlust von sozialen Bindungen sind ein idealer Nährboden für Demenzentwicklungen.

Ob es nicht einen verborgenen Zusammenhang von absterbenden Nervenzellen und fehlenden sozialen Strukturen gibt? Denn der Neurotransmitter Acetylcholin wird unter anderem auch durch Reize wie Berührung, Worte oder Musik im Gehirn gebildet und an den Nervenknoten ausgeschüttet. Also können zwischenmenschliche Kontakte die entsprechenden physiologischen Abläufe ebenso verbessern wie Medikamente, die lediglich den Abbau des Transmitters verzögern.

Ob die moderne Medizin nicht leichtfertig den Blick auf die größeren Zusammenhänge aufgibt?

Ob sich der verzweifelte Versuch, jede Störung im einwandfreien Funktionieren eines Menschen medikamentös und punktgenau zu beheben, nicht als grundsätzlicher Fehler herausstellen wird?

Eine verwitwete 55-jährige Patientin beklagt seit einiger Zeit, dass sie ihre Lebensfreude verloren habe und immer vergesslicher werde. Sie kompensiert den Verlust ihrer geistigen Fähigkeiten durch das Schreiben von Notizzetteln, die sie überall deponiert. Erst als ihre erwachsenen Kinder die vielen eigenartigen Post-its in der ganzen Wohnung entdecken, nehmen sie ärztliche Hilfe in Anspruch – zunächst gegen den Willen der Patientin, die immer noch ihrem Beruf als Angestellte nachgeht, ohne je am Arbeitsplatz auffällig geworden zu sein.

Die Hausärztin überweist die Patientin nach einigen Tests, die den Verdacht der Kinder bestätigen, zum Neurologen. Zur Sicherheit, wie sie erklärt. Aber auch der Neurologe muss den Verdacht auf eine Demenzerkrankung bestätigen und schickt die unglückliche Frau in ein neurologisches Schwerpunktspital. Die Patientin fragt, wozu das gut sein sollte, sie vergesse eben ein paar Namen und manchmal auch, wo sie den Autoschlüssel abgelegt hat. Doch der Facharzt beteuert, dass man ihr im Krankenhaus sicherlich helfen könnte. Von ihren Kindern gedrängt, stimmt die Frau dem Besuch der neurologischen Ambulanz schließlich zu. Dort werden noch einmal die gleichen Tests sowie eine MRT-Untersuchung des Schädels durchgeführt, die eine für das Alter überdurchschnittliche Gehirnschrumpfung ergibt. Der untersuchende Arzt beteuert aber, dass dieser Befund noch nichts zu bedeuten habe. Als die Patientin fragt, wozu die Untersuchung dann gut gewesen sein soll, erntet sie lediglich ein Lächeln des Arztes. Sie bekommt auch zu hören, dass sie ein interessanter Fall sei, und dass man ihr sicher helfen werde können.

Noch im Warteraum der Ambulanz vertraut sie ihrem Sohn an, dass sie doch gar keine Hilfe in Anspruch nehmen wollte, sie habe ja auch keine Beschwerden. Sie verstehe nicht, warum alle Ärzte immer wieder beteuerten, dass man ihr helfen werde können. Dann nimmt sie die Hand ihres Sohnes, zieht ihn ganz nahe zu sich heran und flüstert ihm ins Ohr, dass das Einzige, was sie vermisse, sein Vater wäre, und dass ihr den niemand zurückgeben werde können.

Nach einer Stunde Wartezeit bekommen Sohn und Mutter den Befundbrief überreicht, mit dem sie sich so bald als möglich bei ihrer Hausärztin einfinden sollte. „Also, wieder zurück zum Anfang", sagt sie etwas zynisch zu ihrem begleitenden Sohn. Und besucht am nächsten Tag, wieder vom Sohn dazu gedrängt, die Hausärztin, die ihr den Inhalt des Arztbriefes eröffnet: Bis zum nächsten Kontrolltermin auf der Neurologie soll die Patientin eine Ultraschalluntersuchung der Hals- und Kopfschlagadern, ein Belastungs-EKG, eine Herzechountersuchung, eine 24-Stunden-Blutdruckmessung, eine ausführliche Blutanalyse, eine Untersuchung des 24-Stunden-Harns, eine Messung der Nervenleitgeschwindigkeit, eine psychologische sowie eine gynäkologische Untersuchung vornehmen lassen. Dann, nach Vorliegen all dieser Befunde, würde eine Therapie eingeleitet werden.

Nun wird es der Patientin zu viel. Noch vor der Hausärztin macht sie ihrem Sohn lautstark klar, dass sie nicht im Traum daran denke, die kommenden Wochen ausschließlich bei Ärzten zu verbringen, damit sie dann eine Tablette verschrieben bekomme, die man ihr jetzt auch gleich schon geben könnte. Und an die Ärztin gerichtet fragt sie: „Ist es nicht so, Frau Doktor?" Nach einigem Überlegen bestätigt die Ärztin verlegen: „Ja, Ihr Standpunkt ist sicherlich nicht ganz falsch."

Etwa zwei Jahre nach dieser Episode lernt die Patientin einen neuen Partner kennen. Die darauffolgenden Jahre verlebt sie weitgehend ohne Post-its und ohne medizinische Probleme.

Diagnose und Therapie werden – nicht nur bei Demenzerkrankungen – oftmals zu einem Teufelskreis, aus dem es weder für den Patienten noch für die Angehörigen ein Entkommen gibt. Ein medikamentöser Ansatz an der Wurzel der Erkrankung lässt währenddessen noch immer auf sich warten, und bis auf Weiteres wird steigende Lebenserwartung auch steigende „Demenzerwartung" bedeuten, ohne dass man sich die Frage stellt, was diese Entwicklung für den Einzelnen und für die Gesellschaft bedeutet. Lediglich in den USA könnte die Zahl der Alzheimer-Krankheitsfälle zurückgehen – weil dort zugleich die allgemeine Lebenserwartung sinkt. Es wäre zynisch – wenn auch mathematisch korrekt – festzustellen, dass Adipositas (Fettleibigkeit) – eine Hauptursache für die sinkende Lebenserwartung in den USA – zumindest das Risiko, an Alzheimer zu erkranken, senkt.

Neben der Demenzerkrankung gibt es noch eine Reihe weiterer Krankheitsbilder, deren Hauptursache in der gestiegenen Lebenserwartung zu suchen ist: Herz- und Gefäßerkrankungen oder auch die zahlreichen Abnützungserkrankungen des Bewegungs- und Stützapparates wie Knie- und Hüftgelenksabnützungen, allgemeiner Knochenschwund und Abbauprozesse im Bereich der Wirbelsäule und der Bandscheiben. Zwar lassen sich bei all diesen Leiden in Hinsicht auf Funktion und Schmerzlinderung einigermaßen befriedigende Ergebnisse erzielen, indem man künstlich hergestellte Körperteile, Schläuche und Pumpen operativ einsetzt. Inwieweit diese Implantationschirurgie im Einzelfall aber ökonomisch sinnvoll ist, wird noch zu diskutieren sein. Denn es liegt auf der Hand, dass ein künstliches Kniegelenk die allgemeine Situation eines demenzerkrankten Patienten nur unwesentlich oder gar nicht verbessern kann.

Sicher ist nur, dass die Erde die unverrottbaren Überreste moderner Medizin wie Herzschrittmacher, implantierte Pumpen, Knie- und Hüftprothesen, künstliche Teile von Wirbelsäulen etc. geduldig für spätere Forscher aufbewahren wird.

Die Zucht multiresistenter Keime

Diskutiert man über den Wert moderner Medizin, so hört man immer wieder den Satz: „Aber die heutige Medizin ermöglicht doch die Heilung von Krankheiten, die früher nicht heilbar waren?" Dem ist sicherlich nicht grundsätzlich zu widersprechen, allerdings muss man ergänzen: „Zugleich produziert die heutige Medizin neue, zum Teil sogar tödliche Krankheiten, die es früher gar nicht gegeben hat, und bringt damit Patienten hervor, die es früher nicht gegeben hätte."

Ein gutes Beispiel dafür sind die sogenannten nosokomialen Infektionen – also Infektionserkrankungen, die sich Patienten erst in einem Krankenhaus zuziehen – und die multiresistenten Keime – Bakterien, die auf kein gängiges Antibiotikum mehr ansprechen. Ein bekannter Spezies dieser Bakterien ist der MRSA (Methicillin-resistenter Staphylococcus aureus).

Für gesunde Menschen stellt eine Besiedelung der Nasenschleimhäute, des Rachens oder Rektumbereichs durch den Hautkeim Staphylococcus aureus kein Problem dar. Sie bemerken den ungebetenen Gast überhaupt nicht. Er kann die einmal besiedelte Schleimhaut einige Monate lang bewohnen, bevor er durch ein gesundes Immunsystem wieder eliminiert, sozusagen „hinausgeworfen" wird.

Befällt der Keim aber immungeschwächte oder frisch operierte Patienten, drohen ernsthafte Komplikationen bis hin zum Tod. So kann der Staphylococcus aureus entlang eines Drains oder eines Katheters, oder durch eine offene Operationswunde bis zu den inneren Organen gelangen und sich dort ungehindert ausbreiten. Lange Zeit ließen sich diese Bakterien durch Methicillin oder andere Antibiotika erfolgreich behandeln.

Doch immer häufiger erweist sich das Bakterium als resistent gegen die Behandlung mit den zur Verfügung stehenden antibiotischen Substanzen und verursacht bei betroffenen Patienten eine sogenannte MRSA-Infektion. In Deutschland soll der antibiotikaresistente Keim in jedem der ungefähr 2.000 Krankenhäuser existieren. Schätzungen reichen von 40.000 MRSA-Toten in Deutschland bis zu der etwas weniger dramatischen Zahl von 25.000 bis 50.000 Opfern pro Jahr in ganz Europa. Neben den tödlich verlaufenden Infektionen gibt es aber auch eine Unzahl von bakteriell bedingten Krankheitsfällen, die z.B. die Amputation von Gliedmaßen erforderlich macht. Doch egal wie groß die Zahl der Toten letztendlich ist, jedes dieser Opfer ist letztlich ein Opfer des medizinischen Fortschritts.

Besonders groß ist die Gefahr, sich mit MRSA zu infizieren, in den Krankenhäusern – also gerade an jenen Orten, von denen sich Patienten am meisten Hilfe gegen ihre Leiden erwarten. Die Deutsche Gesellschaft für Krankenhaushygiene hat herausgefunden, dass zwischen 4 und 9% aller Patienten, die ein Krankenhaus aufsuchen, mit einem nosokomialen Keim infiziert werden.

Ähnlich verhält es sich mit dem Bakterium Clostridium difficile, einem Keim, der für gewöhnlich Durchfall verursacht. Für alte Menschen verläuft die Infektion, die vorwiegend in Spitälern auftritt, aber häufig tödlich. Die österreichische Gesellschaft für Hygiene, Mikrobiologie und Präventivmedizin gibt an, dass von bis zu 1.300 Todesfällen pro Jahr wegen Infektionen mit Clostridium difficile ausgegangen werden muss, obwohl in den Krankenhausentlassungsstatistiken lediglich von etwa 180 Todesopfern die Rede ist. Eine aktuelle Studie des KFJ-Krankenhauses in Wien spricht von über 7.100 Erkrankungen pro Jahr. Ein besonderes Detail: Häufig erfolgt die Ansteckung über im Krankenhaus verabreichte Blutkonserven. Zwar gibt es technisch die Möglichkeit, Blutkonserven auf den krankmachenden Keim hin zu untersuchen, diese Tests werden aber aus Kostengründen kaum durchgeführt. Und noch eine Tatsache erschreckt: Erst durch die übertriebene und unkontrollierte Gabe von Antibiotika wurde die normale menschliche Darmflora dermaßen verändert, dass das Clostridium difficile einen entsprechenden Überlebensraum im Darm vorfinden konnte.

Die Ursachen für die Entstehung von resistenten Keimen liegen im irrationalen Einsatz von antibiotischen Medikamenten in der Humanmedizin, aber auch in der Verwendung von „Humanantibiotika“ in der Nutztierhaltung. Antibiotika werden von Ärzten nicht nur allzu leichtfertig, sondern oft auch in unzureichender Dosierung und für eine zu kurze Behandlungsdauer verschrieben. Jeder dieser drei Kardinalfehler beim Einsatz von Antibiotika ermöglicht den verschiedenen Bakterien die rechtzeitige Anpassung an den jeweiligen „Feind“. Denn wenn nicht alle Bakterien einer bestimmten Spezies durch die antibiotische Behandlung ausgelöscht werden, so wird die nächste Generation dieser Bakterienfamilie auf das entsprechende Antibiotikum resistent sein.

Wenn niedergelassene Ärzte wie auch Spitalsärzte – von der Werbung dazu verführt – jedem hustenden Patienten sofort ein Antibiotikum verschreiben, so handeln sie letztlich grob fahrlässig. Eine Tatsache, die Ärzte nicht gerne hören. Aber auch Patienten, die bei eingetretener Besserung ihrer Beschwerden das verordnete Antibiotikum einfach absetzen, weil sie den Sinn einer weiteren Einnahme nicht verstehen, machen sich mitschuldig an der zunehmenden Resistenzsteigerung. Und auch die Pharmaindustrie trägt eine Mitschuld an der Misere. Jahrzehntelang hat die Medikamentenindustrie neue, immer bessere Antibiotika auf den Markt gebracht und ihren breiten Einsatz gezielt, aber gedankenlos beworben. Seit einigen Jahren gelingt es den Pharmazeuten und Chemikern nicht mehr, neue und noch potentere Antibiotika zu synthetisieren. Auf die vorhandenen Medikamente sprechen die widerstandsfähigen Bakterien aber nicht mehr an.

So ergibt sich eine erschreckende Perspektive: Medizin macht krank.

Antibiotika im Futter

In Österreich werden im Durchschnitt pro Jahr 45 Tonnen Antibiotika in der Humanmedizin und weitere 60 Tonnen in der Veterinärmedizin verwendet. Diese Zahl ist umso erschreckender, als in Österreich die Nutztierhaltung einen verhältnismäßig niedrigen Stellenwert hat.

Antibiotika werden in der Tiermedizin nicht primär zur Behandlung von Krankheiten eingesetzt. Vielmehr bewirken die Medikamente, in niedrigen Dosen eingesetzt, dass die Darmflora, also die natürliche bakterielle Besiedlung der Tiere, reduziert wird. Weniger

Bakterien im Darm bedeuten weniger und langsamere Zersetzung der zugeführten Nahrung. Die Tiere scheiden damit weniger Kot aus und der Nährstoffverlust durch den Verdauungstrakt verringert sich. Das bedeutet: Durch den systematischen Einsatz von Antibiotika in der Massentierhaltung, etwa in der Schweinezucht, lässt sich die Menge des benötigten Futters deutlich reduzieren; vereinfacht ausgedrückt: gleicher Umsatz und Gewinn pro Tier bei verringerten Futtermittelkosten.

Weiters wird durch regelmäßige Antibiotikagaben die stetige Gewichtszunahme der Tiere auch im Fall von unterschwelligen Infektionen gewährleistet. Bei Ferkeln kann so nicht nur ein höheres Lebendgewicht erreicht werden als ohne die medikamentenhaltigen Zusätze, zudem lässt sich eine beschleunigte Gewichtszunahme beobachten, sodass das Tier sicherer und schneller mehr Gewinn abwirft als ohne antibiotische Dauerbehandlung. Ein angenehmer Nebeneffekt ist, dass auch die zu entsorgenden Kotmengen in der Landwirtschaft weniger werden.

Ein weitaus schädlicherer Nebeneffekt ist aber, dass das Fleisch der Tiere bei der Schlachtung mit Antibiotika durchtränkt ist, und jeder Mensch, der solcherart vorbehandeltes Fleisch isst, zugleich unwissentlich eine kleine Antibiotikadosis zu sich nimmt, die nicht nur dem Körper schadet, sondern zugleich die Heranbildung multiresistenter Keime deutlich begünstigt.

Lange Zeit war die Entwicklung multiresistenter Keime durch den Einsatz von Antibiotika im Bereich der Nutztierhaltung ein wohlgehütetes Geheimnis der Industrie. Vielen Anwendern, das muss zu deren Verteidigung gesagt werden, war dieser gefährliche Zusammenhang jahrzehntelang unbekannt. Aber auch heute, wo die Gefahren des unbegrenzten Einsatzes von antimikrobiellen Mitteln längst bekannt sein sollten, siegen Profitgier und Geschäftemacherei über alle vernünftigen Überlegungen. So wird alleine in den USA mehr als die Hälfte der hergestellten Tetrazycline und von Penicillin G als Futterzusatzstoff eingesetzt. Schon 1983 überschritt der Marktwert der für die Nutztierhaltung hergestellten Medikamente 2 Milliarden Dollar, in den 1990er-Jahren war der Tiermedikamentenhandel schon 9 Milliarden Dollar schwer. Es darf also nicht verwundern, wenn 2012 in sechs von sieben von Global 2000 in österreichischen Supermärkten gezogenen Proben von „frischen Hühnern" die gesundheitsgefährdenden antibiotikaresistenten Keime MRSA und ESBL (Extended-Spectrum-Beta-Lactamase produzierende Escherichia coli) nachgewiesen werden konnten. Die paar tausend Menschenleben, die infolge resistent gewordener Bakterien jährlich ums Leben kommen, werden in Zeiten von Gewinnmaximierung und Umsatzsteigerung von den verantwortlichen Politikern und Agrarökonomen offenbar lediglich als Kollateralschaden betrachtet.

Hormonpool Trinkwasser

Tag für Tag gelangen Medikamente in noch nie dagewesenen Mengen in unsere Körper – und Tag für Tag gelangen Rückstände und Abbauprodukte dieser Medikamente, über Harn und Stuhl ausgeschieden, in das Grund- und damit in unser Trinkwasser. Mit diesem werden sie ein weiteres Mal in unsere Körper aufgenommen. Diesmal allerdings ungesteuert und ungewollt, ohne von Arzt oder Apotheker verschrieben worden zu sein. Ohne Beipacktext, ohne Qualitätskontrolle.

Es gibt verschiedene Wege, wie chemische Abbauprodukte den Körper belasten können:

1. Die Umweltchemikalien entwickeln eine hormonähnliche Wirkung, indem sie an die gleichen Rezeptoren im Körper anbinden wie die ursprünglichen Medikamente. In dieser Verbindung können sie die gleiche Wirkung im Organismus auslösen wie das eigentliche Medikament – diesmal allerdings nicht beabsichtigt. So kann dieser Mechanismus bei Männern das ungewollte Wachstum der Brüste auslösen.
2. Körpereigene, für Entwicklung und Funktion des menschlichen Körpers wichtige Hormone werden von Umweltchemikalien aus ihrer Bindung an Rezeptoren verdrängt und können dadurch ihre lebensnotwendige Wirkung nicht mehr entfalten. Die Embryonalzeit und das Jugendalter sind für diesen Mechanismus besonders anfällig, da die körpereigenen Hormone in diesen Zeiten eine besonders wichtige Rolle für eine ungestörte Körperentwicklung spielen. Unterentwickelte, nur mangelhaft funktionsfähige Geschlechtsapparate und möglicherweise auch psychische Fehlentwicklungen gehören zu den möglichen Folgen.
3. Andere Umweltchemikalien, z.B. Schwermetalle oder Dioxine, können über ihre schädigende Wirkung auf Organe (etwa Knochenmark, Leber oder Niere) den Aufbau, Transport oder auch Abbau und Ausscheidung von Hormonen beeinflussen, also vermehren oder verringern. Auch diese Substanzen sind, wenn auch nicht ausschließlich, Abfallprodukte der Pharma- und Medizinprodukteindustrie.
4. Die Belastung des Körpers durch Umweltchemikalien mit hormonähnlicher Wirkung potenziert sich durch die sogenannte „Bioakkumulation“: Viele die-

ser Umweltchemikalien sind im Körper nur schwer abbaubar. Weil sie vorwiegend fettlöslich sind, reichern sie sich im Fettgewebe des Körpers an und werden nur zu geringen Anteilen ausgeschieden. Besonders Vertreter, die weit oben in der Nahrungskette stehen, weisen einen besonders hohen Anteil dieser Substanzen auf, da sie sich ihrerseits von bereits hoch vorbelasteten Organismen ernähren. Einfach erklärt: Die Umweltgifte, die Schweine oder Kühe tagtäglich mit ihrer Nahrung fressen und die sich in ihrem Fettgewebe festsetzen, nehmen wir durch unsere Ernährung in hochkonzentrierter Form zu uns. Von Pflanzenschutzmitteln weiß man, dass sie auf diese Weise bis zum 10.000-fachen angereichert werden können.

So verrichten die künstlichen Hormone ein weiteres Mal ihre Wirkung und vor allem Nebenwirkung. In besonderem Maße trifft das auf die Millionen und Abermillionen von täglich eingenommenen Antibabybillen zu, die einerseits – gewollt – das Entstehen von ungewolltem Leben verhindern, andererseits – ungewollt – über den Umweg von Trinkwasser und Lebensmitteln auch bei den lebenden Menschen die Entstehung von Krankheiten begünstigen und vielleicht sogar direkt hervorrufen. So treten inzwischen künstliche Östrogene, wie sie in Verhütungsmedikamenten verwendet werden, in Kläranlagen häufiger und in höheren Konzentrationen auf als natürliche Östrogenverbindungen, wie sie von jeder Frau im Urin ausgeschieden werden.

Östrogene spielen bei der Entstehung von Brustkrebs eine nicht unerhebliche Rolle. Auch wenn die Ergebnisse und Schlussfolgerungen der derzeit vorliegenden Studien noch oft widersprüchlich sind, ist es doch wahrscheinlich, dass es einen Zusammenhang zwischen „Umweltöstrogenen" und Brustkrebs gibt. Eine Studie der Ruhr-Universität Bochum legt nahe, dass ein kausaler Zusammenhang zwischen dem ständig steigenden Anteil von Hormonen und hormonähnlichen Substanzen in Trinkwasser und Nahrungsmitteln und zunehmend sinkenden Spermienzahlen, zunehmend häufigeren Fällen von genitalen Fehlbildungen und Krebserkrankungen (z.B. Hodenkrebs und Brustkrebs) besteht. Und noch gar nicht fundiert erforscht ist die Langzeitwirkung niedriger Hormonkonzentrationen, wie sie vom Säugling bis zum Greis tagtäglich aufgenommen werden – weil es kaum ein Entkommen gibt. Neue Verfahren zur Elimination von Östrogenen aus dem Abwasser werden zwar laufend entwickelt, kommen aber aus Kostengründen noch nicht zum Einsatz.

Nicht weniger problematisch ist in diesem Zusammenhang die stetig zunehmende Bisphenol-A-Belastung der Umwelt. Bisphenol A ist eine chemische Verbindung, die bei der Produktion von Plastik und Kunststoffen aller Art verwendet wird. Außerdem ist es als „Weichmacher" von Plastikverpackungen und -folien im Einsatz. Im menschlichen Körper entfalten Bisphenole hormonähnliche und organschädigende Wirkungen.

Besonders beachtlich daran ist, dass das moderne Gesundheitssystem mit seinem zunehmenden Plastikverbrauch einer der Mitverursacher dieses Problems ist – ein weiteres Indiz dafür, dass die Medizin nicht nur heilt, sondern auch krank macht. Denn Tablettenverpackungen und Blister, Infusionsbeutel, Venflons, Nadeln und deren doppelschichtige Plastikhüllen, Katheter und Schläuche aller Art, OP-Tücher, Abdeckungen, Plastikmasken, Einmalspritzen, Infusionsbestecke, medizinische Geräte und deren Verpackungen – Plastik und Kunststoff, soweit das Auge reicht. Es gibt keine genauen Zahlen, aber wenn in westlichen Gesellschaften ein Zehntel des BIP für Gesundheit ausgegeben wird, kann wohl in etwa ein entsprechender Anteil der Medizin am Plastikausstoß unserer Tage veranschlagt werden.

Eine nicht zu unterschätzende Gefahr geht auch von den Tonnen an Medikamenten, z.B. Schmerzmitteln, aus, die nicht vom Körper verstoffwechselt und ausgeschieden werden. Denn wenn Medikamente nicht eingenommen werden, so werden sie, z.B. wenn sie ihr Ablaufdatum erreicht haben, zum überwiegenden Teil immer noch über die Toiletten entsorgt. Auch bei den Schmerzmitteln gibt es noch keine aussagekräftigen Studien über Nebenwirkungen im „Sekundärkreislauf". Schädigende Wirkungen dürfen und müssen aber vermutet werden.

Ebenso können schon heute Rückstände von Röntgenkontrastmitteln und den tonnenweise verordneten fettsenkenden Medikamenten im Grundwasser nachgewiesen werden. Mit weiter wachsender Weltbevölkerung und weiter verbesserter medizinischer Versorgung werden in Zukunft noch weit höhere Mengen an medizinischen Abfallprodukten ausgeschieden, weggeworfen und im Grundwasser angereichert werden. Also Behandlung für alle. Therapie ohne Diagnose.

Wie viel Medizin wird die Menschheit unter diesem Gesichtspunkt vertragen können?

Erwünschte Wirkung, unerwünschte Nebenwirkung

Jede neue Untersuchung und jede neue Untersuchungsmethode bedeutet einerseits neue Hoffnung für Patienten, andererseits aber auch neue Gefahren. Denn auch im diagnostischen Bereich kann man von erwünschter Wirkung und unerwünschten Nebenwirkungen sprechen.

Eine der positiven Wirkungen ständig zunehmender diagnostischer Möglichkeiten und Verfahren ist, dass viele sogenannte „Erkrankungen" noch während der Untersuchung wie von selbst verschwinden, wenn ein Patient erst einmal einer spezifischen Untersuchung unterzogen wird. Bauchschmerzen verschwinden manchmal nach Darmspiegelungen, Kopfschmerzen nach einer MRT- oder EEG-Untersuchung des Schädels. Diese Tatsache ist eines der unzähligen medizinischen Mysterien, die sich nur befriedigend erklären lassen, wenn man Leib und Seele des Menschen als Einheit betrachtet: eine Art Placebowirkung von Untersuchungen. Sie mag eine Folge der beruhigenden Wirkung des Ernstgenommen-Werdens sein, die jede Untersuchung bedeutet. Und offensichtlich genügt dieses kurzfristige Im-Mittelpunkt-Stehen, um im Immunsystem neue, heilende Kräfte zu mobilisieren. Sie mag auch mit Angst und Aufregung zu tun haben; jeder kennt das Phänomen, dass der Zahnschmerz beim Betreten der Zahnarztpraxis verschwindet. Die Erklärung ist sehr einfach: Durch die Aufregung werden im Körper schmerzstillende Substanzen (Endorphine) ausgeschüttet, der Schmerz wird nicht mehr so stark wahrgenommen. Zugleich darf aber auch nicht vergessen werden, dass viele neuere, sogenannte invasive Untersuchungen (in den Körper eindringende Verfahren) von sich aus nicht immer ungefährlich sind. Denn jede Penetration der schützenden Körperhülle, jedes Eindringen eines Gerätes in ein Gefäß oder den Magen-Darm-Trakt bedeutet zugleich die Möglichkeit von Infektionen oder inneren Verletzungen:

Ein 13-jähriger Knabe leidet immer wieder unter Bauchschmerzen. Bislang war der Sohn wohlhabender Eltern weitgehend gesund. Er ist der Erstgeborene von drei Söhnen und zum Nachfolger des Vaters als Firmenchef eines weithin bekannten Unternehmens vorgesehen. „Du wirst einmal der neue Chef", hört er seit seiner Geburt immer wieder.

Das Bauchweh kam zusammen mit dem Unterrichtsfach Latein im Gymnasium. Zunächst maß man den Beschwerden keine größere Bedeutung bei. Das Kind blieb einen oder manchmal auch zwei Tage zu Hause, bekam leichte Kost, etwas mehr Zuwendung von der Mutter, dann war alles wieder in Ordnung. Für ein paar Wochen, später auch nur für ein paar Tage. Ein Arzt wird in den ersten Monaten nicht zu Rate gezogen.

Doch das Bauchweh wird schlimmer. Oft krümmt sich der Knabe am Morgen unter heftigen Schmerzen, wälzt sich im Bett hin und her, bis die Mutter aus der Firma nach Hause kommt und seinen Bauch streichelt. Dann lassen die Krämpfe nach und der Patient kann am nächsten Tag wieder die Schule besuchen. Niemandem fällt auf, dass die Bauchschmerzen vor Lateinschularbeiten besonders intensiv sind.

Eines Tages wird das ständige Klagen über Bauchweh dem Vater zu viel. Beim Mittagstisch bittet er seine Frau, mit ihrem Sohn doch endlich einen Arzt aufzusuchen. Die väterliche „Drohung" mit dem Arzt zeigt Wirkung: Monatelang ist das Kind jetzt beschwerdefrei. Erst mit dem Schulbeginn im Herbst kehren die Bauchkrämpfe zurück. Jetzt wird der Hausarzt der Familie sofort gerufen, der Knabe gründlich untersucht, Blut abgenommen. Der Arzt ist ratlos. Alle Befunde sind unauffällig. Er spricht mit der Mutter über allfällige schulische Probleme und erklärt, dass gerade zu Beginn der Pubertät Bauchschmerzen häufig ein Hilfeschrei der Seele wären. Doch die Mutter beteuert, dass sowohl in der Schule als auch zu Hause alles in Ordnung sei. Dass ihr Sohn immer wieder den Wunsch äußert, eine Tischlerlehre statt des Lateinunterrichts absolvieren zu dürfen, verschweigt sie dem Arzt.

Das Bauchweh bleibt.

Man kommt überein, den inzwischen 14-Jährigen gründlicher untersuchen zu lassen. Vor allem dem Vater ist die Aussage des Hausarztes, dass eher ein schulisches Problem als der Blinddarm Schuld an den Beschwerden wäre, ein Dorn im Auge. „Mit Wahrscheinlichkeiten will und kann ich mich nicht zufriedengeben“, sagt er zu seiner Frau, die am nächsten Morgen mit dem Sohn in das nahegelegene Spital fährt. Dort wird der Jugendliche erneut komplett durchuntersucht, diesmal sind ein Allergietest und eine Stuhluntersuchung dabei. Doch auch jetzt kann keine körperliche Ursache für die Bauchschmerzen gefunden werden. Als Mutter und Sohn, sozusagen unverrichteter Dinge, wieder nach Hause kommen, reißt dem Firmenchef die Geduld. „Dann muss der Bub eben zu einem Professor oder irgendeinem ordentlichen Arzt! Muss ich denn alles selbst in die Hand nehmen?“

Am nächsten Tag fährt er mit seinem Sohn in die Universitätsklinik, stellt sich vor und besteht auf einer Darmspiegelung. Tatsächlich stimmt erst der herbeigerufene Professor der Untersuchung zu, nachdem zwei Oberärzte die Spiegelung in Anbetracht der mitgebrachten Befunde als nicht notwendig und zu aufwändig erachtet haben.

Ein Gespräch über die Lebensumstände des jungen Mannes und die Begleitumstände der Erkrankung wird nicht mehr geführt. Der Vater wird über die möglichen Komplikationen der Untersuchung aufgeklärt, unterschreibt den Aufklärungsbogen und lässt seinen Sohn gleich im Krankenhaus, wo er auf die Untersuchung unter Narkose vorbereitet wird, die gleich am nächsten Morgen durchgeführt werden soll.

Trotz der Narkose windet sich der junge Patient während der Untersuchung reflexartig mit ruckartigen Bewegungen. Dabei passiert, was niemand für möglich gehalten hätte: Die Darmwand wird mit dem Untersuchungsgerät durchstoßen. Sofort wird die Untersuchung abgebrochen und der Knabe auf die Intensivstation verlegt. Die Familie wird vom Zwischenfall in der Universitätsklinik verständigt. Entsetzen und Angst überall. Der Schüler schwebt in Lebensgefahr.

Zur allgemeinen Erleichterung verheilt die untersuchungsbedingte Wunde komplikationslos und ohne, dass eine Operation notwendig geworden wäre. Ein einziger Tag Fieber, etliche Infusionen mit Antibiotika. Der Patient überlebt. Der Befund der Darmspiegelung ist im Übrigen unauffällig. Die Bauchschmerzen bleiben.

Erst nach etlichen Besuchen bei alternativ denkenden Ärzten und einer psychologischen Beratung darf der junge Mann das Gymnasium nach der vierten Klasse abbrechen und eine Tischlerlehre beginnen. Damit hat auch das Bauchweh endgültig ausgedient.

Die Untersuchung, die den Knaben fast das Leben gekostet hätte, war in gewisser Hinsicht offensichtlich notwendig, um ihm letzlich ein erfülltes und damit gesundes Leben zu ermöglichen. Denn was lange genug kränkt, macht auch irgendwann krank.

Das Beispiel zeigt aber auch, wie sehr die ständig fortschreitende Spezialisierung in der Medizin den einheitlichen Blick auf das menschliche Ganze versperren kann. Jeder noch so gut ausgebildete und qualitätsgesicherte Spezialist bleibt in seinem diagnostisch-therapeutischen Denken seinem Fach verhaftet. Eine noch so große Zahl an Untersuchungen kann das alte „Konsilium am Krankenbett", das Zusammentreffen mehrerer Ärzte mit und bei dem Patienten, nicht ersetzen. Selbst wenn eine solche Zusammenkunft von verschiedenen Fachleuten Zeit kostet, so könnte sie doch einiges an Gesundheitssystemkosten und menschlichem Leid ersparen.

Wir erleben zurzeit eine sehr technikgläubige, wissenschaftlich orientierte Medizin. Erst nach dem 100%igen Ausschluss körperlicher Gebrechen darf an psychosomatische Erkrankungsbilder gedacht werden. Dieses Dogma hat schon unzählige „Untersuchungsopfer" zur Folge gehabt. Denn jede invasive Untersuchungsmethode, bei deren Anwendung der Körper bewusst verletzt oder penetriert wird, bedeutet in unterschiedlichem Ausmaß auch eine Gefahr. Jede Venenpunktion, mit der man eine Blutprobe gewinnt, kann potentiell tödlich sein. Leberpunktionen und Biopsien bergen stets das Risiko einer Blutung in sich. Jede Spiegelung, jede Katheteruntersuchung hat ihre Gefahren, abhängig vom Gesundheitszustand des Patienten. Die Strahlenbelastung von nicht immer notwendigen Röntgenuntersuchungen kann auf Dauer gesundheitsschädlich sein. Nun sollte man nicht in Panik verfallen und vor jeder invasiven Untersuchung Angst und Schrecken verbreiten; aber es wäre durchaus sinnvoll, vor jeder Untersuchung nach ihrem Sinn und den möglichen therapeutischen Konsequenzen zu fragen. Und die überwiegend wissenschaftlich ausgebildete medizinische Zunft müsste wieder beginnen, Untersuchungen, die keinen Einfluss auf das weitere Krankheitsgeschehen erwarten lassen, von vornherein nicht durchzuführen.

Krankmachendes Wissen, selbsterfüllende Prophezeiungen

Untersuchungen können aber auch in anderer Hinsicht bedrohlich sein: Immer genauere genetische Voraussagen können eine starke Belastung für die betroffenen Menschen bedeuten. Diesmal geht es nicht um die Verletzung einer Darmwand oder eines Herzkranzgefäßes, sondern um die Verletzung der Psyche: Wie gut oder wie schlecht, wie belastet, wie gezeichnet lebt ein Mensch, dem nach einer genetischen Untersuchung eine Erkrankung vorhergesagt wird?

Eine junge Frau, 24 Jahre alt, verheiratet und eben erst Mutter eines Sohnes geworden, erscheint in der genetischen Ambulanz einer Universitätsklinik. Auf die Frage, wer sie denn geschickt habe, antwortet sie selbstsicher: „Ich schicke mich selber, weil ich im Internet gelesen habe, dass ich hochgefährdet bin, Brustkrebs zu bekommen.“

Im Lauf des weiteren Gesprächs stellt sich heraus, dass die junge Frau tatsächlich aus einer Risikofamilie stammt, weil schon die Mutter, zwei Tanten und weitere Vorfahren an Brustkrebs erkrankt sind. Sie selbst sei derzeit gesund, eine Mammografie habe sie noch nicht anfertigen lassen, weil ihr behandelnder Gynäkologe eine solche Untersuchung für noch nicht notwendig erachtet habe. Sie habe aber Angst und wolle kein Risiko eingehen, daher habe sie die Sache selbst in die Hand genommen.

Da die Patienten der genetischen Ambulanz normalerweise von Fachärzten oder anderen Krankenhäusern überwiesen werden, ist der Arzt etwas skeptisch und bittet die Patientin, zunächst einmal eine Mammografie und eine Ultraschalluntersuchung der Brust durchführen zu lassen. Ein neuer Termin wird vergeben.

Die dann mitgebrachten Befunde sind unauffällig. Man stimmt von Seiten der genetischen Ambulanz aber der vehement geforderten Untersuchung zu und nimmt der jungen Frau etliche Röhrchen Blut ab. Zufrieden verlässt die Patientin das Krankenhaus. Sie ist froh, die vielen Artikel, die sie über Brustkrebs gelesen hat, ernstgenommen zu haben.

Bei der Besprechung einige Monate später eröffnet man ihr, dass sie tatsächlich ein deutlich erhöhtes Brustkrebsrisiko hat. Ohne viele Umschweife wird ihr nahegelegt, zur Vorsorge beide Brüste amputieren zu lassen. Nur durch diese Maßnahme könne das Risiko minimiert werden. Alles Weitere möge die junge Frau mit ihrem Gynäkologen bzw. mit ihrem Hausarzt besprechen. Für den operativen Eingriff stünde die Universitätsklinik selbstverständlich jederzeit zur Verfügung.

Völlig niedergeschlagen und verstört verlässt die Frau, endgültig zur Patientin geworden, die Ambulanz. Kurz, zum ersten Mal in ihrem Leben, trägt sie sich mit Selbstmordgedanken. Sie war mit ihren Brüsten immer zufrieden und wollte lediglich in den Genuss der modernen medizinischen Methoden kommen, von denen sie regelmäßig in Zeitschriften liest. Auf die Idee, sich beide Brüste abnehmen zu lassen, wäre sie nie und nimmer gekommen.

Immerhin ist diese Patientengeschichte noch gut ausgegangen: Die Frau hat ihre Brüste nach mehreren Gesprächen mit einer Psychotherapeutin, ihrer

Hausärztin und ihrem Gynäkologen behalten und ist bis heute nicht an Brustkrebs erkrankt. Aber ihr Fall wirft die Frage auf, wie viel an technokratischer Medizin ein Mensch psychisch verkraften kann. Denn eines ist klar: Die Angst wird durch medizinische Vorhersagen dieser Art zu einem immer häufigeren Begleiter moderner Menschen. Vergessen wird dabei aber, dass schon die Angst an sich die Entstehung von Karzinomen begünstigt. Studien beweisen einen klaren Zusammenhang zwischen einer ängstlichen persönlichen Grundstruktur und dem Auftreten von bösartigen Tumoren. Das lässt sich damit erklären, dass Schwächen im Immunsystem eine wesentliche Ursache für Krebsentstehung darstellen. Und tatsächlich ist die Immunabwehr bei Angstpatienten deutlich eingeschränkt. Es ist paradox, dass wir all diese Zusammenhänge erkennen können, aber zugleich mit unserem Streben nach einem möglichst langen Leben unter Umständen genau das Gegenteil bewirken: Denn ausgerechnet die Angst vor der Krankheit, für die man eventuell ein erhöhtes Risiko in sich trägt, kann den Ausbruch dieser Krankheit begünstigen.

Wenn man den medizinischen Fortschritt der letzten Jahrzehnte weiter hochrechnet, wird schon bald jeder Mensch durch eine Routineuntersuchung zum Zeitpunkt seiner Geburt sein eigenes, lebenslang gültiges Risikoprofil mit auf den Lebensweg bekommen – ausgedruckt oder, noch besser, elektronisch gespeichert, verschlüsselt und doch entschlüssel- und missbrauchbar. Die Folgen für die psychische Entwicklung der betroffenen Menschen sind nicht absehbar.

Dabei ist die genetische Vorhersagbarkeit von Erkrankungen, zumindest bis heute, längst nicht so genau, wie man erhofft hätte. Hingegen ist jede Menge an Unsicherheit und Angst in die Welt gesetzt worden. Und Angst zu erzeugen ist ein bewährtes Machtinstrument. Eine humanistische Medizin braucht aber keine verängstigende Macht. Die Autorität eines selbstbewussten Arztes wäre positive Kraft genug. Daher täte die moderne Medizin besser daran, so wenig Angst wie möglich zu verbreiten.

Und zugleich wird sich die Gesellschaft fragen müssen: Wenn Wissen Macht ist, wem wird dann das Wissen um die genetische Beschaffenheit der einzelnen Menschen dienen? Wer kann garantieren, dass all die gesammelten Daten von Seiten des Staates oder anderer Institutionen nicht missbraucht werden?

Und sie wird sich auch fragen müssen: Könnte es nicht sein, dass ein unbekümmertes Leben, ohne ständige Angst und Sorge um die körperliche Gesundheit, für die „Seele-Körper-Einheit" des Menschen viel besser ist? Denn der Volksmund hat oft genug recht behalten: Was kränkt, macht krank.

Gerade in Hinblick darauf, dass das Leben ohnehin nicht „überlebbar" ist, dass jeder Mensch sterben muss, stellt sich die Frage nach der Sinnhaftigkeit von Vorhersagen über Art und Zeitpunkt einer Erkrankung. Man täte, bei allem Respekt für eine maßvolle Vorsorgemedizin, besser daran, die guten Tage als solche zu genießen und mit Sinn zu füllen und so ein solides Fundament zu schaffen, um auch mit schwierigen Zeiten zurechtzukommen. Das schließt regelmäßige Untersuchungen von ernsthaft gefährdeten Patienten natürlich nicht aus.

Dass die Kraft der Psyche nach wie vor unterschätzt wird, hat mehrere Ursachen:

In unserem heutigen Weltbild ist wenig Platz für Unbekanntes. Der moderne Mensch sucht nach begreif- und nachvollziehbaren Ursachen für jede Wirkung. Was nicht wissenschaftlich beweisbar ist, existiert nicht. Mit dieser Denkungsweise wird die Psyche des Menschen oftmals geleugnet oder einfach als notwendiges Übel geduldet. Der Begriff des „Psychischen" wird häufig nur im negativen Sinn verwendet. Bei unerklärlichen Krankheitszuständen heißt dann die letzte Erklärung, nicht selten abwertend: „Das hat wohl psychische Ursachen".

Ähnlich denkt auch die moderne Medizin: „Psyche" oder „Seele" sind Begriffe, die sich einer chemisch-physikalischen Darstellung weitgehend entziehen. Auch wenn man heute gewisse Zusammenhänge zwischen immunologischen Regelkreisen und neuroendokrinen Parametern kennt, bleibt die Seele des Menschen in ihrer Wirkung auf Gesundheit und Krankheit einer rein wissenschaftlich ausgerichteten Medizin verborgen.

Dazu gesellen sich noch ökonomische Gründe: Die Pharmaindustrie hat kein übersteigertes Interesse daran, einen Faktor im Funktionieren des menschlichen Wesens anzuerkennen, auf den sie keinen oder nur einen sehr eingeschränkten Zugriff hat. Nichts wäre schrecklicher, als zugeben zu müssen, dass die Psyche des Menschen „Wunder" bei der Heilung von Krankheiten vollbringen kann, die kein Medikament toppen kann. So wird z.B. die Tatsache, dass der Schlaf eine hohe antidepressive Wirkung hat, nicht an die große pharmakotherapeutische Glocke gehängt. Umgekehrt wäre es aus dem Blickwinkel der rein wissenschaftlich denkenden Mediziner auch eine Ungeheuerlichkeit, die Placebowirkung von Medikamenten als essentiellen Bestandteil ihrer Wirkung anzuerkennen – denn in der Tat gibt es mehr irrationale, nicht aus der chemischen Zusammensetzung erklärbare Medikamentenwirkungen, als man sich vorstellen kann.

Und schließlich will sich niemand vorstellen müssen, was es für das Gesundheitssystem bedeuten würde, die „psychische Kraft" wieder als festen Bestandteil von Diagnostik und Therapie einzuführen. Sie wäre der Schrecken aller Qualitätssicherer und Zertifizierer, all derer, die das medizinische Wesen kontrollieren und als Machtapparat nutzen wollen.

Pharmazeutische Tragödien und ihre Wiederholung

Am 1. Oktober 1957 kam das unter der wissenschaftlichen Leitung von Heinrich Mückter entwickelte Medikament Contergan der Firma Grünenthal auf den Markt. Derselbe Heinrich Mückter hat sich übrigens 1946 durch Flucht in die westlichen Besatzungszonen dem Zugriff der polnischen Justiz entzogen, die ihn wegen „grauenvoller Verbrechen gegen die Menschlichkeit im Zweiten Weltkrieg" angeklagt hatte. Ihm wurden besonders grausame medizinische Experimente an KZ-Häftlingen im besetzten Polen zur Last gelegt.

Die zunächst erhoffte Wirkung von Contergan bei der Behandlung der Epilepsie erwies sich als unrichtig. Contergan hatte sich in ersten Anwendungsbeobachtungen vor allem als beruhigend erwiesen, und so wurde es in der Folge besonders als Beruhigungs- und Schlafmittel beworben. Zugleich wirkte sich Contergan günstig auf die Symptome der Schwangerschaftsübelkeit aus und wurde daher schwangeren Frauen von Apotheken, Krankenhäusern und Ärzten zur Anwendung empfohlen.

Da Contergan nach den damals geltenden Gesetzen nicht rezeptpflichtig war und Grünenthal das Medikament mit blumiger Sprache als völlig harmlos („ungiftig“, „Ruhe und Schlaf zu fördern vermag Contergan“, „unschädlich wie Zuckerplätzchen“ ...) bewarb, avancierte Contergan bald zum „Schlafmittel des Jahrhunderts“. Schätzungen zufolge griffen bereits 1959 ca. 350.000 Einwohner der Bundesrepublik Deutschland zum neuen Schlafmittel. Im Oktober 1960 sollen es schon 700.000 Menschen gewesen sein. 1961 schliefen mehr als eine Million der Bundesbürger regelmäßig unter dem Einfluss von Contergan.

Im November 1959 bemerkte ein Düsseldorfer Neurologe zum ersten Mal einen Zusammenhang zwischen der Einnahme von Contergan und dem Auftreten von schweren generalisierten Schmerzzuständen und Nervenschäden. Der Arzt benachrichtigte Grünenthal, die Firma interessierte sich jedoch nicht für seine Beobachtungen. Nach und nach machten auch andere Neurologen ähnliche Beobachtungen und berichteten der Firma Grünenthal darüber, die aber weiterhin vehement auf der Unschädlichkeit des Medikamentes bestand. Allerdings wurde jetzt die Bezeichnung „ungiftig“ von den Verpackungen entfernt.

Laut einem Bericht der Zeitschrift „Der Spiegel“ (49/1962) besuchten ab diesem Zeitpunkt Vertreter der Firma Grünenthal die betroffenen Patienten und boten einerseits Gratiskuren, andererseits Gratispackungen von anderen Grünenthal-Medikamenten an, die die Nervenschmerzen lindern sollten. In besonderen Fällen, wenn sich Patienten nicht mit den Angeboten zufriedengaben, wurde auch Geld aus Handkoffern angeboten – zwischen 300 und 20.000 Mark.

Dabei mussten die Patienten eigenartige Erklärungen unterschreiben:

Die Firma Chemie Grünenthal GmbH., Stolberg im Rheinland, erklärt sich bereit, an ... (Name und Anschrift) einen Betrag von ... (Summe) zu zahlen. Damit wird in keiner Weise irgendein Zusammenhang zwischen dem Gebrauch von Contergan und den vom Zahlungsempfänger vorgebrachten Beschwerden oder eine Schadenersatzpflicht der Firma Grünenthal GmbH. anerkannt. Die Zahlung erfolgt vielmehr wegen des wissenschaftlichen Interesses der Firma an der Aufklärung des Falles und aus Entgegenkommen auf völlig freiwilliger Grundlage. Der Zahlungsempfänger erklärt dagegen durch seine Unterschrift, dass gegen Zahlung des Betrages alle etwaigen Ansprüche, die ihm oder seinen Rechtsnachfolgern aus der Behandlung mit Contergan entstehen könnten, für jetzt und alle Zukunft endgültig abgefunden sind, gleichgültig, ob die Ansprüche bekannt oder unbekannt, ob sie voraussehbar sind oder nicht, oder aus welchem Gesichtspunkt sie immer sich aus der Conterganbehandlung ergeben könnten.

Zugleich kam es ab 1958/59 zu einer plötzlichen Zunahme von Geburten schwer missgebildeter Kinder in Deutschland. Den zur Welt gebrachten Babys fehlten Gliedmaßen ganz oder zum Teil. Vorerst fand man keine Erklärung für die Missbildungen, vermutete aber, völlig im Dunkeln tappend, zuerst noch einen Zusammenhang mit oberirdischen Atombombentests. Spätestens ab 1961 sollte aber auch der Firma Grünenthal der Verdacht bekannt gewesen sein, dass das Medikament Contergan mit den Fehlbildungen in Zusammenhang stehen könnte. Der in Contergan enthaltene Wirkstoff

Thalidomid ist ein Derivat der Glutaminsäure. Es gilt als erwiesen, dass schon in den 1950er-Jahren bekannt war, dass Glutaminsäure als sogenanntes Antivitamin die Entwicklung des Fötus schädigen kann. Etliche Quellen sprechen auch davon, dass der Firma Grünenthal bereits Anfang 1961 ca. 1.600 Warnungen über beobachtete Fehlbildungen bei Neugeborenen vorlagen. Contergan wurde trotzdem weiter am Markt belassen. Erst nach erdrückenden Beobachtungen und Medienberichten wurde das Medikament am 27. November 1961 eingezogen.

Der „Contergan-Skandal“ erschütterte 1962 die Bundesrepublik Deutschland und verdrängte monatelang alle weltpolitischen Nachrichten von den Titelseiten. Die Bilder von schwer missgebildeten Menschen erschüttern, wenn sie dann und wann in der Öffentlichkeit gezeigt werden, bis heute.

Die Zahl der Contergan-geschädigten Menschen wird mit 5.000 bis 10.000 beziffert. Alleine in Deutschland leben heute noch mehr als 2.000 Contergan-Opfer. Viele dieser Fälle hätten verhindert werden können, wenn Contergan gleich nach dem Bekanntwerden der ersten neurologischen Schädigungen vom Markt genommen worden wäre. Nur wer je die Bilder von Contergan-geschädigten Menschen betrachtet, die Beschreibung der Schicksale auf sich wirken hat lassen, kann erahnen, welches unermessliche Leid die Betroffenen selbst, aber auch ihre Familien getroffen hat.

Im Sonderdruck „Die Contergan Tragödie“, den die Firma Grünenthal 2006 anlässlich ihres 60-jährigen Bestehens auflegte, ist nachzulesen: „Erst 1964, drei Jahre nach der Marktrücknahme, gelang der Nachweis der teratogenen Wirkung von Thalidomid bei Tierversuchen mit weißen neuseeländischen Kaninchen.

Mit den bis dahin gebräuchlichen Labortieren war es nicht möglich gewesen, diesen Nachweis zu führen. Erst wesentlich später erkannte die Forschung, dass der Mensch hinsichtlich Thalidomid etwa 100-mal empfindlicher als Nagetiere ist.“ Allerdings existierte spätestens ab Mitte bis Ende 1962 ein wesentlich einfacherer Beweis für diese Tatsache: Weltweit kamen neun Monate nach dem Ende des Medikaments Contergan keine verstümmelten Kinder mehr zur Welt. Und wenn doch, so konnte immer ein Zusammenhang damit nachgewiesen werden, dass die Mutter Restbestände von Contergan, die sie noch besaß, zu Beginn der Schwangerschaft eingenommen hatte.

Auch 2010 gibt es seitens der Firma Grünenthal noch keine offizielle Entschuldigung für die Geschehnisse. Allerdings bekennt Grünenthal: „Das durch die Einnahme von Contergan in den Jahren 1957 bis 1961 verursachte Leid ist unermesslich groß.“ Weiters heißt es auf der offiziellen Webrepräsentanz von Grünenthal im Jahr 2010 immer noch: „Als 1958/59 eine signifikante Erhöhung von missgebildeten Neugeborenen registriert wurde, herrschte Ratlosigkeit. Der Verdacht, dass die Einnahme von Contergan während der Schwangerschaft diese Missbildungen verursachte, war zunächst nirgends vorhanden. Öffentliche Spekulationen brachten die erhöhte Zahl an Kindesmissbildungen in Zusammenhang mit den Kernwaffenversuchen in der Atmosphäre.“

Doch der Contergan-Skandal war weder der erste, noch der letzte Medikamentenskandal der jüngeren Geschichte:

1930 und 1931 starben in Lübeck 77 Kinder nach einer Tuberkuloseimpfung mit kontaminiertem Impfstoff – der Impfstoff war während des Herstellungsprozesses mit lebenden Tuberkulosebazillen in Berührung gekommen.

1954 starben in Frankreich über hundert Patienten, die wegen Hautabszessen mit dem Medikament Stalinon behandelt wurden. In einem anschließenden Gerichtsverfahren stellte sich heraus, dass Stalinon, ein Mischpräparat aus Zinnsalzen und Vitamin F, unter abenteuerlichen Bedingungen hergestellt und vertrieben worden war.

Zu Beginn des 21. Jahrhunderts drängte die Pharmaindustrie mit einem neuartigen Medikament gegen erhöhten Blutzucker in die Spitäler und Arztpraxen. Glaubwürdig wurde den Ärzten erklärt, dass sie eben an einer Revolution der Behandlung des Diabetes mellitus teilhaben würden. Denn das Medikament aus der Gruppe der Glitazone wäre aufgrund eines neuartigen Wirkmechanismus den älteren Medikamenten weit überlegen, Nebenwirkungen gäbe es so gut wie keine. Der höhere Preis wäre mehr als gerechtfertigt. Tausende von Broschüren und Pharmareferenten verbreiteten die freudige Botschaft bis in die letzten ärztlichen Winkel, Kritiker wurden als Querulanten abgestempelt. 2011 stellt sich die Situation völlig anders dar: Um 40 % erhöhte Herzinfarktraten, Wassereinlagerungen und damit einhergehende Herzinsuffizienz, leberschädigende Wirkung, der Verdacht auf Begünstigung von Blasenkrebs und ein erhöhtes Knochenbruchrisiko bei Frauen haben die Substanz Rosiglitazon vom Markt geschwemmt. Weltweit wurden Zulassungen zurückgezogen. Ernüchterung bei den Ärzten. Aber noch lange kein endgültiges Aufwachen, kein Entsetzen darüber, dass nicht nur Patienten vom Geschäftsmodell Medizin zur Ader gelassen wurden.

Gegen Ende des Jahres 2011 wird ein neuer medizinischer Skandal bekannt. Diesmal geht es um die mangelnde Qualität von Silikonkissen für Brustimplantate. Von Frankreich ausgehend, wo ungefähr 30.000 Patientinnen betroffen sein sollen, weitet sich der Skandal über Großbritannien – 40.000 betroffene Frauen – über ganz Europa aus. Ein französischer Hersteller von Brustimplantaten hatte minderwertiges Haushaltssilikon, das üblicherweise zur Matratzenherstellung verwendet wird, für die Herstellung von in der Schönheitschirurgie verwendeten medizinischen Implantaten verarbeitet und soll sich dadurch 90% der Herstellungskosten erspart haben. Die Anwälte von betroffenen Patientinnen führen an, dass viele ihrer Klientinnen bereits unter massiven gesundheitlichen Problemen leiden würden. Durch die Verwendung des von der Firma selbst hergestellten Silikongels komme es gehäuft zu Rissen im Implantat und damit zum Austritt von Silikongel ins Körpergewebe. Die so entstehenden Entzündungen im Bereich der Brüste sind nicht nur äußerst schmerzhaft, sondern können auch zu lebensbedrohlichen Komplikationen führen. Obendrein wird befürchtet, dass bei der Verwendung dieser defekten Brustimplantate ein deutlich erhöhtes Krebsrisiko auftreten könnte. Das bedeutet, dass sich alle betroffenen Frauen einer neuerlichen Operation zur Entfernung der gefährlichen Implantate unterziehen sollten. Selbst wenn es möglich sein sollte, europaweit allen Patientinnen die minderwertigen Silikonkissen operativ zu entfernen, so bleibt für jede der betroffenen Frauen doch ein immenser psychischer und ästhetischer Schaden. Denn das häufige Wechseln von Silikonimplantaten ist weder gesund, noch macht es schönere Brüste. Und Patientinnen, welche die Implantate zum Wiederaufbau der Brust nach einer Krebsoperation erhalten haben, sind doppelt geschädigt.

Jede dieser Katastrophen – die Liste könnte beliebig fortgesetzt werden – hatte entsprechende gesetzliche Konsequenzen. So wurden in allen betroffenen Ländern strengere Standards und Qualitätskontrollen sowie staatliche Zulassungsverfahren für neue Medikamente etabliert. In weiten Teilen Europas wurde eine weitgehende Rezeptpflicht eingeführt. Dem Gewinnstreben der Medikamentenhersteller wurde zwar eine immer strengere staatliche Aufsicht gegenübergestellt, aber trotzdem sterben auch heute noch laufend Patienten an den Folgen von Medikamenteneinnahmen. Und die gleiche Pharmaindustrie ist gerade wieder dabei, eine immer größere Zahl von Medikamenten ohne den mühseligen, finanzraubenden Umweg über ärztliche Rezepte und Apotheken direkt an die Endverbraucher, die Patienten zu bringen: Immer mehr Medikamente (bzw. deren Fälschungen) werden im Internet gehandelt, immer mehr, durchaus nebenwirkungsreiche Substanzen werden in Drogeriemärkten angeboten. All das legt den Schluss nahe, dass das menschliche Bedürfnis nach „Erlösung" und die mit ihm einhergehende Risikobereitschaft bzw. Gutgläubigkeit weit stärker ausgeprägt sind, als der gesunde Menschenverstand das vermuten lassen würde. Wie wäre sonst der Werbeslogan der Firma Grünenthal für Contergan möglich gewesen, der einen „Augenblick voll natürlicher Harmonie" beschwor, der wünschen lasse, „dass die Sekunde sich dehne".

Die Vorgeschichte eines Medikamentenskandals ganz anderer Art reicht bis ins Jahr 1928 zurück, als der britische Arzt und Forscher Alexander Fleming mehr oder weniger zufällig das Penicillin entdeckte. Er bemerkte, dass sich Staphylokokken, ein Bakterienstamm, den er gerade untersuchte, in der Umgebung einer von Schimmelpilz überzogenen Nährlösung nicht vermehrt hatten. Erst zehn Jahre später wurden die ersten Versuche unternommen, die neu entdeckte Substanz bei Menschen gegen Infektionen einzusetzen. Seinen Durchbruch erlebte Penicillin erst im Zweiten Weltkrieg: Es rettete das Leben unzähliger alliierter Soldaten, deren Wundinfektionen erstmals in der Geschichte der Menschheit wirksam behandelt werden konnten.

Unmittelbar nach Ende des Weltkrieges 1945 beauftragte eine – übrigens bis heute existierende – Behörde der US-Regierung eine Gruppe von Medizinern, Tests an nicht informierten Patienten durchzuführen, ob das neue Medikament auch gegen Gonorrhoe (Tripper) und Syphilis wirksam wäre. Diese beiden Krankheiten waren damals noch weltweit verbreitet und so gut wie nicht behandelbar. Um die Tests durchzuführen, wurden im zentralamerikanischen Guatemala hunderte von unwissenden Probanden – Prostituierte, Soldaten, Häftlinge und psychisch Kranke – von US-amerikanischen und einheimischen Ärzten absichtlich mit den beiden Krankheiten infiziert.

Erst 2010 entschuldigte sich Präsident Barack Obama offiziell bei Guatemala, setzte eine Untersuchungskommission ein und stellte fest, dass die teilnehmenden Ärzte gewusst hätten, dass ihr Handeln gegen jede Ethik verstoßen hätte. So sollen nach US-Presseberichten im Zeitraum von 1946 bis 1948 mehr als 1.300 Menschen infiziert, aber nur 700 von ihnen antibiotisch behandelt worden sein. Bis Ende 1953 sollen mindestens 83 der künstlich infizierten Menschen an den direkten Folgen der Krankheiten gestorben sein. Außerdem brachte die Untersuchung der Ereignisse schockierende Details der medizinischen Versuchsreihen ans Tageslicht. Schon im Sterben liegende Syphilispatienten sollen zusätzlich mit Gonorrhoe infiziert worden sein, um die Auswirkungen einer Doppelinfektion besser studieren zu können. Nach Abschluss der menschenverachtenden Forschungen verschwanden die Ergebnisse in einer Schublade, bis sie zufällig von einem Medizinhistoriker gefunden und aufgearbeitet wurden.

Dieses letzte Beispiel ist besonders erschreckend, weil es zeigt, dass offenbar nicht nur totalitäre Regime wie der Nationalsozialismus die Medizin zu menschenunwürdigen und -verachtenden Forschungs- und Behandlungsmethoden missbraucht haben – bedrückende Tatsachen in Anbetracht der Frage dieses Buches, wie viel Medizin der Mensch denn überlebe.

Und wer glaubt, dass diese Kapitel der Medizin ein für alle Mal Geschichte wären, muss sich eines besseren belehren lassen. Nach wie vor werden rund um den Erdball immer wieder furchtbare medizinische Versuche an Menschen durchgeführt. Auch in unseren Tagen testen Diktatoren und ihre Ärzte die Wirkung neuartiger chemischer Kampfstoffe an den ärmsten und hilflosesten Mitgliedern ihrer Gesellschaft.

Laut einem Bericht der FAZ (30.6.2010) führte ein US-amerikanischer Pharmakonzern 1996 während einer Meningitisepidemie in Nigeria Behandlungsversuche mit einem, bis dahin noch nicht an jungen Menschen erprobten Antibiotikum, an 200 Kindern durch, von denen zwölf verstarben. Die lebensbedrohlichen Nebenwirkungen, denen sie zum Opfer fielen, waren bereits in Tierversuchen festgestellt worden. Die betroffene Firma beteuert, lediglich humanitäre Hilfe geleistet zu haben, während die Eltern der betroffenen Kinder einwandten, dass sie weder aufgeklärt noch um ihr Einverständnis zur Behandlung gebeten worden wären, und dass der besagte Konzern die Epidemie einfach für einen großangelegten Feldversuch missbraucht hätte. Auch wenn dieser Streitfall besonders vorsichtig betrachtet werden muss – immerhin geht es auch um juridische Interessen –, so zeigt er doch auf, wie sehr sich auch heute noch medizinische Forschung in ethischer Hinsicht auf des Messers Schneide bewegt.

Aber die Grenze zwischen Ethik, finanziellem Interesse und persönlichem Vorteil wird auch in Zukunft eine unscharfe sein. Politische Zielsetzungen, nicht mehr reflektierte Standards in Forschung und Lehre, die Strömungen des Zeitgeists und viele andere Parameter beeinflussen die Medizin mehr oder weniger unbemerkt.

Überleben trotz der Medikamente

Die Therapie der Adipositas (Fettleibigkeit) ist ein wunder Punkt der Pharmaindustrie. Es gibt kaum wirksame Tabletten zur Reduktion des Wohlstandskörpergewichts, obwohl damit Milliarden an Euro und Dollar zu verdienen wären. Trotz intensivster Forschungen ist ein medizinisch sicherer Kassenschlager bisher nicht in Sicht.

Eines der wenigen Medikamente zur Behandlung von Adipositas ist die Substanz Sibutramin. 2002 musste Sibutramin in Italien aus dem Handel genommen werden, weil es unter der Behandlung mit dem Medikament zu einer deutlichen Häufung von Blutdruckanstiegen, Schlaganfällen und Herzinfarkten gekommen war. Da ein kausaler Zusammenhang aber nicht dargestellt werden konnte, wurde das Medikament am restlichen europäischen Markt nicht mit einem Verkaufsverbot belegt. Allerdings wurde die Herstellerfirma beauftragt, eine Studie zur Sicherheit von Sibutramin durchzuführen. Zwar wurden nach und nach einige relevante Daten an die europäische Arzneimittelbehörde EMA übermittelt, die eine Ruhendstellung der Zulassung empfahl, bis heute ist die Studie aber noch nicht zur Gänze veröffentlicht. Die Herstellerfirma teilte die Ergebnisse der Untersuchungen in einem sogenannten „Rote-Hand-Brief" 2010 mit. Ganze acht Jahre nachdem die möglichen massiven, lebensbedrohlichen Nebenwirkungen bekannt geworden waren.

Und wieder erinnert man sich an die Contergan-Affäre und wieder möchte man die Frage stellen, ob die medizinische Behandlung von Menschen nicht höhere ethische Maßstäbe verlangen würde. Die traurige Antwort darauf ist einfach und klar: Die Gier nach Macht und Gewinn wird immer über Rücksichtnahme, Respekt und Verantwortungsbewusstsein siegen. Jeder, der das Gegenteil behauptet, sieht die Welt durch eine rosarote Brille. Und vermutlich hat es auch gar keinen Sinn, gegen diese offensichtlich naturgegebenen Verhaltensweisen anzukämpfen. Denn dieser Kampf ist seit jeher offensichtlich erfolglos geblieben.

Sehr wohl aber kann der einzelne Arzt die Einzigartigkeit der Arzt-Patient-Beziehung dazu benützen, zusammen mit dem ihm anvertrauten Patienten geeignete, möglichst nebenwirkungsfreie Therapien für ein Problem zu entwickeln. Und dazu gehört eben nicht, sofort ein Medikament gegen Fettleibigkeit zu verschreiben, sondern die Auseinandersetzung mit den Essgewohnheiten und den Lebensumständen des Patienten zu suchen. Zugegeben, dieser Weg ist mühevoll, zeitaufwändiger und in seiner Konsequenz für den Patienten weit schwieriger zu bewältigen, als bloß eine Tablette zu schlucken. Aber wir alle, Ärzte und Patienten gleichermaßen, sollten mittlerweile gelernt haben, dass ein Medikament stets ein letzter, einer unbedingten Notwendigkeit folgender Schritt sein sollte. Auch wenn das von der Pharmaindustrie sicherlich nicht so gesehen wird.

Und wieder einmal hat der Satz, dass viele Menschen trotz und nicht wegen der Medikamenteneinnahmen leben, eine Bestätigung gefunden.

Neue Zeiten, neue Krankheiten?

Start mit Hypotheken

Das Kindbettfieber schien schon besiegt, die Säuglingssterblichkeit in der westlichen Welt war am besten Weg, gegen null zu gehen, die moderne Medizin hat uns beinahe glauben lassen, dass jedes im Mutterleib herangereifte Baby nach der Geburt in medizinischer Sicherheit wäre. Letzte Hürden wie der natürliche Geburtsvorgang sollten bei einer Kaiserschnittrate von über 33% kein Problem mehr darstellen. Da erreicht uns folgende Hiobsbotschaft: Seit der Mitte der 90er-Jahre kommt es zu einer kontinuierlichen Zunahme der Frühgeburten in der westlichen Welt (jede Entbindung vor der 37. Schwangerschaftswoche wird als Frühgeburt bezeichnet). Die für Deutschland und Österreich vorliegenden Zahlen ergeben ein einheitlich erschreckendes Bild: Jede neunte bis zehnte Geburt ist inzwischen eine Frühgeburt. Ratlosigkeit bei den Gynäkologen und den Politikern.

Neben dem gesundheitlichen Risiko für Mutter und Kind verursacht diese Entwicklung auch ökonomische Probleme: Laut einer deutschen Untersuchung aus dem Jahr 2008 verursacht eine Frühgeburt durchschnittliche Kosten von 13.000 Euro im Vergleich zu 3.000 Euro für eine normale Geburt. Das sind bei ca. 60.000 Frühgeburten pro Jahr in Deutschland zusätzliche Kosten für das Gesundheitssystem von ca. 600 Millionen Euro. Dabei sind Behandlungskosten für Krankheitsbilder, die durch die Frühgeburt bedingt später im Leben auftreten, noch nicht berücksichtigt.

Als Ursachen für diese neue Entwicklung werden unter anderem das zunehmende Alter der Erstgebärenden, psychischer Stress in der Schwangerschaft, Übergewicht, die zunehmende Zahl künstlicher Befruchtungen sowie Nikotin- und Drogenmissbrauch angegeben.

In einer 2012 im „Journal of the American Medical Association“ veröffentlichten Studie heißt es, dass immer mehr in den USA zur Welt gekommene Neugeborene mit einer Opiatabhängigkeit geboren werden. Die Zahl solcher Fälle habe sich in den letzten zehn Jahren fast verdreifacht. Schuld sei der unkontrollierte Verbrauch von verschreibungspflichtigen Schmerzmitteln durch schwangere Frauen. In den Jahren 2000 bis 2009 habe sich der Schmerzmittelmissbrauch durch werdende Mütter verfünffacht. Wegen Atmungsproblemen, Krampfanfällen, geringem Geburtsgewicht und überdurchschnittlicher Reizbarkeit müssten die betroffenen Babys nach ihrer Geburt 16 Tage im Spital bleiben.

Sind also die Errungenschaften der modernen Wohlstandsgesellschaft etwa gesundheitsschädigend? Mit welchen medizinischen Hypotheken starten die heutigen Babys ins Leben? 10 % Frühgeborene, 33 % Kaiserschnitte, ständig zunehmende Fallzahlen bei Allergien und ADHS, sollten uns diese Zahlen nicht nachdenklich machen?

Die Medizin beruhigt mit einem klaren Nein. Alles ist heil- und behandelbar. Jeder Körper wird am Leben und funktionstüchtig erhalten.

Gesunder Körper, gesunder Geist?

Forschung und Wissenschaft haben kein Problem körperliche Dysfunktionen zu erkennen und zu behandeln.

Nur die psychische Gesundheit, das seelische Wohlbefinden der neuen und bereits älteren Erdenbürger entzieht sich weitgehend dem medizinischen Fortschritt. Ärzte interessieren sich in jedem Lebensalter ihrer Patienten primär für das einwandfreie Funktionieren der Organe; zu untersuchen, ob auch die Seele „funktioniert", wäre zu zeit- und gefühlsaufwändig. Lediglich besonders auffällige psychische Störungen werden im Rahmen der psychiatrischen Medizin von der Gesellschaft wahrgenommen und behandelt. Allerdings muss festgestellt werden, dass die psychiatrische Diagnostik den therapeutischen Möglichkeiten weit voraus ist. Das bedeutet: Seelische Krankheitsbilder können zwar sehr genau beschrieben, aber nicht zufriedenstellend behandelt werden.

Eine Medizin, die den ganzen Menschen umfassen und behandeln können will, muss jedoch die „Körper-Seele-Einheit" des Patienten respektieren. Es scheint aber, dass mit der „Verwissenschaftlichung" der modernen Medizin jahrhundertealtes Wissen um die Entstehung und die Bedeutung einzelner Krankheiten verlorengegangen ist. Die „Seele", die sowohl Krankheiten verursachen als auch Krankheiten heilen kann, kommt in der medizinischen und pharmazeutischen Terminologie kaum vor – im besten Fall wird sie durch den Begriff „Placebo" umschrieben und geduldet. Man gewinnt den Eindruck, dass die „Seele" als der schwächste Teil der „Maschine Mensch" gesehen wird.

Anders ausgedrückt: Könnte man die „Software" des Menschen so gut diagnostizieren und behandeln wie die „Hardware", wäre umfassende Gesundheit kein Problem. Ein Blick z.B. auf die Fortschritte in der Rekonstruktions-, Implantations- und Transplantationschirurgie zeigt, wie hoch das medizinisch-pharmazeutische

Niveau im Bereich der somatischen Medizin liegt. Aber wer weiß, vielleicht werden eines fernen Tages auch „Seelen“ transplantiert werden können.

Doch davon ist die Medizin noch ein Stück weit entfernt. Frühere Generationen mussten versuchen, durch Liebe und Zuwendung, die sie den Schwachen und Kranken entgegenbrachten, hygienische und materielle Defizite ihrer Zeit wettzumachen – und konnten sie doch oft genug nicht kompensieren. Heute geht es der modernen Medizin umgekehrt: Medizinisches Wissen und Können alleine kann die psychohygienischen Mängel unserer Gesellschaft nicht ausgleichen. Daran kann auch die Tätigkeit einer noch nie dagewesenen Anzahl von Psychologen und Psychotherapeuten nichts ändern.

Oft wird die antike Redewendung zitiert: „Mens sana in corpore sano“, die übersetzt bedeutet: „In einem gesunden Körper wohnt ein gesunder Geist“. Diese Redewendung ist allerdings aus ihrem Zusammenhang gerissen, ursprünglich hieß es nämlich: „Orandum est, ut sit mens sana in corpore sano“, also: „Man soll dafür beten, dass in einem gesunden Körper auch ein gesunder Geist wohne“. Der römische Schriftsteller und Satiriker Juvenal wollte damit zum Ausdruck bringen, dass er sich auch von Sportlern einen ihrem durchtrainierten Körper entsprechenden Verstand wünschte.

Damit verliert auch der Umkehrschluss, dass in einem kranken Körper ein kranker Geist wohnt, seinen ohnehin diskriminierenden Sinn. Vielmehr müsste man sinngemäß im Umkehrschluss dafür beten, dass ein gesunder Geist auch in einem gesunden Körper wohnen dürfe.

Dennoch zeigt das Zitat, dass die Wechselwirkung von Körper und Seele schon früh vermutet und erkannt wurde. Von einer großen Anzahl von Erkrankungen ist bekannt, dass sie, wenn auch im „Körper“ entstanden, den Geist beeinträchtigen – man denke nur an Vergiftungen durch schwere Leber- und Nierenerkrankungen, die zu massiven geistigen Veränderungen führen können. Umgekehrt führen z.B. Depressionen zu Dickleibigkeit und Bewegungsmangel und den damit verbundenen körperlichen Schäden. Depressive Menschen erkranken öfter an Diabetes und diabetische Patienten werden öfter depressiv als die jeweilige Normalbevölkerung. Und immer öfter wird die Frage gestellt, ob chronische Überforderung, chronisches Nicht-mit-sich-zufrieden-Sein, chronisches Nicht-Zurechtkommen körperliche Krankheiten zur Folge hat: Die Lehrbücher der psychosomatischen Medizin sind voll von Beispielen wie z.B. Krebserkrankungen bei Menschen mit chronischen psychischen Belastungen. Und auch die neue Geißel „Burnout“ ist an dieser Stelle zu erwähnen.

Die Sprache als Arzt

Betrachtet man umgangssprachliche Redewendungen, die Gefühle und Empfindungen bildlich auszudrücken versuchen, von einem medizinischen Standpunkt aus, kommt man zu interessanten Einblicken in das Funktionieren der „Körper-Seele-Einheit“ Mensch:

„Mir fällt ein Stein vom Herzen“ beschreibt nicht ein physikalisches Ereignis, sondern den körperlich empfundenen Schmerz psychischer Belastungen. So mancher Herzinfarkt würde sich neben seiner korrekten wissenschaftlichen Beschreibung – die Verengung oder der Verschluss eines Herzkranzgefäßes und der damit unterbrochene Blutstrom zum Herzmuskel – auch einiges an psychosomatischem Verständnis verdienen. Dasselbe gilt naturgemäß auch für „Das schnürt mir die Brust zu“, „eine zentnerschwere Last auf der Brust“: Nicht nur das Setzen eines Stents nach einem koronaren Ereignis ist Medizin, auch das Wegnehmen oder Erleichtern von psychisch empfundenem Druck könnte die Herzinfarktstatistiken positiv beeinflussen. Denn die arteriosklerotisch veränderten (verkalkten) Gefäße sind nur ein Teil des Gesamtprozesses Herzinfarkt. Psychisch bedingte und willentlich nicht zu beeinflussende Faktoren wie z.B. Blutdruck- und Gefäßdurchmesserschwankungen haben genauso Anteil am akuten koronaren Ereignis.

„Bald zerspringt mir der Schädel“: Bei einer Unzahl von Migränepatienten finden sich abnorme, individuell unerträgliche Belastungen privater oder beruflicher Natur in der Anamnese. Wenn ein bewusstes geistiges Reagieren oder Verarbeiten von Überlastung nicht mehr möglich ist, sucht sich die „Körper-Seele-Einheit“ Mensch einen anderen Ausweg, der zum Erfolg führen könnte. Denn ein Kopfwehpatient, der in einem abgedunkelten Zimmer liegt, hat durch sein Kopfweh erreicht, was er anders nicht erreichen konnte: Ruhe und vorübergehenden Frieden.

„Das ist ja zum Wahnsinnigwerden“: Der Satz legt nahe, dass eine psychiatrische Krankheit aus einem Nicht-mehr-bewältigen-Können von Sorgen oder Emotionen entstehen kann. Oft bleibt die unbewusste „Flucht in eine Krankheit“ die einzige Möglichkeit einer verletzten Seele, sich Gehör zu verschaffen.

„Mich trifft der Schlag“ stellt einen Zusammenhang zwischen massiven psychischen Belastungen und dem Auftreten von Schlaganfällen her. Auch wenn wir wissen, dass Blutgerinnsel, Gefäßverkalkungen, hoher Blutdruck und andere fassbare körperliche Störungen zum

Schlaganfall führen können, so scheint es aber doch auch einen „unfassbaren“, psychischen Anteil zu geben.

„Ich fühle mich nicht wohl in meiner Haut“, „Es ist zum Aus-der-Haut-Fahren“: Die Haut als äußere Begrenzung des Körpers, als (Wohl-)Fühlorgan hat eine zentrale Bedeutung für jeden Menschen und seine Selbstwahrnehmung – das zeigt nicht zuletzt die Bezeichnung „arme Haut“ für einen bedauernswerten Menschen. Allergien und schuppende Hauterkrankungen, Geschwüre, Akne, unreine Haut und vieles mehr lassen die äußerste Begrenzung des Körpers zum unfreiwilligen und unbewussten Austragungsort von unterschwelligen Konflikten werden.

„Ihm ist eine Laus über die Leber gelaufen“, „Er hat eine Wut im Bauch“: Erst neuere Forschungsergebnisse haben gezeigt, dass im Bereich der Verdauungsorgane ähnliche Neurotransmitter wie im Gehirn zum Einsatz kommen. Auch wenn jeder vernünftige Mensch weiß, dass sich Wut im Gehirn abspielt, so erklärt dieser Zusammenhang doch, dass Verdauen im weiteren Sinn ein geistiger und körperlicher Prozess ist. Und auch Wendungen wie „Mir liegt etwas im Magen“, „Mir kommt die Galle hoch“, „Das ist ja zum Kotzen“ belegen den engen Zusammenhang zwischen „seelischem“ und „körperlichem“ Verdauen: Ein Mensch, der sich nicht mehr verstanden fühlt oder außerstande ist, seine Emotionen psychisch angemessen zu „verdauen“, bringt sein Unbehagen unbewusst durch psychosomatische Symptome wie z.B. Magen- und Darmbeschwerden zum Ausdruck.

„Da bleibt einem ja die Spucke weg“ beschreibt treffend den vorübergehenden Mangel an Verdauungsfermenten aufgrund einer Aufregung. Immer wieder gibt es Patienten, die durch psychische Schockzustände

– scheinbar plötzlich und ebenso unerklärbar – zu Diabetikern werden. Die Bauchspeicheldrüse hat die Produktion des Insulins vorübergehend eingestellt. Denn auch das Sekret der Bauchspeicheldrüse ist eine Art Spucke. Und manchmal, wenn die Aufregung ausgestanden ist, kommt die Spucke wieder und das Verdauen als übergeordneter Begriff funktioniert wieder, die Blutzuckerwerte sinken.

Ähnlich verweist auch das „Mach dir nicht in die Hose" sehr treffend auf den Zusammenhang von Angst, Spannung und Entspannung und die Umsetzung in den entsprechenden Körperfunktionen.

„Es schnürt mir die Kehle zu", „Ich habe einen Knödel im Hals", „Mir bleibt die Luft weg": Luft zum Atmen und freie Atmung sind Synonyme für psychisches Wohlbefinden, ein ausreichendes Freiheitsgefühl in der jeweiligen Umgebung – und umgekehrt. Damit zusammenhängend ist das Husten, vor allem bei Kindern, oft eine nonverbale Möglichkeit, auf sich selbst und die eigenen Nöte aufmerksam zu machen, Protest zu zeigen – was sich unter anderem in der Redewendung spiegelt: „Da huste ich drauf".

„Ich habe zu viel um die Ohren" ist ein interessanter Ausspruch, wenn man an die seuchenartige Verbreitung des Tinnitus (Ohrensausen, -geräusche) in unseren Tagen denkt. Verantwortung, Verpflichtungen, Zeitdruck, Multitasking und Reizüberflutung machen den Ohren zu schaffen. Das Pfeifen im Ohr ist vielleicht nichts anderes als ein Alarmsignal. Eine Warnung. Ein „Ich kann das alles nicht mehr hören!". Ein „unerhört!". Auch der Gehörsturz, das plötzliche Nichts-mehr-hören-Können, ist eine Erkrankung, die in unserer Zeit einen neuen Höhepunkt erlebt. Noch nie war der Dauergeräuschpegel der Umwelt so hoch: Dauerberieselung mit

Musik, Maschinen, Motoren, Aggregate, Telefonate und Fernsehen, eine endlose Liste von Geräusch- und Lärmquellen könnte erstellt werden. Wenn dann ein Ohr in den „Offlinemodus“ wechselt, liegt nicht in erster Linie ein HNO-Notfall, sondern ein Belastungsnotfall vor.

„Mir wird ganz schwindelig“: Bei den wenigsten Schwindelzuständen können Gefäßverschlüsse oder andere somatische Ursachen als Auslöser dingfest gemacht werden. Dagegen sind Überforderung und überhöhte Selbsterwartungen häufige Kennzeichen von Schwindelpatienten. Grob vereinfacht könnte man sagen: Schwindel ist häufig ein Hilfeschrei der aus dem Gleichgewicht geratenen Seele – die Umkehrung des Satzes: „Mich kann nichts aus dem Gleichgewicht bringen.“

„Ich kann dich nicht riechen“: Auch wenn uns Mitmenschen, die wir eben „nicht riechen können“, körperlich selten so nahe kommen, dass wir wirklich ihren Geruch einatmen würden, drückt die Redewendung doch einen tief im Gehirn festgelegten Prozess aus: Über den Körpergeruch kann ein Zugehörigkeitsgefühl zu einer Menschengruppe gebildet werden. Ohne dass wir uns dessen bewusst sind, hat sich diese wichtige Art der Beziehungsfestlegung im Schmusen erhalten. Und die Kosmetikindustrie macht sich das Bedürfnis der Menschen, gut zu riechen, seit Jahrtausenden zunutze.

„Da vergeht einem ja die Lust“, „Er muss seinen Mann stehen“: Wie in wenigen anderen Bereichen hängen körperliches und psychisches „Funktionieren“ im Bereich der Sexualität eng miteinander zusammen. Mangelnde menschliche Nähe, Kommunikationsarmut, Stress, Ängste und Sorgen wirken sich negativ auf die Sexualität aus und können beim Mann z.B. erektile Dysfunktion, also die mangelnde Ersteifung des Gliedes, zur Folge haben – ein zunehmend häufiges Phänomen.

Wie hilfreich derartige „Volksweisheiten“ – die Liste ließe sich beliebig fortsetzen – als „medizinische Denkanstöße“ sein könnten, verdeutlicht ein zweiter Blick auf die schon erwähnten Wendungen von der „Wut im Bauch“ und dem, was einem „im Magen liegt“: Natürlich findet Wut im Gehirn statt; doch die Statistik zeigt, dass Menschen, die mit Wut und Aggression nur schlecht zurechtkommen, häufiger an Magen-Darm-Erkrankungen leiden als andere. Das könnte unter anderem damit zu tun haben, dass im Darm zum Teil Botenstoffe (Serotonin und Dopamin) zum Einsatz kommen, die zugleich auch im Gehirn für wichtige Funktionen verantwortlich sind – eine übermäßige Ausschüttung dieser Neurotransmitter im Gehirn wirkt sich also durchaus auch auf das Funktionieren des Darms aus.

Und natürlich wissen wir, dass Lebensprobleme nicht im Magen aufgearbeitet, sondern im Kopf verdaut werden müssten. Trotzdem hat sich die Gastritis, also die Entzündung der Magenschleimhaut, als klassische Erkrankung unserer Zeit einen festen Platz unter den am häufigsten gestellten Diagnosen erobert. Zwar sieht die Wissenschaft das Bakterium Helicobacter pylori als Ursache verschiedenster Magenerkrankungen an und bietet folgerichtig eine Tablettenkur aus drei verschiedenen Substanzen zur Bekämpfung des Bakteriums an. Nach dieser sogenannten Erradikations-, also der einwöchigen Auslöschungsbehandlung, sollte der betroffene Patient für immer gesund sein und bleiben. Weil dem in der medizinischen Realität aber nicht so ist, muss es auch andere Gründe für diese Form der Magenerkrankung geben. Aus psychosomatischer und psychohygienischer Sicht muss neben dem Nikotinmissbrauch und hastiger Nahrungsaufnahme auch der massive psychische Stress unserer Tage als eine mindestens gleichbedeutende Ursache dieser Erkrankung gesehen werden.

Die Medizin sollte daher eigentlich auch Fragen stellen wie: „Wie viel Stress überlebt der Mensch?“ Oder präziser: „Wie viel Überforderung, wie viel Kränkung erträgt ein gesunder Organismus, bevor er erkrankt und zu einem medizinischen Fall wird?“

Erschöpft vom Leben

Mit sprunghaft ansteigenden Patientenzahlen hat sich das Burnout-Syndrom innerhalb weniger Jahre als eine „moderne Seuche“ etabliert. Jeder vierte Österreicher, das sind 25% der Bevölkerung, gibt an, zumindest schon einmal an den Symptomen eines Burnout gelitten zu haben. 30% der in sozialen Berufen Werktätigen sind hochgradig Burnout-gefährdet. Frauen im mittleren Lebensalter werden etwa doppelt so oft wegen eines Burnout-Syndroms krankgeschrieben wie Männer. Und selbst 5 % der Schüler leiden unter chronischem Schulstress. Die klassische Medizin steht dem Phänomen bislang weitgehend hilflos gegenüber. Das liegt nicht zuletzt daran, dass das Burnout-Syndrom keine Krankheit im klassischen Sinn darstellt: Es gibt weder einen Infektionszeitpunkt, noch einen eigentlichen Krankheitsausbruch, keinen Krankheitserreger, den man isolieren und antibiotisch behandeln –, keine körperliche Fehlfunktion, die man mit Tabletten oder einer Operation wieder in Ordnung bringen könnte. Das Burnout-Syndrom ist mit den Mitteln moderner wissenschaftlicher Methoden weder zu begreifen, noch zu behandeln.

Ausgebrannte Menschen leiden vielmehr chronisch unter massiven psychischen Problemen bei der Lebensbewältigung. Der Alltag ist nicht mehr erträglich, kann nicht mehr bewältigt werden. Berufliche und private Überforderung werden am häufigsten als Ursache angegeben. Die Symptome der noch jungen Krankheit reichen von Müdigkeit, Antriebslosigkeit und Schwächegefühl über erhöhte Reizbarkeit, Gleichgültigkeit und zunehmenden Zynismus bis hin zu Zuständen der Hoffnungslosigkeit, Depression und dem Auftreten von Selbstmordgedanken.

Das Burnout-Syndrom ist also Ausdruck eines massiven Ungleichgewichtes von „scheinbaren“ Anforderungen und individuell verfügbaren Ressourcen. „Scheinbar“ deshalb, weil generelle Anforderungen von einzelnen Menschen verschieden wahrgenommen werden. Einerseits haben die Menschen unterschiedliche Belastbarkeitsgrenzen, andererseits ändert sich die Belastbarkeit eines Menschen auch laufend, sei es im zeitlichen Ablauf des Lebens oder durch das Zusammenkommen unterschiedlicher Beanspruchungen zu einer bestimmten Zeit im Leben.

Für diese unterschiedlichen Leistungsniveaus gibt es aber in einer durchnormierten, qualitätsgesicherten und profitmaximierten Berufswelt wenig Verständnis. Die schmerzfreie moderne Welt erwartet von ihren Teilnehmern, dass sie jede ihrer Normen erfüllen: Schönheit und Intelligenz, Erfolg und vor allem Leistungsfähigkeit in jeder Hinsicht – beruflich, körperlich, sexuell. Daher bietet die glitzernde und funkelnde multimediale Welt unserer Tage den perfekten Nährboden für diesen neuen Krankheitsbegriff des Burnout.

In Deutschland sind, laut einer Studie einer großen Krankenkasse, die durch psychische Erkrankungen bedingten Krankenstandstage seit 1999 um 80% angestiegen. In der gleichen Untersuchung wird festgestellt, dass seit 2004 Krankenstandsmeldungen wegen der Diagnose Burnout um das Neunfache auf 1,8 Millionen Fälle gestiegen sind. Die Krankenstandsdauer bei Burnout-Fällen ist überdurchschnittlich hoch. Je nach Quelle finden sich für Österreich Zahlen zwischen 2 und 2,4 Millionen burnoutbedingter Krankenstandstage pro Jahr.

Die WHO nimmt an, dass es weltweit pro Jahr eine Million Selbstmorde gibt und dass die Zahl der Versuche ca. 10 bis 20 Mal höher liegt. In Österreich kommen jährlich mehr Menschen durch Selbstmord ums Leben als durch Verkehrsunfälle. Drei Viertel der Suizidenten in Österreich sind Männer – und ein großer Teil von ihnen hat vor dem Akt der Selbsttötung an einer Depression und/oder einem Burnout gelitten.

Doch auch wenn man die Ursachen des Burnout-Syndroms mit falschem Ehrgeiz, übertriebenem Verantwortungsbewusstsein, Dauerstress und privater Überforderung relativ klar dingfest machen kann, so bleiben dabei die Fragen nach dem Wie und Warum unbeantwortet– bzw. werden sie erst gar nicht gestellt:

Was hat sich in den vergangenen Jahrzehnten im Aufbau unserer Gesellschaft so sehr verändert, dass viele Menschen mit der Struktur des Lebens offenbar nicht mehr zurechtkommen?

Warum finden wir keine ausreichende Befriedigung und Erfüllung mehr darin, unsere elementaren „Wünsche an das Leben“ zu erfüllen?

Inwieweit haben die Veränderungen der familiären Strukturen zu Unzufriedenheit und Überforderung beigetragen?

Aber auch die Frage, ob das Burnout eigentlich überhaupt eine Krankheit im herkömmlichen Sinn ist, wird nicht gestellt. Sind vielleicht nur die Anforderungen und Erwartungen an den einzelnen Menschen viel zu hoch gesteckt? Ist das Burnout nicht eher eine Krankheit des Systems und nicht des Einzelnen? Ist ein untrainierter Mensch, der unter dem Gewicht von 3 Zementsäcken zusammenbricht, etwa auch krank? Könnte es nicht sein, dass lediglich die Ansprüche der Zeit krankmachend und damit krankhaft sind?

Statt zu fragen, ob, warum und wie heutige Probleme mit Entwicklungen in der Vergangenheit zusammenhängen könnten, und welche Erkenntnisse sich aus solchen Zusammenhängen gewinnen ließen, ruft die moderne Welt aber reflexartig bei jedem dieser Probleme nach sofortiger und möglichst schmerzfreier Abhilfe von außen.

Das Burnout-Syndrom ist aber auch eine psychosomatische Manifestation von allgemeiner „Ent-täuschung". Dabei wäre aber die „Ent-täuschung" im eigentlichen Sinne des Wortes etwas Hilfreiches und Positives. Schädigend und negativ ist vielmehr die Täuschung. Die ständige und wiederholte Vorspiegelung falscher Tatsachen, falscher Zusammenhänge, unrealistischer Forderungen an Körper und Seele und unbefriedigender Antworten. Und nichts anderes geschieht heute mit einem Menschen, der multimedialer Dauerberieselung ausgesetzt ist. Er wird geblendet, getäuscht, mit einer scheinbaren Realität konfrontiert, die es nur in der Wahrnehmung, aber nicht in der Wirklichkeit gibt. Menschen werden mit Lügen und Teilwahrheiten überhäuft. Das Vorspiegeln einer Welt, die es so nicht gibt, führt über kurz oder lang zur Selbsttäuschung. Lebenslügen werden aufgebaut. Potemkin'sche Dörfer, glitzernde Fassaden. Oder, wie der Radiosender Ö3 es formuliert: „Das Leben ist ein Hit!". Dazu die dauerfröhliche Stimme einer Moderatorin, die auch dann noch unbeschwert klingt, wenn sie von einem schweren Autounfall und einer dadurch bedingten Straßensperre spricht.

Friedrich Nietzsche sagt: „Die gewöhnlichste Lüge ist die, mit der man sich selbst belügt. Das Belügen anderer ist relativ der Ausnahmefall."

Aber auch die Beine der „Selbstbelügung" sind kurz. Irgendwann lassen sich selbst perfekte Lebenslügen und Scheinwelten nicht mehr aufrechterhalten. Nach Jahren und ganzen Lebensabschnitten der Täuschung und Selbsttäuschung folgt die Enttäuschung und die Selbstenttäuschung. Und dieses Enttäuscht-Sein von sich selbst manifestiert sich häufig im Burnout.

Erfundene Krankheiten?

Das Burnout-Syndrom ist nicht die einzige Krankheit, die in der jüngeren Geschichte der Medizin „erfunden" wurde. Während Wissenschaftler auf der einen Seite noch über die Ursachen lange bekannter Krankheiten wie z.B. Krebs oder Multiple Sklerose forschen, entwickeln sich neue Krankheiten scheinbar wie von selbst. So werden im 2013 erscheinenden neuen DSM-5, dem „Diagnostischen und statistischen Handbuch mentaler Störungen", Spielsucht, Esssucht und Prämenstruelle Stimmungsschwankungen als neue eigenständige Krankheitsbilder angeführt.

Nutznießer dieser neuen Klassifizierungen ist nicht nur die Medizin, die sich neue Aufgabenfelder schafft, sondern auch die Pharmaindustrie – denn eines steht schon heute fest: Die neuen Krankheiten werden allesamt effizient medikamentös behandelbar sein.

Und jedes neue Störungsbild bedeutet auch über den medizinischen Bereich hinausgehend neue Geschäftsfelder. In einer Werbeanzeige wirbt eine „body & health academy" unter dem Slogan „Machen Sie Ihr Hobby zum Beruf!" für die Ausbildung zu Berufen wie Dipl. Burnout-Prophylaxetrainer/-in, Dipl. Seniorengesundheitstrainer/-in, Dipl. Outdoortrainer/-in oder schlicht Dipl. Body Vitaltrainer/-in. Untertitel: „akademisch gebildet – gesellschaftlich geachtet."

Und schon in naher Zukunft wird es vielleicht Kurse zum akademischen Ein- und Ausatemtrainer oder zum diplomierten Speiseaufnahmetrainer geben. Was muss in der Entwicklung einer Gesellschaft erst alles passiert sein, dass solche Berufsbilder notwendig geworden sind?

Tatort Rücken

In welchem Ausmaß sich private und berufliche Lebensumstände, das Verhältnis zwischen Ressourcen und Belastungen, und die seelische Konstitution auf die körperliche Gesundheit auswirken, zeigt auch das folgende Beispiel:

Frau N., 42 Jahre alt, geschieden, berufstätig und Alleinerzieherin von zwei Kindern, leidet seit Jahren unter immer wiederkehrenden Nacken- und Rückenschmerzen. Sie arbeitet im Einzelhandel und verbringt ihre Arbeitszeit hauptsächlich im Stehen oder Sitzen. Von ihrem Hausarzt erhält sie in regelmäßigen Abständen Infiltrationen in die schmerzhaften Muskelpartien, manchmal mit, manchmal ohne Kortisonzusatz. Der Einsatz von schmerzlindernden Medikamenten muss auf ein Minimum reduziert werden, da Frau N. spätestens nach zwei bis drei Tagen einer solchen Tablettenbehandlung Magenschmerzen bekommt und schon einmal wegen eines blutenden Magengeschwürs im Krankenhaus aufgenommen werden musste.

Immer wieder beteuert sie ihrem Arzt gegenüber: „Mir ist das alles zu viel, die Arbeit und die Kinder, mein Exmann zahlt schon wieder die Alimente nicht, und für mich selbst bleibt überhaupt keine Zeit." Der Arzt bietet ihr neben den Spritzen und regelmäßigen ambulanten Kuren, soweit diese von der Krankenkasse bezahlt werden, auch einige Tage Krankenstand zur Erholung an, die sie aber immer wieder aus Angst um ihren Arbeitsplatz ablehnt.

Irgendwann sucht Frau N. in der Hoffnung auf umfassendere Behandlung einen Facharzt für Orthopädie auf. Dieser überweist die Patientin wiederum zu einem Radiologen, wo Röntgenbilder der gesamten Wirbelsäule angefertigt werden und im Anschluss daran noch eine MRT der Halswirbelsäule durchgeführt wird. Frau N. ist fast erleichtert, als ihr der Orthopäde mitteilt, dass sie an einem Bandscheibenschaden zwischen dem fünften und sechsten Halswirbel leide. Sie hofft, dass man jetzt die Beschwerden an der Wurzel angehen könnte. Enttäuscht erfährt sie, dass eine Operation im Halswirbelsäulenbereich zu gefährlich und eigentlich auch gar nicht notwendig wäre, willigt aber dankbar in eine Infusionstherapie ein. Und tatsächlich geht es Frau N. nach 20 schmerz- und entzündungshemmenden Infusionen und einem längeren Krankenstand deutlich besser.

Drei Wochen nachdem sie ihre Arbeit als Verkäuferin wieder aufgenommen hat, muss sie ihren Hausarzt wieder um Spritzen in die Hals- und Schultermuskulatur bitten – „Alles ist wieder so wie vor der Behandlung." So zieht sich die Krankengeschichte über Jahre hinweg.

Irgendwann fällt dem Hausarzt von Frau N. auf, dass er sie schon lange nicht mehr unter seinen Patienten gesehen hat. Er vermutet, dass sie in ihrer Verzweiflung endgültig zu einem anderen Arzt gewechselt wäre. Eines

Tages erfährt er aber, dass Frau N. einen neuen Freund kennengelernt hat, nur noch halbtags arbeitet und im Sommer wieder heiraten wird. Von ihren Rückenschmerzen ist sie zu dem Zeitpunkt weitgehend befreit.

Wie gesellschaftliche Entwicklungen mit der Entstehung neuer Krankheitsbilder zusammenhängen, lässt sich am Beispiel von Rücken- und Wirbelsäulenbeschwerden hervorragend aufzeigen. Nicht zuletzt durch die Veränderung unserer Arbeitswelt verliert der Bewegungs- und Stützapparat des Menschen zunehmend seine „überlebensnotwendige" Bedeutung. Nur noch ein geringer Prozentsatz der Bevölkerung erwirtschaftet sein Einkommen durch den Einsatz von Muskelkraft, umgekehrt steigt der Anteil der Schreibtisch- und Computerarbeitsplätze stetig. Der Bewegungs- und Stützapparat mutiert zum reinen Stützapparat, der aber ohne Bewegung verkümmert und seiner Aufgabe nicht mehr gerecht werden kann.

Das Beispiel Rückenschmerzen zeigt auch, wie die Medizin reflexartig mit Untersuchungs- und Behandlungsmethoden auf neue Krankheitsbilder reagiert, und nicht nach der Beseitigung von Ursachen und Auslösern trachtet. Auch über die soziale Bedeutung dieser Krankheit sollte in Bezug auf die „Körper-Seele-Einheit" nachgedacht werden.

Zu den Fakten:

- Zumindest jeder zehnte Krankenstandstag steht in Zusammenhang mit einer angenommenen Erkrankung der Wirbelsäule.
- Gemeinsam mit psychischen Beschwerden sind Erkrankungen des Bewegungs- und Stützapparates die Hauptursache für vorzeitige Pensionierungen.

- Möbelpacker sind statistisch gesehen unter den Patienten mit immer wiederkehrenden Rückenproblemen zahlenmäßig unterrepräsentiert.

Woher kommt es, dass Rückenprobleme ausgerechnet in einer Gesellschaft, die weniger körperliche Arbeit verrichtet als irgendeine Generation zuvor, ein derartiges Massenphänomen werden konnten?

Und was genau können wir nicht mehr „er-tragen"?

Die Antworten sind nicht nur erschütternd einfach, sondern räumen auch mit einigen weit verbreiteten Irrtümern auf.

Die knöcherne Wirbelsäule alleine wäre nicht imstande, die Last des menschlichen Körpers zu stützen und das Gewicht des Kopfes zu tragen. Erst durch die Verflechtung der knöchernen Struktur mit dem umgebenden Muskelapparat entsteht eine tragfähige Muskel-Bänder-Knochen-Struktur, die im Lauf der Evolution des Menschen zur Voraussetzung für den aufrechten Gang geworden ist.

Dementsprechend resultieren Rückenprobleme in der überwiegenden Zahl der Fälle auch nicht aus den ohnehin physiologisch auftretenden knöchernen Ab- und Umbauprozessen im Bereich der Wirbelkörper. Deformationen der Wirbelsäule sind vielmehr eine Antwort des Bewegungs- und Stützapparates auf chronische Minder- und Fehlbelastung. Bandscheibenvorfälle und -vorwölbungen treten bei Menschen im Erwachsenenalter häufig auf, ohne Beschwerden zu verursachen, und bleiben daher in den meisten Fällen auch unentdeckt. In der Regel heilen sie auch von selbst und ohne Operation ab.

Die überwiegende Zahl der Rückenprobleme hat ihre Ursache vielmehr in muskulärer Degeneration und daraus resultierenden Verspannungen. Zwar zeigen

Röntgen- und MR-Bilder, die bei der Untersuchung von „Kreuzweh“ angefertigt werden, häufig auch anatomische Veränderungen – aber eben solche, die mit dem eigentlichen Schmerz nichts zu tun haben und, für sich genommen, unproblematisch wären. Während Ärzte in solchen Fällen hinter vorgehaltener Hand von Zufallsbefunden sprechen, freuen sich viele Patienten über eine mögliche Frühpension und gewonnene Krankenstandstage. Die moderne Medizin bietet jedem, der jammern will, einen organischen Grund dazu. Auch wenn die eigentliche Ursache des Klagens im Bereich des psychischen Nichtwohlbefindens liegt.

Sitzende Berufe, verbunden mit Anspannung, Bewegungsarmut und einseitiger Belastung, sind die Hauptursache für Rückenschmerzen. Selbst der ergonomischste Sitz wird das Sitzen nicht gesund machen können, der menschliche Körper ist einfach nicht dafür gebaut, stundenlang in unveränderter Position zu sitzen. Je mehr das Rückgrat mitsamt den umgebenden Muskeln bewegt und benützt wird, umso schmerzfreier wird der Stützapparat funktionieren. Das ständige Zunehmen von Schulter- und Schultergürtelbeschwerden resultiert unter anderem daher, dass wir unsere Arme so gut wie nie mehr über die Horizontale hinaus in die Höhe bewegen müssen. Tastaturen, Lenkräder, Schreibtisch- und Küchenoberflächen und so gut wie alle Gegenstände des täglichen Lebens befinden sich unterhalb der Schulterhöhe. Sofern keine frischen Verletzungen oder akuten Entzündungen vorliegen, wäre z.B. Holzhacken ein wunderbares Training für die Rückenmuskulatur – man stelle sich nur einmal einen riesigen Haufen ungehackten Holzes inmitten eines Fitnessstudios vor!

Daneben verstärken soziale Spannungen, Stress und Depressionen muskuläre Fehlfunktionen und erhöhen jedes Schmerzempfinden.

Will man Rückenschmerzen bekämpfen, bringt es wenig, auf reine Schmerztherapien zurückzugreifen, vielmehr sollte man Entspannung und Ursachenvermeidung den Vorzug geben. Regelmäßige Bewegung und ein stressreduziertes Leben sind kostengünstige Behandlungen, deren Nebenwirkungen im Gegensatz zu denen von Tabletten, Infusionen und Infiltrationen obendrein mit null zu veranschlagen sind.

Einen besonderen Platz im Rahmen der Behandlung von Rückenbeschwerden nehmen die physikalischen Therapien ein. Ihr Nutzen scheint viel mehr in der persönlichen zeitintensiven Zuwendung und Berührung als in einem anderen Effekt begründet zu sein, auch wenn Funktionsverbesserungen, Durchblutungssteigerung der behandelten Muskelpartien und andere sinnvolle Resultate unbestritten sind.

Tonnen von schmerzstillenden und entzündungshemmenden Medikamenten und die dadurch hervorgerufene Umweltbelastung könnten durch ausreichende Bewegung und körperliche Arbeit eingespart werden. Unzählige Magen- und Zwölffingerdarmgeschwüre samt lebensbedrohlichen Blutungen und notwendigen Krankenhausaufenthalten könnten an Nebenwirkungen vermieden werden. Gar nicht zu reden von der Anzahl der Krankenstandstage, die der Volkswirtschaft erspart werden könnten.

Wir essen uns krank

Eine 60-jährige Patientin sitzt ihrer Ärztin gegenüber. Eben wurden ein stark erhöhter Blutdruck sowie ein erhöhter Blutzuckerspiegel festgestellt. Daneben leidet die Patientin an Rückenbeschwerden, einer Fettleber sowie einer koronaren Herzkrankheit. Frau S. wiegt 121 kg bei einer Körpergröße von 162 cm und ist obendrein eine starke Raucherin.

Die Ärztin weist ihre Patientin darauf hin: „Frau S., wir kommen in dieser Situation am Thema Übergewicht und Ernährung nicht mehr vorbei."

Frau S.: „Ich weiß, dass ich zu schwer bin."

Die Ärztin erklärt Frau S., dass es im Wesentlichen nur zwei Möglichkeiten geben wird, das weit überhöhte Körpergewicht abzubauen: Entweder über zusätzliche Bewegung mehr Kalorien zu verbrennen, oder aber weniger Kalorien in Form von Nahrung zuzuführen. Sie versucht, dem unangenehmen Thema seinen Schrecken zu nehmen, lobt Frau S. für ihre Bereitschaft zu diesem schwierigen Gespräch und beteuert, ihre Patienten nicht als schwachen oder undisziplinierten Menschen zu sehen: „Ich werde Sie nicht kontrollieren, sondern nur bei Ihren Schritten begleiten."

Frau S.: „Na gut, reden wir einmal ganz ehrlich darüber."

Ärztin: „Am besten, wir beginnen einmal damit, Ihren Tagesablauf anzusehen. Schildern Sie einmal, wie ein normales Frühstück ausschaut."

Frau S., etwas erbost: „Na, Frühstück esse ich schon lange keines mehr, das ist bei meinem Gewicht nicht drinnen, was glauben Sie denn!"

Die Ärztin, in Sorge um das gute Gesprächsklima: „Also, überhaupt kein Frühstück?"

Frau S: „Na, wenn ich's Ihnen sage! Vielleicht einen schwarzen Kaffee ohne Milch und ohne Zucker und eine Zigarette dazu, aber Frühstück gibt es bei mir schon lange keines mehr."

Mit vorsichtiger Stimmlage fragt die Ärztin: „Wie schaut es dann im Verlauf des Vormittages aus, nehmen Sie da etwas zu sich?"

Frau S., sehr energisch: „Nein, auf keinen Fall, zwischen den Mahlzeiten gibt es bei mir überhaupt nichts. Dass ich zwischendurch was essen täte, das kommt bei mir nicht vor."

Die Ärztin wirkt nachdenklich. „Also, Frau S., jetzt müssen Sie mir aber schon einmal sagen, wann Sie zum ersten Mal was essen. Was gibt es denn so zum Mittagessen?"

Frau S., sehr selbstsicher: „Na, mittagessen tu ich fast nie. Vielleicht hie und da eine Kleinigkeit, aber richtig mittagessen, nein, auf keinen Fall. Hören Sie, so wie ich ausschaue, da kann ich ja nicht regelmäßig mittagessen, das wäre ja eine Sünde. Ich bin ja viel zu dick!"

Die Ärztin hakt nach: „Wenn Sie also manchmal zu Mittag eine Kleinigkeit zu sich nehmen, was ist das so?"

Die Patientin überlegt und sagt dann: „Na, eigentlich esse ich zu Mittag überhaupt nichts, vielleicht einen grünen Salat, oder manchmal ein Joghurt, aber richtig mittagessen tu ich nicht."

„Dann muss also das Abendessen Ihre Hauptmahlzeit sein, oder?", fragt die etwas skeptische Ärztin. Aber wie aus der Pistole geschossen kommt die erwartete Antwort: „Nein, abends gibt's bei mir nix, da wird man ja erst recht dick, wenn man am Abend zu viel isst."

Ab diesem Zeitpunkt resigniert die Ärztin innerlich. Trotzdem versucht sie, Frau S. ihren innerlichen Stimmungsumschwung nicht spüren zu lassen: „Aber, liebe Frau S., wann essen Sie eigentlich Ihre Hauptmahlzeit?"

Darauf Frau S.: „Frau Doktor, Sie können mir glauben, für das, wie ich ausschaue, esse ich eigentlich gar nichts. Fragen Sie doch meine Freundin, die kommt eh auch zu Ihnen, die wird Ihnen auch sagen, dass ich eigentlich nichts esse. Sie sagt nämlich immer: ‚Wenn ich so wenig essen tät wie du, wäre ich schon längst verhungert.'"

An diesem Punkt verliert die Ärztin dann doch die Beherrschung und sagt: „Frau S., wenn man von einem grünen Salat und einem Joghurt am Tag leben könnte, hätten Sie ja das Hungerproblem in der Dritten Welt gelöst!"

Verständnislos schüttelt Frau S. den Kopf und beteuert noch einmal: „So wie ich esse, kann ich gar nicht zu dick sein."

Damit ist die Frage, wie viel Medizin der Mensch überleben kann, um eine Facette reicher: Wie viel Wohlstand überlebt der Mensch? Oder, wenn die Frage mit einem religiösen Unterton gestellt wird: Wie viel Paradies auf Erden ist erträglich?

Jahrhundertelang bedeutete Hunger den Tod, heute bedeutet Essen ohne Grenzen den vorzeitigen Tod – zumindest in unserer „Ersten Welt", die zunehmend verfettet, während in der „Dritten Welt" nach wie vor Millionen Menschen am Hunger sterben.

Unsere Vorfahren haben gelernt, in Zeiten eines hohen Nahrungsmittelangebotes davon ausgiebigen Gebrauch zu machen und Fettreserven anzulegen. Nur so konnten sie auch in einer folgenden Hungerperiode überleben. Es scheint, dass dieser evolutionsbedingte Reflex sich in Zeiten eines regelmäßigen Nahrungsangebotes als Nachteil entpuppt.

Der Mangel an Hunger scheint also ein gravierendes Problem der zivilisierten Welt zu werden – und zwar nicht nur durch die von ihm verursachten unübersehbaren Probleme wie Übergewicht, erhöhter Blutdruck, Herz- und Kreislaufprobleme etc.

Hunger bedeutet auch ein Schärfen der Sinne. Er aktiviert komplexe hormonell gesteuerte Körperfunktionen, die ein entsprechendes zielgerichtetes Handeln zur Folge haben. Also Aktivität, oder, medizinisch erklärt, das Überwiegen des sympathischen Nervensystems. Das bewirkt Wachheit, erhöhten Blutdruck, eine Steigerung der Herzfrequenz und die hormonelle Vorbereitung auf körperliche Aktivität. Außerdem lässt ausgiebiges Fasten ein durch Endorphine ausgelöstes Glücksgefühl im Körper entstehen.

Sättigung hingegen lässt im Körper Ruhe einkehren. Das parasympathische Nervensystem wird aktiviert. Müdigkeit, ein verlangsamter Herzschlag und die Aktivierung von Verdauungsprozessen sind die Folge.

Daraus lässt sich die Frage ableiten: Was sind die Folgen eines völligen Mangels von Hungergefühlen? Wie wirkt sich ständige Übersättigung körperlich und psychisch aus? Einige Studien lassen z.B. einen Zusammenhang von Ernährung und Depressionen vermuten: Tatsache ist, dass Übergewicht das Auftreten von Depressionen begünstigt. Umgekehrt kann man beobachten, dass depressive Menschen im Verlauf ihrer Krankheit überdurchschnittlich häufig übergewichtig werden.

Die gleichen Fragen lassen sich auch in Bezug auf geistige Übersättigung stellen. Denn so wie körperliche Sättigung den Körper träge macht, drängt auch ständige geistige Reizüberflutung das eigene Denken und aktive Handeln in den Hintergrund. Der visuell-gedanklich übersättigte Mensch wird träge – und isst, um wenigstens daraus einen Lustgewinn zu lukrieren. Das folgende Übergewicht schließt den Teufelskreislauf. Der Chips essende, übergewichtige Mensch vor dem abendlichen Fernsehapparat ist Spiegelbild einer grenzenlosen und undisziplinierten Gesellschaft geworden.

Die medizinischen Kosten dieser Entwicklung sind enorm. Die Pharmaindustrie bietet unzählige Präparate an, die das Abnehmen unterstützen, das Hungergefühl dämpfen, die Fettaufnahme reduzieren sollen. Die Chirurgen versuchen das Problem durch magenverkleinernde bzw. magenumgehende Operationen zu lösen – ungeachtet der enormen Kosten und Folgekosten, und der nicht unbeträchtlichen Gefährlichkeit dieser Operationen für den Patienten. Die Gesundheitsindustrie verdient Unsummen an verzweifelten Menschen, die von einer schlanken, durchtrainierten neuen Oberschicht der Gesellschaft wegen ihres Übergewichts zum Teil diskriminiert und dadurch zu Außenseitern gestempelt werden. Angeboten werden neben den operativen Eingriffen verschiedene Arten von Diäten und Abnehmprogramme, die vor allem einem Zweck dienen: die Kassen der jeweiligen Erfinder und Verkäufer zu füllen. Dabei zeigt die Tatsache, dass sich bis heute keine bestimmte Diät als überlegen durchgesetzt hat, dass die beste Diät nichts hilft, wenn nicht der Wille und die mit ihm verbundene Kraft zur Gewichtsreduktion vom einzelnen Patienten ausgeht. Natürlich werden für unterschiedliche Charaktere unterschiedliche Methoden mehr oder weniger geeignet sein, prinzipiell aber ist der Weg zur Gewichtsabnahme ganz einfach: Das Verhältnis von Kalorienzufuhr zu Kalorienverbrauch muss verbessert werden, an dieser Erkenntnis führt kein Weg vorbei.

Ein Staat, der in so viele intime Bereiche seiner Bürger eingreift, könnte zumindest überlegen, ob die allabendliche Fernsehwerbung für gesunde Schokolade und billiges Fastfood nicht indirekt auch Anteil an den explodierenden Kosten des Gesundheitssystems hat. Immerhin haben sich seine Politiker dazu durchringen können, das Rauchen aus der Werbung zu verbannen.

Aber nicht nur die reinen Gesundheitskosten durch falsche Ernährung sind enorm, noch viel größer ist die gesamtgesellschaftliche Belastung, die durch die immer höhere Zahl übergewichtiger Menschen verursacht wird:

In den USA z.B. waren 2010 drei von vier Jugendlichen dermaßen übergewichtig, dass sie für den Militärdienst abgelehnt werden. US-Politiker sprechen bereits von einem militärischen Verteidigungsnotstand. Jedes dritte Kind in den Vereinigten Staaten leidet an einem massiven Gewichtsproblem. Erste Studien stellen bereits fest, dass die durchschnittliche Lebenserwartung von US-amerikanischen Bürgern wieder im Sinken begriffen ist. Hauptursache dafür: Übergewicht und damit verbunden Herz- und Kreislauferkrankungen. Dabei unterhalten die USA das teuerste Gesundheitssystem der Welt.

Übergewicht als Symptom grenzenlosen Wachstums? Ist der ungezügelte Kapitalismus des einzelnen Körpers zugleich Schuld an seinem Untergang? Sind Krankheit und vorzeitiger Tod etwa die von Wirtschaftswissenschaftlern in anderem Zusammenhang vorhergesagten „Grenzen des Wachstums“? Auf Dauer wird eine körperlich und geistig verfettete Gesellschaft auch in wirtschaftlicher Hinsicht nur schwer bestehen können.

Jede Gesellschaft bringt, abhängig von ihren Lebensumständen, ihre eigenen Idealbilder hervor. Das weibliche Schönheitsideal des 16. und 17. Jahrhunderts, in einer Zeit, als der Großteil der Menschen Hunger litt und nur mit Mühe genug zu essen auftreiben konnte, bestand in üppigen, rundlichen Formen – ein Schönheitsideal, das z.B. der Maler Peter Paul Rubens durch Porträts fettgepolsterter nackter Frauen bediente. Umgekehrt wurden Hexen, das weibliche Feindbild der Gesellschaft, abgemagert, dürr und ausgezehrt dargestellt.

Das Schönheitsideal der Gegenwart sind dagegen schlanke, teils krankhaft abgemagerte Models, deren Körper offenbar das Wunschbild einer Gesellschaft darstellen, die mehr als nur gut genährt ist. Man könnte polemisch auch sagen: Wir sehen heute aus wie die Menschen auf den Bildern von Rubens und träumen von einem Körpergewicht, das für die meisten von Rubens' Zeitgenossen leidvolle Realität war.

Geduldete Sucht

Alles, was im vorigen Abschnitt über die medizinischen und gesellschaftlichen Probleme gesagt wurde, die durch falsches Essen hervorgerufen werden, lässt sich sinngemäß auch auf das Trinken übertragen: Alkohol ist eine überall verfügbare, vom Staat legalisierte Droge, deren Einnahme von unserer Gesellschaft in gewissen Situationen nicht nur geduldet, sondern erwartet wird. Die unzähligen Gelegenheiten des Anstoßens, Belastbarkeitsriten, das Bier am Bau, Volksfeste und Alkohol, die Drinks der mehr oder weniger feinen Gesellschaft – das sind nur einige Beispiele.

Alkohol entspannt und enthemmt – unter unzähligen anderen Wirkungen –, er lässt die Mühen des Alltags leichter erscheinen. Das Glas Wein am Abend entfaltet die Wirkung einer Beruhigungstablette. In gewisser Weise ist Alkohol damit ein Medikament und wird unbewusst auch oft wie ein Medikament verwendet. Allerdings wird Alkohol ohne Beipacktext verkauft und ausgeschenkt. Der Rest ist bekannt. Es gibt keine Täter, aber viele Opfer: Beginnend bei den physischen und psychischen Schäden des alkoholabhängig gewordenen Patienten selbst, bis hin zu den familiären, sozialen und wirtschaftlichen Folgeschäden, die im Anschluss an den Kontrollverlust beim Trinken entstehen.

Während 1955 noch jeder Österreicher 12,1g Reinalkohol pro Tag zu sich nahm, verdoppelte sich diese Zahl bis 2009 beinahe auf 22,4g (20g reiner Alkohol entsprechen einem „österreichischen Standardglas" von 1/4 Liter Wein oder 1/2 Liter Bier). Niemand fragt warum. Lediglich die Folgen beleben das medizinische Geschäft. Leberzirrhose, Magen-, Speiseröhren- und Leberkrebs, Gehirnveränderungen bis hin zur völligen Verblödung, Potenzprobleme, Herz-Kreislauf-Erkrankungen, ein generell erhöhtes Krebsrisiko – die medizinischen und gesellschaftlichen Folgekosten werden anstandslos von der Gemeinschaft getragen. Ein stillschweigendes Eingeständnis gesellschaftlicher Ohnmacht.

Wie groß diese Ohnmacht ist, zeigt ein Blick auf das medial geschürte Phänomen des „Komatrinkens" bei Jugendlichen: Interessant, dass eine Gesellschaft, die selbst eine zwiespältige Beziehung zum Alkohol pflegt, sich plötzlich Sorgen um den alkoholtrinkenden Nachwuchs macht – prinzipiell lobenswert, andererseits aber auch verlogen. Denn wer nicht nach den Gründen für den übermäßigen Alkoholgenuss sucht, wird keine Abhilfe schaffen können.

Der Alkohol kann nur ein zerstörerisches Werk fortsetzen, das eine Gesellschaft grundgelegt hat. Wenn Kindern Zuwendung in Form von Liebe und Grenzen fehlt, ist mangelndes Selbstvertrauen eine der zu erwartenden Folgen, und wenn Jugendliche einer Welt gegenüberstehen, in der sie keinen Sinn, keine Perspektiven, keine Ideale finden, ist es nicht verwunderlich, dass sie diese Welt auszublenden versuchen. Wissenschaftler sind sich einig, dass mangelnde Abgrenzung – zu oft ohnehin nicht mehr vorhandenen Eltern – ein häufiger Grund für exzessiven Alkoholgebrauch unter Jugendlichen ist: „Komasaufen", um endlich wahrgenommen, ernst genommen zu werden.

Medizin und Politik reagieren, wenn die Medien eine neue Krankheit diagnostiziert haben, häufig nach demselben Muster: Wenn z.B. die Wiener Gebietskrankenkasse feststellt, dass die psychischen Probleme bei Jugendlichen – wie z.B. am vermehrten Alkoholmissbrauch erkennbar – zunehmen, aber nur ein Drittel der Betroffenen in Therapie ist, schließt sich wieder ein gesellschaftlicher Regelkreis. Wieder „krank", wieder „in Therapie", nicht gesund, nicht normal, nicht liebenswert, nicht lebensfähig – das geben wir unseren medizinisch überversorgten Jugendlichen mit auf den Lebensweg. Da sollte sich niemand wundern, dass Alkohol oft als verzweifelt gesuchte Erlösung gesehen und getrunken wird – bei Jugendlichen nicht anders als bei Erwachsenen.

In einem Atemzug mit Alkohol- oder Rauschgiftsucht wird von Experten oft auch die Kaufsucht genannt. In einschlägigen Untersuchungen konnte nachgewiesen werden, dass der dramatische Anstieg der Zahl kaufsüchtiger Menschen in direktem Zusammenhang mit dem immer größer werdenden Angebot von Waren aller Art steht.

Untersuchungen in Ostdeutschland haben ergeben, dass innerhalb von zehn Jahren ab der „Wende" und der damit verbundenen Wiedervereinigung die Zahl der an Kaufsucht leidenden Patienten auf das Niveau der alten Bundesländer angestiegen ist.

Eine Studie der Arbeiterkammer in Österreich zeigt auf, dass jeder Fünfte kaufsuchtgefährdet ist, und bereits jeder Zehnte soll krankhafte Kaufgewohnheiten an den Tag legen. Vier von zehn Betroffenen sind Männer, sechs demnach Frauen. Weihnachten ist, so das Untersuchungsergebnis weiter, die Hochsaison der kaufsüchtigen Patienten. Eine Ursache dieses Kontrollverlustes in den Kaufgewohnheiten sei mangelndes Selbstwertgefühl, die Folgen sind oft hoffnungslose Überschuldung und Kriminalität.

Bei Problemen fragen Sie Ihren Arzt oder Apotheker?

Burnout, Alkoholismus, Kaufsucht – in erster Linie scheinen das gesellschaftliche Probleme unserer von Stress, Reizüberflutung und Konsumzwang geprägten Welt zu sein. Die Medizin ist zwar da und dort mit somatischen und somatisierten Folgeerscheinungen von „psychischen Verletzungen" befasst – etwa mit den körperlichen Schäden, die jahrelanger Alkoholmissbrauch verursacht –, die Probleme bei der Wurzel zu lösen wäre aber keine Aufgabe der Medizin oder der Pharmazie, sondern eine der Gesellschaft und der Politik.

Oder entwickelt die Medizin zunehmend einen „Allheilanspruch"?

Ein Wesenszug moderner Medizin ist die Tendenz, jedes von einer festgelegten Norm abweichende Verhalten der Gesellschaft bzw. ihrer Mitglieder als „neue Krankheit" zu beschreiben und diese dann, folgerichtig, behandeln zu wollen. Alkoholismus, Burnout-

Syndrom, Kaufsucht – all diese gesellschaftlichen Probleme werden von der medizinisch-pharmazeutischen Wissenschaft als Krankheiten beschrieben, für alle bietet die Pharmaindustrie Hilfestellung in Form von Tabletten an. Doch es ist keineswegs bloß der Geschäftssinn der Pharmaunternehmen, der für diese Tendenz verantwortlich ist, sondern auch der Wunsch der Gesellschaft, dass die chemische Industrie ihre Probleme möglichst unauffällig in Tablettenform aus der Welt schaffen möge. Der allgemeine Verlust von Grenzen und Konsequenz verstärkt und begünstigt diese Entwicklung, an deren Ende eine von Krankheit gezeichnete, tablettenabhängige und medizinhörige Gesellschaft stehen wird. Oder schon steht?

In Wirklichkeit bedarf es, um die Diagnose Burnout zu stellen – und dasselbe gilt für alle anderen genannten „neuen Krankheiten" –, keiner medizintechnischen Geräte. Auch wenn eine Laboruntersuchung zum Ausschluss von Blutbildveränderungen oder einer Schilddrüsenunterfunktion wohl irgendwann im Verlauf der Abklärung stattfinden wird, primär ist das Erkennen des Burnout-Syndroms eine kognitive Leistung im Rahmen einer guten, tragfähigen Arzt-Patient-Beziehung.

Und ebenso, wie das Burnout-Syndrom im technisch-medizinischen Sinn nicht diagnostizierbar ist, ist es auch nicht „heilbar" – weil es keine Krankheit im eigentlichen Sinn ist. Die Behandlung all dieser „neuen Krankheiten" läge einzig und allein in der Vermeidung der schädlichen Faktoren.

Dazu sind auch keine Tabletten erforderlich. Denn Tabletten können einen belastenden Arbeitsplatz nicht angenehmer machen. Tabletten können eine schlechte Beziehung nicht besser machen. Tabletten können das

Gefühl eigener Minderwertigkeit nicht ausgleichen. Tabletten können Lebensfreude nicht ersetzen. Tabletten können den Sinn des Lebens nicht begreifbar machen. Tabletten können keine Probleme lösen. Tabletten können nur weiter vertuschen, Probleme verschleiern und verschieben.

Um diese Probleme wirklich zu lösen, wäre eher das Gespräch zwischen Patient und Arzt geeignet. Dazu wäre Verständnis und Engagement eines wohlwollenden Dienstgebers geeignet. Das Definieren bewältigbarer Aufgaben und erreichbarer Ziele. Die Entkoppelung von materiellem Wohlstand und dem dadurch gewonnenen Selbstwertgefühl. Mehr Realität als Virtualität im Alltag könnte hilfreich sein. Freiwilliger Verzicht anstelle von unfreiwilligem Getriebensein. Reelle Sozialkontakte, die Facebook und Internet als alleinige Kommunikationsorte ersetzen oder zumindest ergänzen, eine funktionierende Familie, der wieder mehr Achtung von Seiten der Gesellschaft entgegengebracht wird. Und auch Disziplin im eigentlichen Sinn des Wortes müsste wieder mehr geübt werden: Denn in den Schulen der griechischen Diskuswerfer ging es weit mehr um das Erkennen eigener Grenzen und Fähigkeiten als um körperliche Fitness. Und zusammen mit positiver Selbsterfahrung und neu resultierendem Selbstvertrauen könnten viele ausgebrannte Menschen wieder Freude an ihrem eigenen Leben finden.

Beziehungs- und Krankheitsstrukturen

Krankheit ist für das Wesen Mensch eine Möglichkeit, Unaussprechliches auszusprechen, und kann ungeahnte, nicht erkannte Prozesse auslösen und sichtbar machen. Die Bereitschaft einer rein wissenschaftlich orientierten Ärzteschaft, diesen Anteil an einer Erkrankung, der mit Labormethoden nicht erfassbar ist, zu erkennen, ist unendlich gering. In einer Zeit, in der für das gesprochene Wort immer weniger Zeit bleibt, kommt Krankheit als Kommunikationsmittel eine immer größere Bedeutung zu.

Ein zwölfjähriges Mädchen beginnt im Winter, knapp vor der Weihnachtszeit, zu husten. Zunächst denken die Eltern an eine harmlose Grippe und geben dem Kind einen in der Apotheke frei erhältlichen Hustensaft. Doch auch nach einer Woche ist keine Besserung eingetreten. Die Eltern besprechen sich kurz und beschließen, ihre Tochter eine Zeitlang von der Schule zu Hause zu lassen.

Da beide Elternteile berufstätig sind, bleibt das Mädchen am Vormittag alleine zu Hause. Am Nachmittag kommt regelmäßig die Großmutter und passt auf die junge Patientin auf. Nach einer weiteren Woche meint die Großmutter am Abend: „Ihr könnt die Kleine sicher wieder in die Schule geben, sie hat heute Nachmittag fast nicht mehr gehustet." Aber schon am nächsten Nachmittag, als die Mutter aus dem Büro nach Hause kommt, hustet das Mädchen wieder.

Also beschließen die Eltern, die Weihnachtsferien abzuwarten. Doch nach der ersten durchgehusteten Ferienwoche platzt dem Vater der Kragen: „Morgen gehe ich mit der Kleinen zum Arzt." Die Patientin wird gründlich untersucht, und obwohl sie auch beim Arzt nicht zu husten aufhört, kann der keine Ursache für den Husten finden. Er schickt Vater und Tochter weiter zum Lungenröntgen und zu einer Blutabnahme. Beide Untersuchungen ergeben keine neuen Gesichtspunkte. Die Lunge ist frei und unauffällig, die Blutwerte vorbildlich.

Ein stark hustenreizdämpfendes Medikament wird verschrieben und besorgt. Die Mutter spricht sich zunächst gegen die Gabe der Tropfen aus, sie sagt: „Ich will die kleine Maus doch nicht vergiften." Nach einer kurzen Auseinandersetzung beschließen die Eltern aber doch, einen Behandlungsversuch mit den codeinhältigen Tropfen zu starten. In der ersten Nacht hustet das schlafende Mädchen so gut wie überhaupt nicht mehr. Die Eltern freuen sich. „Jetzt wirst du gesund werden, und nach den Weihnachtsferien kannst du endlich wieder in die Schule gehen."

Am Ende der Weihnachtsferien beginnt die Patientin wieder zu husten. Trocken, laut, Mark und Bein durchdringend. Nächtelang. Auch die Tropfen helfen nicht mehr. Die Meinungen der Eltern über die weitere Vorgangsweise sind verschieden. Zum ersten Mal gibt es gegenseitige Schuldzuweisungen. Während der Vater auf einen Spitalsbesuch drängt, möchte die Mutter lieber einen Kinesiologen aufsuchen. Nach endlosen Diskussionen geschieht letztlich beides, doch beides bleibt erfolglos.

Die Wochen vergehen, der Husten bleibt. An einen Schulbesuch ist nicht zu denken. Die Lehrer sagen: „Schauen Sie zuerst einmal, dass Ihre Tochter wieder gesund wird, dann soll sie wieder kommen. Vorläufig ist durch ihren Husten an ein normales Unterrichten in der Klasse nicht zu denken." Nach einem weiteren Monat Husten ist klar, dass die Patientin das Schuljahr wiederholen wird müssen. In dieser Phase drängt der Vater vehement auf psychologische Hilfe, welche die Mutter ebenso vehement ablehnt: „Wir sind doch nicht psychisch abnorm!"

Die Konflikte zwischen Vater und Mutter werden häufiger. Das Mädchen hustet weiter. Die Fürsorge erkundigt sich nach dem langen Fernbleiben von der Schule. Das Frühjahr naht, eines fügt sich zum anderen und im

Mai beschließen die Eltern, sich vorübergehend zu trennen. Sie beschließen, dass es am besten wäre, wenn die hustende Tochter grundsätzlich bei der Mutter bliebe, sie aber jederzeit den Vater besuchen dürfe. Eine Woche nach der Trennung hören die Hustenanfälle mehr oder weniger schlagartig auf.

In einer Psychotherapie, die die oben beschriebene Patientin als junge Erwachsene in Anspruch nehmen muss, wird herausgearbeitet, dass sie mit ihrem Husten die stets gespannte Atmosphäre zwischen Vater und Mutter thematisiert habe. Ein Bellen, um auf die eigene, zerrissene Situation aufmerksam zu machen. Es gelingt dem Therapeuten, die junge Dame von ihren Schuldgefühlen, die Trennung der Eltern betreffend, zu befreien. Allerdings erst, nachdem ihr klargeworden ist, dass die Beziehung der Eltern schon lange vor ihrer „Hustenzeit" therapiebedürftig gewesen wäre.

Den Mechanismus, „was kränkt, macht krank", hat es schon immer gegeben. Insofern ist unsere Gesellschaft nicht schlechter oder besser als andere. Aber die Parameter haben sich geändert: Heute machen Reichtum und Sättigung nicht nur anfällig für erhöhten Blutzuckerspiegel und Bluthochdruck, sondern auch für psychische Erkrankungen. Neu sind auch die erschreckenden Fallzahlen bei Kindern – hier wäre es korrekter, von Symptomträgern als von Kranken zu sprechen, denn krank sind oft die dem kindlichen Einfluss entzogenen Strukturen.

In einer gesundheitssensibilisierten Gesellschaft fallen Probleme, die aus pathologischen Beziehungsstrukturen resultieren, auf besonders fruchtbaren Boden. Die Untersuchung selbst, das sofortige und ständige Wahr-Nehmen und Behandeln von Normabweichungen verändert Sinn und Zweck des Symptoms. Verändert seinen Wert, zerstört oft seine Intention. Die ständige Präsenz von Psychologen mag zwar in manchen Fällen Schlimmeres verhindern, sie verhindert aber auch ein natürliches Spiel der beziehungs- und gesundheitsrelevanten Kräfte. Ein „Sich Zusammenraufen“ findet allzu oft nicht mehr statt. Zwischenmenschliche Verschiedenheiten und Realitätsauffassungen können sich unter dem Druck der Zeit nicht mehr einspielen. Es gibt immer weniger „Spiel“, „Spielraum“. Die Spaltmaße werden auch im menschlichen Bereich immer enger, das funktionelle Zusammenspiel der einzelnen Mitglieder der Gesellschaft immer perfekter. Spannungen müssen sofort einer Lösung zugeführt werden. Angespannte Situationen dürfen sich nicht mehr in einem „Erdbeben“ entladen. Nicht die geringste Unterschiedlichkeit darf bestehen bleiben. Alles soll reibungslos klappen. Kleinkinder werden zu tausenden frühmorgens aus dem Schlaf gerissen, damit sie von ihren Eltern rechtzeitig vor Arbeitsbeginn im Hort abgegeben werden können. Jeder, auch die Kleinsten, muss seinen Beitrag für eine perfekte Welt leisten.

Ein konsequentes Ignorieren des Hustens im obigen Beispiel hätte dem Fallbeispiel eine komplett andere Wendung gegeben. Ob besser oder schlechter, sei dabei dahingestellt.

Krankheit und Norm sind nicht immer eindeutig voneinander abzugrenzen. Aber unsere Zeit neigt dazu, Abweichungen von einem imaginären Idealleben sehr schnell als krank zu bezeichnen. Normierung und Qualitätssicherung machen auch vor dem zwischenmenschlichen Bereich nicht halt. Aber ein Ende der Verschiedenheiten bedeutet auch das Ende von Besonderheiten.

Erschlagen von der Bilderflut

Als ab den 1920er-Jahren das Radio seinen Siegeszug antrat, verzeichnete man an den psychiatrischen Kliniken einen deutlichen Zuwachs an „Verrückten". Zunehmend wurden Patienten eingeliefert, die im Schlaf bedrohliche Stimmen hörten oder von anderen Halluzinationen heimgesucht wurden. Als Erklärung für das Phänomen wurde von den Nervenärzten angeführt, dass es für viele Menschen unmöglich sei zu begreifen, wie eine menschliche Stimme aus einem hölzernen Kästchen kommen könne. Sogar von okkulter Gedankenübertragung und Spiritismus war die Rede. Und als 1938 in den USA das von Orson Welles bearbeitete Hörspiel „Krieg der Welten" im Radio ausgestrahlt wurde, kam es zum Teil zu panikartigen Reaktionen. Die als Reportage gestaltete Sendung berichtete von der fiktiven Landung Außerirdischer auf der Erde.

Auch wenn einige der Beschreibungen aus heutiger Sicht übertrieben erscheinen mögen, steht doch fest, dass das neue Medium Radio eine ungeheure Auswirkung auf Empfinden, Denken und Verhalten der Menschen hatte. Gewohnte Erklärungsmuster reichten offensichtlich zum Begreifen des neuen Kommunikationsmediums nicht mehr aus. Der überforderte menschliche Geist wehrte sich, zumindest in einigen Fällen, auf seine Art. Nämlich mit einer Krankheit. Die Psychose als Entgleisung der Psyche entspricht im Bereich der Geisteskrankheiten durchaus der Knochenfraktur als Resultat einer mechanischen Überbeanspruchung eines Knochens.

Heute würde niemand mehr die Sinnhaftigkeit und Alltäglichkeit des Radios in Frage stellen. Das Medium Radio ist aus unserem Alltag nicht mehr wegzudenken. Es rettet sicherlich weit mehr Menschenleben, als es gefährdet – man denke nur an den unzweifelhaften Nutzen einer Geisterfahrermeldung. Außerdem haben wir uns mittlerweile daran gewöhnt, die Gebrauchsgegenstände unseres Alltags nicht mehr „be-greifen“ zu können. Doch vor 80 Jahren gehörten Krankheit und Überforderung zu den ersten Reaktionen auf das neue Medium.

Im Gegensatz zum Radio bietet das Fernsehen neben der Tonspur auch noch ein bewegtes Bild. Die psychische Konfrontation des Betrachters mit abstrakten Inhalten wird so noch intensiver, das Gehirn wird beim Fernsehen noch weit mehr als beim „Fernhören“ zum geistigen Aufnahmeorgan ohne Mitgestaltungsmöglichkeit degradiert. Nicht umsonst legte der amerikanische Erfinder Thomas Alva Edison, der maßgeblich an der Entwicklung des Kinos beteiligt war, die Höchstdauer für Filme in den 1890er-Jahren mit wenigen Minuten fest, da er der Ansicht war, das menschliche Gehirn wäre nicht imstande, mehr Eindrücke zu verarbeiten.

Besonders stark fällt das auf, wenn man die mediale Berichterstattung z.B. über ein Flugzeugunglück damals und heute miteinander vergleicht:

Vor 80 Jahren berichteten vor allem die Zeitungen über ein solches Unglück. Der Schlagzeile folgte ein Text. Anfangs meist ohne Illustration, später dann mit grobkörnigen Schwarz-Weiß-Fotografien. Die geistige Aufnahme des Dargebotenen war aber immer noch freiwillig. Der Leser entschied nach der Schlagzeile selbst, ob und wann er den Artikel lesen würde oder nicht. Und der Leser konnte selbst beeinflussen, welches Bild des Gelesenen er sich im Kopf ausmalte. Die Impressionen, die im Gehirn des Informierten zurückblieben, waren vor allem durch seine eigene Imagination geprägt. Und diese Vorstellungskraft ist individuell verschieden. Das bedeutet, dass zwei verschiedene Menschen vor 80 Jahren aus ein- und denselben paar Informationszeilen einer Zeitung über einen Flugzeugabsturz zwei unterschiedliche Bilder in ihrem Kopf angefertigt haben werden. Diese verschieden ausgeformten Wahrnehmungen werden dem jeweiligen Charakter, der jeweiligen Leidensfähigkeit, der Fähigkeit mitzufühlen, der Phantasie, dem jeweiligen Kulturkreis und vielen anderen individuellen Parametern angepasst gewesen sein. Im Normalfall werden sie individuell erträglich geblieben und in die eigene Wirklichkeit integrierbar gewesen sein. Denn im Regelfall können selbst ausgedachte Bilder psychisch ohne weiteren Schaden verarbeitet werden.

2012 bietet sich ein anderes Bild: Die hochaufgelösten Farbbilder eines rauchenden Flugzeugwracks, blutüberströmte, schreiende Überlebende oder in Plastik verpackte Tote werden live ins Wohnzimmer gesendet. Dazu gibt es einen gesprochenen Kommentar, der keinen Freiraum für eigene Vorstellungen lässt. Jedes verborgene Detail wird geschildert und erklärt. Eingeblendete virtuelle Nachstellungen des Absturzes oder Live-Mitschnitte der Tragödie verfestigen die bildliche Information. Mit Ausnahme des Tast- und des Geruchssinnes wird das gesamte menschliche Sensorium direkt angesprochen. Das Bild wird nicht mehr vom Kopf gestaltet, sondern dem Kopf aufgezwungen. Der menschliche Geist wird aus der Gestalterrolle gedrängt. Aus freiwillig wird zwangweise. Das bedeutet, dass dem Vorstellungsvermögen des fernsehenden Menschen viel weniger Spielraum, viel weniger eigenes Ermessen gegeben wird, das Bild im Kopf individuell auszuformen. Denn in der modernen Berichterstattung wird keine Rücksicht auf die Unterschiedlichkeit der Menschen genommen, die sie konsumieren. Die menschliche Gier nach Neuem wird ausgenützt, missbraucht und mit fertigen Bildern bedient.

Für Kinder bedeutet diese Entwicklung eine besondere Belastung. Bei gleichem Informationsgehalt ist eine im Wohnzimmer liegende Zeitung, die über besagten Flugzeugabsturz berichtet, für die kindliche Psyche wesentlich harmloser als ein eingeschalteter Fernsehapparat. Der Zeitungsartikel muss zuerst einmal selbst gelesen, sein Sinn aktiv erarbeitet werden – liest ein Kind (was wohl die Regel ist) keine Zeitung, wird es damit die Nachricht auch nicht wahrnehmen. Und selbst wenn, findet keine Konfrontation mit dem realitätsnahen belebten Bild statt. Nichts prägt sich in das junge Gehirn, keine „In-formation", letztlich auch keine Deformation. Dem kindlichen Sensorium bleibt Zeit und Raum sich mit angemessenen, kindheitsrelevanten Inhalten zu beschäftigen. Und das ist auch wichtig so, denn dem Aufbau und der Struktur der kindlichen Psyche wird im späteren Leben ein wesentlicher Einfluss auch auf die Gesundheit und den Umgang mit Krankheit zukommen. Kinder müssen sich altersentsprechend eigene Welten erbauen.

Wenn zehn unterschiedliche Kinder ein Märchen vorgelesen bekommen, so malen sie sich in ihren zehn Köpfen die Geschehnisse selbst aus. Und zwar in zehn unterschiedlichen Phantasien. Fernsehen hingegen ist nur passiv wahrnehmbar und monoton formend. Und jeder Altersgruppe zugänglich. Die Gesellschaft liefert aus Bequemlichkeit und Gedankenlosigkeit schon ihre Kleinkinder dem Einfluss des virtuellen Wechselbildes aus, ohne sich der Folgen bewusst zu sein. Wissenschaftler sind sich einig, dass die Seele eines Kindes nicht imstande ist, die aufgenommenen oft unbegreiflichen Bilder entsprechend zu verarbeiten und das eigene Ich vom Gesehenen und Gehörten abzugrenzen. Selbst auf einer Autofahrt hat das moderne Kind einen Bildschirm in die Kopfstütze vor sich integriert und kommt nicht mehr in Versuchung, die vorbeigleitende Realität wahrnehmen zu müssen. Die ubiquitäre Fiktion ist zur Realität geworden.

Unbestimmte Ängste, gestörtes Selbstwertgefühl, abnorme Reaktionen auf Stress und unangepasstes Sozialverhalten, aber auch körperliche Beeinträchtigungen wie Haltungsschäden, partielle Muskelschwächen und mangelnde Körperbeherrschung, um nur einige zu nennen, haben ihre Ursache nicht zuletzt in der grenzenlosen Informationsgesellschaft.

Eine Mutter besucht zusammen mit ihrer scheinbar völlig gesunden dreieinhalbjährigen Tochter eine Kinderarztpraxis. Dennoch stellt sie der Ärztin gegenüber fest: „Mein Kind ist krank." Die Angesprochene ermuntert die besorgte Mutter, mehr zu erzählen, denn ein erster ärztlicher Blick bestätigt diesen Eindruck nicht.

„Die Kleine isst nicht mehr richtig, sie schläft schlecht und ist überhaupt so komisch in letzter Zeit", so die besorgte Mutter. Währenddessen sitzt die Tochter wohlernährt, hübsch gekleidet und friedlich auf ihrem Schoß. Es fällt der konsultierten Ärztin schwer, eine Krankheit in Betracht zu ziehen. Auch ohne eine körperliche Untersuchung durchgeführt zu haben, kann sie sich nicht vorstellen, worunter das kleine Mädchen leiden sollte.

Da sagt die Mutter plötzlich: „Mir kommt die Kleine überhaupt so verändert vor, wissen Sie, in der Nacht macht sie wieder ins Bett, und sie will gar nicht mehr zu uns ins Ehebett kommen, das macht mir alles solche Sorgen." Beim Stichwort „Bettnässen" beschließt die Kinderärztin, der Sache doch genauer auf den Grund zu gehen. Gemeinsam mit der Mutter erhebt sie eine Familien- und Sozialanamnese, in der irgendwann, ohne besonderen Anlass, das Wort „Fernsehen" vorkommt.

„Ja, die Kleine sieht schon regelmäßig fern, meistens mit ihrem Bruder gemeinsam."

„Wie alt ist denn der Bruder?", fragt die Ärztin, um sich ein besseres Bild machen zu können.

Es stellt sich heraus, dass der Bruder schon elf Jahre alt ist und Zugang zu den Videokassetten und DVDs der Familie hat. Die Ärztin erkundigt sich nun genauer, ob die Mutter denn einen Überblick habe, was die Kinder gemeinsam ansehen. Die Frau errötet und bekennt stammelnd: „Ich glaube, es könnte sein, mein Mann und ich sind uns aber nicht sicher, aber vielleicht ... könnten die Kinder einmal unbeaufsichtigt, normalerweise sind die versteckt, ich weiß auch nicht, wie sie die gefunden haben ...", und dann fügt sie mit gesenktem Blick hinzu, „einen Pornofilm geschaut haben."

Plötzlich wird der Ärztin auch klar, warum das Kind nicht mehr zu Vater und Mutter ins Bett möchte. Es entsteht ein betretenes Schweigen. Dann fragt die verunsicherte Mutter: „Kann das unserer Tochter geschadet haben?"

„Ja, es kann und wird geschadet haben", ist die deutliche Antwort der entsetzten Ärztin, die sich bemüht, ihre Erregung und ihre Abscheu verborgen zu halten.

Eine monatelange Familientherapie ist die Folge des anschließenden Gesprächs. Dennoch: Wie tief und mit welchen Folgen für das spätere Leben das Kind verletzt worden ist, wird sich niemals genau sagen lassen.

Über die Zahl von Klein- und Kleinstkindern, die mit Fernsehsendungen konfrontiert werden, die Gewalt oder Pornografie darstellen, kann nur spekuliert werden. Man muss sich in diesem Zusammenhang fragen, ob das so oft zitierte Wort „Sorgerecht" von Elternteilen für ihre Kinder nicht eher dem Begriff „Sorgepflicht" weichen sollte.

Wenn Ärzte und Psychologen Eltern fragen, warum denn die Kinder so viel Fernsehen konsumieren dürfen, bekommen sie häufig folgende Antwort: „Es gefällt den Kindern, und sie sind dann ruhig."

Ein generelles Problem der Gesellschaft: Die Ruhe. Eine ruhe- und rastlose Elternschaft versucht sich selbst und den Kindern Ruhe zu verschaffen. Fernsehen zur Beruhigung. Fernsehen als Ersatz für das verlorengegangene Gespräch, als Ersatz für Zuwendung, die wegen der eigenen Überforderung nicht mehr gegeben werden kann. Fernsehen als der kollektive Rückzug von einer schwer erträglichen Wirklichkeit. Ein Drehen im Kreis, eine Spirale der Hilflosigkeit. Eine Flucht in die virtuelle Welt, und zugleich das Zurückbleiben gähnender Leere in der reellen Welt. Und die hohe Kunst des Mediums: Das ständige Wecken von Bedürfnissen und deren gleichzeitige virtuelle Befriedigung.

Aber niemals kann das Fernsehen die direkte Auseinandersetzung mit den Eltern ersetzen. Niemals kann Fernsehen die Interaktionen von Menschen untereinander beschreiben oder ersetzen. Fernsehen kann weder Geruch noch Stimmung vermitteln, der Tastsinn wird davon immer unberührt bleiben. Fernsehen kann nicht befriedigen. Fernsehen kann das Denkvermögen von Kindern nur in geringem Umfang fördern. Keine noch so gut gestaltete Kindersendung kann der Bedeutung von Zuwendung, Spiel, Liebe oder Hautkontakt auch nur ansatzweise nahekommen. Die moderne Gesellschaft „spielt sich“ im eigentlichsten Sinn des Wortes nicht mehr mit ihrem Nachwuchs.

Zeitlich nicht oder nur wenig eingeschränktes Fernsehen wird zumindest im Kindesalter zu emotionaler Abflachung, zu Vereinsamung und zu Realitätsverlust führen. Denn im Gegensatz zum Erwachsenen glauben Kinder weit eher, was sie sehen. Seriösen Berechnungen zufolge werden alleine in Österreich bis zum Jahr 2030 jährlich medizinische Zusatzkosten von 1,6 Milliarden Euro entstehen, die auf den physischen und psychischen Zustand der Kinder unserer Zeit zurückzuführen sind. Ein Teil dieser Kosten wird aus den psychosomatischen Folgen von Realitätsverlust in der Wahrnehmung und der damit verbundenen Orientierungslosigkeit resultieren.

Aber wo bleiben dann, analog zur Zigarettenschachtel, die Warnhinweise? Wo bleibt der Beipacktext beim Kauf eines Fernsehapparates? Der Hinweis auf die Gefahren des Fernsehens bei der Gebührenabrechnung? Etwa: „Fernsehen schadet der Gesundheit Ihrer Kinder!“ „Fernsehen schadet der geistigen Entwicklung Ihrer Nachkommen!“

Und nicht zuletzt müssen an dieser Stelle auch die Auswirkungen der Werbeblöcke auf die Ernährungsgewohnheiten Erwähnung finden. Es ist hinlänglich bekannt, dass Kinder zu den begeisterten Konsumenten von Werbeblöcken gehören. Das Betrachten der Werbung vor und nach dem Kinderprogramm ist wesentlicher Bestandteil des Kinderfernsehens. Kalziumhältige Schokolade, gesunde Lutschbonbons, der berühmte Burger, das beliebte Coca Cola, Eistee, eine Portion Milch in leckerer Schokoladenhülle zwischendurch und was sonst noch alles wird da in einer Bandbreite angeboten und mit Bildern von Glück und Schönheit verknüpft, wie es auch die beste Erziehung später, nach dem Fernsehen, dem Nachwuchs nicht mehr ausreden kann. Denn „wissen“ kommt vom lateinischen Wort „videre“, das „sehen“ bedeutet. Und gesehen haben die Kinder weit mehr, als sie verstehen können.

Doch dann, nach dem „in die Ferne sehen“, kommt irgendwann die Rückkehr in ein Hier und Jetzt. In zweierlei Hinsicht: Entweder nach dem Abschalten der Fernsehgeräte oder mit dem Eintritt in ein reelles Leben. Schule, Berufsausbildung, Beruf und finanzielle Realität entsprechen meistens ganz und gar nicht den im Kopf eingeprägten Bildern. Die Erkenntnis, dass die Spaß- und Wohlstandsgesellschaft nicht immer einen selbst betrifft, hinterlässt Spuren. Die Orientierung in der reellen Welt gelingt nicht immer so einfach wie gehofft, geglaubt, vermutet. Der äußeren Leere folgt die innere. Von der Wirklichkeit niedergeschlagen fällt es oft schwer, sich wieder aufzurichten. Ziele rücken in weite Ferne. Die eigenen Möglichkeiten werden als unzureichend erkannt. Die vorgegebenen, vorgeführten Muster erweisen sich als Utopien. Als Beispiel könnte in diesem Zusammenhang erwähnt werden, wie häufig im Film gezeigte Wohnungen nicht im geringsten mit den zu erwartenden finanziellen Möglichkeiten der Figuren übereinstimmen. Teure Sportwagen fahrende Polizisten kommen im reellen Leben ebenso selten vor wie auch all die makellosen Darsteller in den diversen Serien keine Entsprechungen in der Wirklichkeit haben.

So gilt auch für das In-die-Ferne-Sehen der Satz des Arztes Paracelsus aus dem 15. Jahrhundert: „Alle Dinge sind Gift, und nichts ist ohne Gift. Allein die Dosis macht, dass ein Ding kein Gift ist.“ Oder einfacher gesagt: Die Dosis macht das Gift.

Normierte Kinder

So wie die moderne Arbeits- und Lebenswelt neue Krankheitsmuster mit sich bringt – z.B. das Burnout-Syndrom –, so bringen auch moderne Beziehungsstrukturen neue Krankheitsmuster hervor bzw. begünstigen sie. Das ADHS (Aufmerksamkeits-Defizit-Hyperaktivitäts-Syndrom) stellt ein solches Beispiel dar.

Bereits im 19. Jahrhundert beschrieb der Nervenarzt Heinrich Hoffmann in seinem Kinderbuch „Der Struwwelpeter" neben dem Suppenkasper, dem Hans Guckindieluft und anderen „Krankheitstypen" auch den Zappelphilipp, einen unfolgsamen, hyperaktiven Buben. Nach dieser Kindergeschichte wird das Krankheitsbild ADHS oft auch als „Zappelphilipp-Syndrom" bezeichnet. Damals galten solche Kinder als schlecht bzw. zu wenig streng erzogen, und entsprechend waren auch die Therapiemethoden. Aber auch wenn das Krankheitsbild beschrieben und bekannt war, die Ausbreitung der Funktionsstörung war marginal. Die damalige Gesellschaft hatte kein großes Problem mit Zappelphilipp-Kindern, oder sie machte keines aus dem Krankheitsbild. Hunger und Infektionen waren weit schlimmer als ein ungezogenes Kind.

Das hat sich nunmehr geändert. Mit einem klingenden Namen aus deutschen, griechischen und lateinischen Wörtern versehen (wirklich bekannt ist nur die Abkürzung), feiert das ADHS einen fulminanten Aufstieg als neue Krankheit. Analog dem hohen Lebensalter als Hauptursache für Demenzerkrankungen kann man eine mögliche Ursache für die rasante Entwicklung dieses Krankheitsbildes in modernen Familienstrukturen vermuten.Häufig sind überforderte Multifunktionseltern als Erziehungsberechtigte bzw.

Erziehungsverpflichtete betroffener Kinder anzutreffen. Daraus darf aber nicht der Schluss gezogen werden, dass Konzentrationsstörungen und Überaktivität Symptome sind, die auf vernachlässigte und überforderte Kinder beschränkt bleiben.

Erstmals auffällig wird mangelnde Konzentrationsfähigkeit oder Überaktivität häufig mit dem Eintreten in die Schule – wobei Experten bestätigen, dass in mindestens 20 % der Fälle primär Lernschwierigkeiten vorliegen und die Diagnose ADHS zu Unrecht gestellt wird. Viele Lehrer sind mit „Problemkindern" überfordert. Sie sind selbst Kinder ihrer Zeit und stehen entsprechend unter Beobachtung und permanentem Erfolgsdruck. Psychologen und Ärzte werden angefordert und aufgefordert, Abhilfe zu schaffen. Und das geht nun einmal am besten mittels Diagnosepfad und medikamentöser Therapie. Ein neues gesellschaftliches Problem wird so zu einem neuen medizinischen Problem. Denn, so beteuern Politik, Ärzte und Pharmaindustrie gemeinsam, das ADHS ist eindeutig eine Krankheit. Niemand hat einen Fehler gemacht, niemand hat in seiner Rolle versagt. Eltern und Lehrer werden a priori von jeder Schuld freigesprochen. Mangelnde Zuwendung und Beschäftigung mit dem Kind kommen als Erklärungen nicht in Frage.

Denn Zeit und Zuwendung sind knapp, Erziehung ist verpönt, Grenzen in einer grenzenlosen Gesellschaft überflüssig. Kinder mit ADHS sind einfach krank und müssen daher mit Tabletten behandelt werden, so einfach ist das.

So werden statt Liebe und Zuwendung, Erziehung und Konsequenz Medikamente eingesetzt, um Grenzen aufzuzeigen.

„Bis hierher darfst du abweichen, jede weitere Abweichung von der Norm wird pharmakologisch bestraft.“

Denn auch die in der Behandlung des ADHS eingesetzten Substanzen sind nicht imstande, Liebe und Zuwendung zu ersetzen. Die Normierungen und Standardisierungen unserer Zeit machen auch vor Kindern und Jugendlichen nicht halt. Wer herausragt oder aus dem Rahmen fällt, ist krank. Wer mehr Zuwendung benötigt als vorgesehen, ist krank. Wer in einem Unterrichtsfach nicht so gut ist, wie andere Kinder es im Durchschnitt sind, ist krank. Wer mit seinem Benehmen die Ruhe einer überalterten Gesellschaft stört, ist krank. Zugespitzt könnte formuliert werden: Wer nicht einem imaginären Durchschnitt entspricht, ist krank. Dabei bleiben die Beurteilungskriterien stets hierarchisch strukturiert. Vorgesetzte beurteilen Bedienstete, Lehrer ihre Schüler und Eltern die Kinder. Vielleicht würden in einer Kinderwelt die Eltern behandelt werden. (Kinder sind fast immer gegen die Trennung ihrer Eltern, Kinder würden Scheidungen verbieten!) Warum sollten ADHS-Kinder nicht sich selbst als unauffällig beurteilen und die Therapie ihren Lehrern zukommen lassen? Warum sollten Jugendliche nicht gegen übermäßige Ordnung revoltieren? Das war ja auch einmal Inhalt der Pubertät. Aber Unruhe, Auflehnung und die Suche nach Grenzen sind von der Gesundheitsindustrie als krankhaft erkannt worden und müssen medikamentös behandelt werden. Dabei könnten gerade die überaktiven Kinder und Jugendlichen das Salz in der gesellschaftlichen Suppe sein.

Selbstverständlich gibt es unterschiedliche Schweregrade des Erkrankungsbildes. Und natürlich ist es manchmal ein Segen, dass beruhigende Medikamente für besonders schwere Fälle zur Verfügung stehen. Generell muss man aber feststellen, dass in den meisten Fällen die Diagnose ADHS den betroffenen Kindern nicht wirklich weiterhilft. Ihr Ruf nach Zuwendung, Grenzen und Konsequenz bleibt unerhört. Unerkannt.

In der medikamentösen Therapie des ADHS kommen zwei unterschiedlich wirkende Medikamentengruppen zum Einsatz:

Zum einen Amphetaminabkömmlinge zur Behandlung von Konzentrationsstörungen und sogenannten Aufmerksamkeitsstörungen. Dabei soll der Einsatz dieser anregenden Substanzen die Aktivität des Gehirns positiv beeinflussen und dadurch die Aufmerksamkeit von betroffenen Kindern verbessern.

Bei überaktiven, leicht reizbaren Patienten kommen auch Neuroleptika zum Einsatz. Diese Medikamentengruppe hat eine sedierende, „ruhigstellende" Wirkung. Oft werden auch beide Medikamentengruppen zugleich verwendet.

Wie weit verbreitet ADHS als medikamentös behandeltes Krankheitsbild ist, belegen einige Zahlen aus Österreich: Im Jahr 2006 werden laut Statistik des Hauptverbandes der Sozialversicherungsträger die Kosten für 48.712 Verschreibungen von Medikamenten zur Behandlung des ADHS übernommen. Schon im Jahr 2010 steigt die Anzahl der ärztlichen Verordnungen auf 87.018 Rezepte. Rein rechnerisch ergibt das einen Anstieg der Verordnungen um 89%. Jede zweite Verordnung betrifft Kinder im Alter von unter 14 Jahren.

Nach der Einnahme entsprechend aufputschender und/oder beruhigender Tabletten wird auch ein unangepasstes Kind ruhig und angenehm. Nicht mehr auffällig. Nicht mehr fordernd. Nicht mehr überfordernd. Nicht für Lehrer, nicht für Eltern. Alle können sich wieder dem eigenen, kaum bewältigbaren Leben widmen. So praktisch kann eine gesellschaftlich anerkannte Krankheit sein.

Von den negativen Auswirkungen der medikamentösen Therapie menschlichen Versagens wird dabei nicht geredet: Die bei Konzentrationsstörungen eingesetzten Medikamente wie Methylphenidat stammen aus der Gruppe der Amphetamine und unterliegen damit dem Betäubungsmittelgesetz (in der Drogenszene werden Amphetamine als „Speed" angewendet). Aber auch Medikamente aus der Gruppe der Antidepressiva kommen zum Einsatz. Die Liste der Nebenwirkungen der am häufigsten bei ADHS eingesetzten Medikamente umfasst Kopfschmerzen, Schlafstörungen, Blutdruckanstieg, Herzrhythmusstörungen und Appetitlosigkeit, um nur einige zu nennen. Und das schon für unsere Kinder. Eine mögliche Suchtinduktion von derart behandelten ADHS-Patienten liegt im Bereich des Denkbaren. Doch die Pharmaindustrie schweigt.

Wie viel Medizin kann Kindern zugemutet werden?

Wie viel Beschäftigung mit dem Nachwuchs, wie viel Geschichtenerzählen, wie viel Vorlesen, wie viel Basteln und wie viel Familie kann durch Medikamente ersetzt werden?

Neben der medikamentösen Behandlung herrscht auch Konsens darüber, dass der Verhaltenstherapie von ADHS-Patienten ein bedeutender Stellenwert zukommt. Wenn man solche Therapieeinheiten genauer analysiert, fällt auf, dass viele der dort geübten und erlernten Verhaltensweisen früher im Rahmen der Familie gefördert wurden. So wie heute eine

Gruppe von „Problemkindern“ um einen Tisch versammelt ist und mit dem Therapeuten das konzentrierte Spielen eines Brettspiels erlernt, so sind früher die Mitglieder einer Familie um den Familientisch gesessen und haben miteinander und gegeneinander siegen und verlieren gelernt.

Und wenn das eine oder andere Kind mehr Hilfe bei der Bewältigung der Hausaufgaben benötigt als ein anderes, so ist es deshalb noch lange nicht krank. Oft fehlt einfach nur die physische und psychische Nähe von Mutter oder Vater, die diese Aufgabe übernehmen können oder wollen. Aber allzu oft steht die Verwirklichung der eigenen Persönlichkeit und der eigenen Pläne an erster Stelle, vor der Verantwortung für die eigenen Kinder. Es ist wesentlich einfacher, den Nachwuchs, vor dem Fernsehapparat alleinegelassen, ruhigzustellen und im Notfall medikamentös wieder zu normalisieren, zu normieren.

Über die psychischen und materiellen Folgekosten dieses Umgangs mit Kindern macht sich die Gesellschaft einstweilen noch keine Sorgen. Auch wenn der Staat in Form von Kinderkrippen, Nachmittagsbetreuung und Ganztagsschulen die Notwendigkeit von funktionierenden Familien zunehmend in Frage stellt, wird man irgendwann überlegen müssen, inwieweit Wirkung und Nebenwirkung dieser sozialen Entwicklung für die Gesellschaft verkraftbar sein werden.

Medizin: gebraucht und missbraucht

Wertvolle Krankheiten

Im Zusammenhang mit der Frage, wie viel Medizin der Mensch überleben kann, muss man sich auch fragen: Wer profitiert von einer Krankheit? Nur die Ärzte und Apotheker, nur die Medizin- und Pharmaindustrie? Oder ziehen in manchen Fällen auch die Patienten Profit daraus, krank zu sein? Missbraucht gar die Politik Krankheit, um ihre Ziele zu erreichen?

4:30 Uhr morgens. Ein 51-jähriger Handelsvertreter ruft seinen Hausarzt an, ob es möglich wäre, dass er jetzt in der Ordination vorbeikommen dürfe, weil er seit ca. einer Stunde „so ein eigenartiges Brennen bei der Speiseröhre" empfinde. Sonst gehe es ihm gut, aber er möchte eben nicht bis Ordinationsbeginn zuwarten. Der Hausarzt weiß, dass der Patient Kettenraucher ist, seit Jahren an einer Gastritis leidet und seinen Bluthochdruck nur schlampig behandeln lässt. Notgedrungen bittet er ihn, gleich zu kommen.

15 Minuten später liegt der schon um diese Uhrzeit nach Zigaretten riechende Patient mit nacktem Oberkörper auf der Untersuchungsliege in der Ordination des Arztes. Er wirkt leicht verunsichert, etwas nervös, scheint aber bei guter Gesundheit zu sein. Seine Gattin hält seine linke Hand, der Arzt misst auf der rechten Seite den Blutdruck. 140/85, für die Uhrzeit nicht ungewöhnlich. Nach einem kurzen Gespräch zur Beruhigung des Mannes und einer groben Untersuchung beschließt der Hausarzt, ein EKG anzufertigen.

„Tun Sie, was Sie tun müssen", sagt der jetzt ruhige Patient fast erheitert. Der Arzt hat das Gefühl, dass

jede Angst verflogen ist. Die Ehefrau sitzt inzwischen auf einem Sessel an der Seite ihres Mannes, der wortlos, aber mit neugierigen Blicken den Handgriffen des Arztes folgt. „Bitte atmen Sie ruhig und bewegen Sie sich nicht", sagt der, als er alle zehn Elektroden an Armen und Beinen und quer über die Brust des Patienten angelegt hat.

Jetzt umfängt eine gespannte Ruhe die frühmorgendliche Runde. Der Arzt nimmt noch ein paar Einstellungen vor und drückt dann den Knopf am Gerät, mit dem die Aufzeichnung des Elektrokardiogramms in Gang gesetzt wird. Man hört nur das leise Rattern des Papiervorschubes. Ein paar Sekunden vergehen. Niemand rührt sich. Dann reißt der Arzt mit einer raschen Bewegung den EKG-Streifen von der Seite des Gerätes ab und betrachtet die aufgezeichneten Kurven. Er hat sich etwas vom Patienten abgewandt, sodass der ihn nur von der Seite sehen kann. Sowohl der Patient als auch seine Gattin verfolgen gespannt jede Bewegung, jede Geste des Arztes. Sie versuchen seine Mimik zu lesen. Ein Ergebnis zu erraten.

Nach endlos scheinenden Sekunden dreht sich der Arzt langsam zum Patienten, der immer noch regungslos, mit dem EKG-Gerät verkabelt, auf der Untersuchungsliege auf die Worte des Arztes wartet. Er hat den EKG-Streifen aus der Hand gelegt und setzt sich auf den Rand der Liege. Der Patient rückt ein wenig nach links, um dem Arzt mehr Platz zu machen. Dann sucht der Arzt vorsichtig Augenkontakt herzustellen und beginnt mit gedämpfter, verhaltener Stimme:

„Herr M., ich glaube, ich muss Ihnen sagen, dass Sie einen kleinen Herzinfarkt gehabt haben."

Die Anspannung und Sorge um den Patienten und dessen Reaktion auf diese Mitteilung ist dem Arzt anzumerken. Er ergreift die rechte Hand des Mannes und drückt sie vorsichtig. „Es ist wichtig, dass Sie jetzt ganz ruhig bleiben, damit Ihr Herz so wenig Sauerstoff wie möglich verbraucht."

Herr M. nickt mit dem Kopf.

„Dann werde ich Ihnen eine Nadel setzen und Sie mit den notwendigen Medikamenten versorgen, einverstanden?"

Aber der besorgte Arzt wartet vergeblich auf eine Antwort des Patienten. Denn in Sekundenschnelle hat sich der Vertreter mit Oberkörper und Kopf zur Seite seiner Gattin gedreht. Sein Gesicht strahlt vor Freude und er jubelt in die morgendliche Stille: „Hannerl, das ist die Pension!"

Also kann Krankheit auch dazu dienen, soziale Ziele zu erreichen?

Die Zahl der krankheitsbedingten Frühpensionierungen ist in den letzten Jahren kontinuierlich angestiegen und erreichte z.B. in Österreich Ende 2008 mit über 450.000 Fällen einen neuen Höchststand. In den vergangenen Jahren wurde durchschnittlich etwa jede dritte Frühpension krankheitshalber zuerkannt. Der Prozentsatz liegt bei Frauen deutlich unter jenem bei Männern. Besonders stark von Krankheiten betroffen scheinen die Landwirte zu sein. Bei dieser Berufsgruppe gehen ungefähr drei von vier Anwärtern wegen Invalidität in Frühpension.

Wer glaubt, dass all die ärztlichen Atteste, die den Behörden vorgelegt werden, wirklich eine krankheitsbedingte Frühpensionierung notwendig machen würden, ist entweder maßlos naiv oder denkfaul. Wie wäre es sonst zu erklären, dass zehntausende von krankheitsbedingten Frühpensionisten ab Zustellung des Pensionsbescheids mehr oder weniger gesund werden und trotz der attestierten Krankheiten ihr normales statistisches Lebensalter erreichen? Bei vielen Krankheitsfrühpensionisten erreicht die Zahl der Arztbesuche – und damit verbunden auch die Gesundheitskosten – im Jahr vor der Pensionierung einen Höhepunkt.

Die Gründe sind unterschiedlich, Erkrankungen des Bewegungs- und Stützapparates führen die Statistik an, knapp gefolgt von psychischen Erkrankungen. Das durchschnittliche Pensionsantrittsalter bei den krankheitsbedingten Frühpensionen liegt bei 53 Jahren bei Männern bzw. 51 Jahren bei Frauen – und das bei einer durchschnittlichen Lebenserwartung von ca. 77 bzw. 82 Jahren.

Ohne Polemik muss man feststellen, dass – neben den vielen in jeder Weise zu Recht zuerkannten krankheitsbedingten Frühpensionen – auch eine bedenklich hohe Zahl von Frühpensionierungen ohne angemessenen medizinischen Grund erfolgt.

Der 46-jährige Eisenbahner A.B. besucht seine Hausärztin und erklärt, kaum dass er im Ordinationszimmer Platz genommen hat, unaufgefordert und bestimmt, dass ihm eigentlich nichts fehle, sein Betriebsrat ihm aber mitgeteilt habe, dass er dringend mehr Krankenstandstage brauche. Er möchte nämlich spätestens Ende des nächsten Jahres krankheitshalber in Pension gehen. Und ohne die etwas verblüffte Ärztin zu Wort kommen zu lassen, fährt er fort: „Schreiben Sie einfach Kreuzweh hin, das kann sowieso keiner überprüfen!“

Erst jetzt bemerkt er das zögerliche Gesicht der Ärztin. Herr A.B. ahnt, dass sie seiner Aufforderung nicht so einfach nachkommen wird. Aber er bleibt selbstsicher und forsch. Das Sozialsystem hat ihm mehrere Trümpfe in die Hand gegeben. Und er spielt einen nach dem anderen aus.

„Wenn ich Ihnen jetzt etwas vorspielen würde, würden Sie es ja auch nicht merken.“

Den Einwand der Medizinerin, dass sie ihn ja untersuchen könnte, lässt Herr A.B. nicht gelten. Nach einer kurzen ernsthaften Diskussion über die Möglichkeiten der Ärztin, einen Betrug mit vorgetäuschten Beschwerden zu durchschauen, beendet der Patient das Gespräch mit den Worten: „Frau Doktor, wenn Sie mich nicht in den Krankenstand schreiben wollen, dann sagen Sie es gleich, es ist ja Ihre und meine Zeit. Dann fahr ich halt in die nächste Ortschaft, Ihr Kollege dort ist froh um neue Patienten.“

Die Ärztin hat Herrn A.B. tatsächlich nicht krankgeschrieben und hat durch ihre korrekte Haltung einen Patienten verloren. Leider repräsentiert sie mit so viel Mut und Anstand aber eine Minderheit. Denn durch nichts verdient ein Arzt leichter und ungefährlicher Geld als durch eine erschwindelte Krankschreibung. Kein Risiko, eine Krankheit nicht erkannt zu haben, und keine Gefahr, dass der Patient nicht wieder gesund werden würde. Denn er war nie krank. Eine Win-win-Situation.

Leider. Denn der oben beschriebene Fall spielt sich tagtäglich ab. Aus der Sicht des Steuerzahlers viel zu oft. Auch wenn von Seiten der Politik ein langsames Umdenken einzusetzen scheint. Denn die Kostenexplosion im Gesundheitsbereich und die hohe Anzahl an Frühpensionen machen den einen oder anderen Politiker doch nachdenklich.

Aus medizinischer Sicht stellt sich dabei auch die Frage, ob mit der „Demokratisierung“ des Arzt-Patienten-Verhältnisses nicht auch der Respekt vor der Medizin verschwunden ist – insbesondere der Respekt des Staates vor den Leistungen der Medizin. Denn letztlich müssen all die sinnlosen Laborbefunde, Röntgenaufnahmen, internistischen Durchuntersuchungen und MRT-Bilder von völlig funktionsfähigen Gelenken und Wirbelsäulenabschnitten ja auch bezahlt werden. Warum akzeptiert ein Staat, dass aus organisch gesunden Menschen Kranke gemacht werden?

Viktor Frankl hat auf die Frage, was der Mensch alles brauche, um glücklich sein zu können, geantwortet, der Mensch müsse vor allem zu Liebe und Arbeit fähig sein. In diesem Sinne nimmt die „Frühpensionierungsmedizin" den betroffenen Menschen einen essentiellen Bestandteil eines erfüllten Lebens. Der Staat bleibt dabei ein stiller Zuschauer, der nicht nur ein Auge, sondern beide Augen fest zudrückt.

Herr W. ist Angestellter der Österreichischen Bundesbahnen, privat interessiert er sich für Bienen. Er ist 46 Jahre alt, kerngesund und beschließt – weil er glaubt, dass das sein Recht ist –, in Pension zu gehen. Freunde sagen ihm: „Du bist noch zu jung, damit wirst du nicht durchkommen." Herr W. antwortet: „Wetten wir um eine Kiste Bier, heute in einem Jahr bin ich in Pension."

Ab diesem Zeitpunkt ist Herr W. regelmäßiger Patient in der Ordination seines Hausarztes. Hüft- und vor allem Rückenschmerzen plagen von nun an den Eisenbahner. „Wissen Sie, Herr Doktor, seit 30 Jahren bin ich jetzt bei jedem Wetter da draußen, das können Sie sich nicht vorstellen, das macht selbst den stärksten Mann kaputt. Ja, ich bin richtig kaputt, mein Körper kann einfach nicht mehr."

Ein halbes Jahr Therapien und Diagnosen, neue Röntgenbilder, neue Infusionen, neue Injektionen, Tabletten, Krankenstände, sogar eine Kur, nichts hilft. Im Gegenteil. Mit fortschreitender Behandlungsdauer scheinen sich die Beschwerden zu verschlimmern. Schließlich drängt die Zeit, es geht um nichts Geringeres als eine Kiste Bier.

Dann geschieht etwas Kurioses: „Herr W.", sagt der verzweifelte Hausarzt eines Tages, „ich glaube, es wäre das Beste, Sie suchen um eine Frühpensionierung an, denn jedes Mal, wenn Sie wieder einen Arbeitsversuch machen, sind alle unsere Bemühungen zunichte gemacht."

Da sagt Herr W. ganz lapidar: „Ja, wenn Sie meinen, Herr Doktor, dann geh ich halt in Pension. Müssen Sie mir halt ein Attest schreiben, und schreiben Sie gleich dazu, was alles nichts genützt hat, und dass ich sowieso nicht mehr gesund werde."

Noch ein paar Monate Hin und Her, ein Akt „Herr W.", Personalvertretung, Vertrauensobmann, Pensionsversicherung, eine Ablehnung und ein Einspruch. Herr W. gibt nicht auf, und pünktlich, genau ein Jahr nach Abschluss der Wette, wird der Antrag angenommen. Die Pension und eine Kiste Bier sind gewonnen.

Irgendwann, nach etlichen Jahren, trifft der Hausarzt Herrn W. auf der Straße. „Herr Doktor, Sie wissen ja gar nicht, wie gut es mir geht, seit ich in Pension bin. Ich hab so gut wie keine Schmerzen mehr, und wenn doch einmal, dann nehm ich halt ein Aspro."

27 Jahre später stirbt Herr W., der inzwischen ein passionierter Imker geworden ist, plötzlich und unerwartet an einem Herzinfarkt. In all den Jahren seit seiner Pensionierung hat er insgesamt viermal einen Arzt besucht.

Demokratische Medizin

In einem System, das krankheitsbedingte Frühpensionierungen ohne überzeugende medizinische Gründe zulässt, können mehrere Übeltäter ausgemacht werden. Bedauerlicherweise können da die Ärzte nicht ausgenommen werden. Selbst am Rande der Belastbarkeit und unter zeitlichem und finanziellem Druck gehen sie eben auch den Weg des geringsten Widerstandes. Dem Wollen des Patienten und der staatlichen Behörden kann ein Arzt, dessen Tätigkeit heute immer stärkeren Dienstleistungscharakter bekommt, keinen Widerstand mehr entgegensetzen.

Immer noch beteuern alle für das System Verantwortlichen unermüdlich, wie gut es wäre, dass die „Götter-in-Weiß-Medizin" abgeschafft und an ihre Stelle ein demokratisches Gesundheitsdienstleistungssystem getreten ist. Das Wollen des aufgeklärten Patienten hat vorübergehend das Können (oder auch Nichtkönnen) des autoritären Arztes abgelöst. Die Demokratie ist endlich auch in der Medizin angekommen. Ob diese Veränderung eine bessere medizinische Versorgung hervorbringt, darf in Anbetracht des Ist-Zustandes des Gesundheitssystems in Frage gestellt werden.

Das körperliche Wohl ist ein hohes Gut geworden, und jeder Politiker muss diesem neuen Dogma seinen Respekt zollen. Das bedeutet, dass allen Begehrlichkeiten, die sich auf die Gesundheit beziehen, politisch nachgegeben wird – es müsste zwar gespart werden, Sparen bei den Gesundheitsausgaben ist jedoch ein Tabu. Aber allzu oft hat die Gesundheit gar keinen Benefit von den für sie getätigten Ausgaben – durch keine einzige Röntgenaufnahme werden Rückenschmerzen besser.

In Zeiten der Massenmedien führt das zu deutlichen Verzerrungen. In einer Zeitung findet man zuerst eine halbseitenlange „bezahlte Anzeige" einer politischen Partei, die einem normalen Zeitungskommentar zum Verwechseln ähnlich sieht, und die den freien Zugang der Bürgerinnen und Bürger zu allen heimischen Spitälern verspricht. Auf der nächsten Seite berichtet die Zeitung in einem Kommentar von neuen Sparideen der Regierung, im Zuge derer die hohen Kosten für den Aus- und Umbau der teuren Spitäler kritisiert und die viel zu hohe Bettenzahl aufs Korn genommen werden. Wie soll sich da ein durchschnittlicher Bürger und Steuerzahler noch auskennen?

Dass Menschen dieses System bestmöglich ausnützen wollen, kann man ihnen gar nicht übel nehmen. Eine der gebotenen Möglichkeiten ist die krankheitsbedingte Frühpension. Und auch das Kommunikationszeitalter leistet seinen Beitrag: Wer lange genug im Internet stöbert, kann sich die perfekte Krankheit für seinen Zweck aussuchen. „Kreuzweh" ist da nur ein Anfang.

Noch bedenklicher als die Tatsache, dass das System ausgenutzt wird, sollte aber die Tatsache stimmen, dass dieser Betrug an der Gemeinschaft bei uns als Kavaliersdelikt gilt oder gar als kleine Heldentat, die am Stammtisch noch stolz als Sieg gegen das verhasste, ausbeuterische System gefeiert wird.

Aber kein Politiker bemerkt, dass sich hier die Katze in den Schwanz beißt, oder, wissenschaftlich ausgedrückt, ein Regelkreis schließt: Die moderne Arbeitswelt quetscht die Arbeitskraft bei möglichst niedrigem Gehalt bis an die psychischen und physischen Belastbarkeitsgrenzen und darüber hinaus aus. Gleichzeitig erlaubt das System eine leichte Flucht aus dem System in die Krankheit bzw. in die Frühpension. Ein aufgeblähter Beamtenapparat ist zur Bearbeitung von Forderungen notwendig, die bei „Wohlfühlarbeitsplätzen" erst gar nicht entstehen würden. Um all das zu finanzieren, werden die Dienstgeber und -nehmer mit hohen Sozialabgaben noch weiter unter Druck gesetzt.

Doch neben Patienten und Ärzten sind auch Politik und Wirtschaft Profiteure in diesem offiziellen Betrugssystem. Dank des Instruments „krankheitsbedingte Frühpension“ können sie auf bequeme Weise ältere Mitarbeiter gegen jüngere und billigere austauschen, und der Staat kann eine hohe Zahl an Arbeitslosen in der Pensionsstatistik verstecken. Auch wenn diese Fakten in öffentlichen Diskussionen beharrlich geleugnet werden, sie sind mit freiem Auge leicht und weithin erkennbar.

Niemand wird die Idee der Solidaritätsgemeinschaft, die auch bei Erwerbsunfähigkeit einen angemessenen Lebensstandard ermöglicht, ernstlich in Frage stellen wollen. Aber verantwortungsvolle Politiker müssten dem Missbrauch der Solidargemeinschaft rasch und effizient einen Riegel vorschieben. Denn tennisspielende Arbeitsunfähige und von krankheitshalber frühpensionierten Arbeitern errichtete Einfamilienhäuser sind keine Einzelfälle. Sie sollten auch nicht das Ergebnis zweckentfremdeter Hochleistungsmedizin sein.

Aber eine Hand wäscht die andere, und so sehen sich alle Beteiligten als Gewinner. Gerätehersteller, Beamte, Ärzte und Patienten. Niemandem scheint ein Schaden entstanden zu sein. Und doch wird permanent der Wert und die Würde des Einzelnen untergraben. Von den astronomischen Staatsschulden, an denen das Gesundheitssystem einen beachtlichen Anteil hat, einmal abgesehen.

Eine moderne Form des Aderlasses an den Ressourcen der Gesellschaft, nicht anders kann man diese medizinische Unart bezeichnen. Aber wie viel Medizin dieser Art überlebt die Gemeinschaft der Steuerzahler? Und wie viel solchen Missbrauchs überlebt der Ruf einer seriösen Medizin?

Jede Macht macht ihre Medizin

Wie das medizinische System eines Landes gestaltet ist, steht in engem Zusammenhang zur Politik, dem Wohlstand, aber auch den gesellschaftlichen Traditionen und Erwartungen des jeweiligen Landes. Am deutlichsten lässt sich der Spielraum, der zwischen den verschiedenen „Gesundheitsambitionen" besteht, zeigen, indem man zwei höchst unterschiedliche Staaten exemplarisch vergleicht: Auf der einen Seite die USA, einer der reichsten und höchstentwickelten Staaten der Erde, auf der anderen Seite Kambodscha, das unter der Schreckensherrschaft der Roten Khmer ab den 1970er-Jahren in seiner gesellschaftlichen Entwicklung um Jahrhunderte zurückkatapultiert wurde und bis heute als eines der ärmsten Länder der Welt gilt.

In den USA besteht keine generelle Krankenversicherungspflicht, wie sie in Europa üblich ist. Versichern ist im Land der unbegrenzten Möglichkeiten freiwillig und Privatangelegenheit. In der Realität bedeutet das, dass derzeit 47 Millionen US-amerikanischer Bürger überhaupt nicht krankenversichert sind. Und viele Versicherungen sind auch gar nicht bereit, Arme oder chronisch Kranke aufzunehmen.

Die unterschiedlichen Ansichten über die Ausformung des US-amerikanischen Gesundheitswesens sind einer der grundlegenden Unterschiede zwischen Republikanischer und Demokratischer Partei. Während die Demokraten seit jeher höhere Steuern für die Reichen und dafür ein allen Bürgern der Vereinigten Staaten unbeschränkt zugängliches Gesundheitssystem fordern, wollen die Republikaner die Gesundheitsvorsorge bzw. besser die Vorsorge für den Krankheitsfall lieber dem einzelnen Staatsbürger überlassen, wohl wissend, welche horrenden Kosten für den Staat eine frei zugängliche Spitzenmedizin bedeuten würde. Europäische Verhältnisse werden immer wieder als finanzielles Schreckgespenst an die politische Wand gemalt.

Viele Firmen bieten jedoch ihren Angestellten je nach finanzieller Möglichkeit eine mehr oder weniger weitreichende Gesundheitsvorsorge an. Mit unterschiedlichem Leistungsumfang und unterschiedlichen Selbstbehalten im Krankheitsfall, aber immerhin. General Motors soll z.B. für die Gesundheit seiner Mitarbeiter mehr Geld ausgeben als für den Rohstoff Stahl.

Dieses System bringt aber mit sich, dass Arbeitslosigkeit automatisch auch den Verlust der Krankenversicherung bedeutet. Lediglich für über 65-Jährige und die Ärmsten gibt es die staatlichen Gesundheitsfürsorgen Medicare und Medicaid. Das bedeutet, dass es in den USA schon längst eine Zwei- und Mehrklassenmedizin gibt. Topversorgung für die Reichen, und darunter alle Schattierungen medizinischer Betreuung, je nach Versicherungsstatus des Patienten.

US-amerikanische Ärzte betreiben die apparat- und befundaufwändigste Medizin der Welt. Aus Angst vor Klagen wird jeder Patient ausufernden und oft nicht notwendigen Untersuchungen ausgesetzt, die das Risiko einer ärztlichen Fehlentscheidung minimieren sollen.

Diese Vorsichts- und Pseudosicherheitsmedizin macht die medizinische Versorgung in den Vereinigten Staaten teuer und ineffizient. Denn die Ärzte kümmern sich in erster Linie um ihre eigene Sicherheit und erst in zweiter Linie um das Wohlergehen des Patienten. Die horrenden Summen, die Ärzte für Haftpflicht- und

Rechtsschutzversicherungen ausgeben, lassen auch die Preise für ärztliche Leistungen in astronomische Höhen steigen.

Die US-amerikanische Sängerin K.C., der eine glänzende Karriere als Opernsopranistin vorausgesagt wird, erleidet während eines abendlichen Auftrittes in Washington D.C. eine akute Gehirnblutung. Es ist knapp vor Weihnachten. Trotz heftigster Kopfschmerzen gelingt es ihr noch, ihre Arie zu Ende zu singen. Dann bricht sie auf der Bühne leblos zusammen.

Was folgt, wird ihr Leben von Grund auf verändern.

Die bewusstlose Opernsängerin wird in das George Washington University Hospital gebracht. Nach einer Computertomografie des Kopfes ist die Ursache für die anhaltende Bewusstlosigkeit bald gefunden. Ein Aneurysma einer Arterie im Kopf ist geplatzt und verursacht eine ausgedehnte Blutung, die unbehandelt in wenigen Stunden zum Tod führen würde.

Also wird K.C. operiert. Der Schädel geöffnet, die Blutung gestillt, das Aneurysma geklippt. K.C. verbleibt zur Sicherheit noch einige Tage im künstlichen Tiefschlaf, dann wird sie langsam geweckt. Es folgt ein völlig komplikationsloser weiterer Krankheitsverlauf. Schon drei Wochen nach dem schrecklichen Ereignis kann K.C. zu Beginn des Jahres 2000 den Gesangsunterricht wieder aufnehmen. Allerdings muss sie bald feststellen, dass sie wegen anhaltender Kopfschmerzen, die immer dann auftreten, wenn sie tief Luft holen muss, ihre frühere Stimmgewalt nicht mehr erreichen wird.

Etwa zur gleichen Zeit bekommt K.C. die Rechnung des Krankenhauses zugestellt. Nach etlichen Aufstellungen mit einzelnen Positionen liest die 29-jährige K.C. den Endbetrag: 234.000 Dollar.

Sie fällt ein weiteres Mal in Ohnmacht. Diesmal allerdings ohne das Bewusstsein zu verlieren.

Die geplanten Auftritte in größeren Opernhäusern sind schon längst abgesagt, und selbst an zweitrangigen Häusern scheinen alle Sopranrollen auf Jahre vergeben zu sein. Frau C. nimmt einen Kredit auf, dessen Rückzahlungsraten sich auf 25 Jahre erstrecken. Um die ersten Raten bezahlen zu können, vernachlässigt sie die Ausbildung der eigenen Stimme, in die sie bislang weit mehr als 200.000 Dollar investiert hat, und gibt stattdessen Gesangsstunden. 2001 verlässt sie ihre Wohnung im Stadtzentrum und zieht in einen Vorort. Manchmal gelingt es ihr, kleinere Rollen in Musicals zu ergattern. Aber eine Karriere ist nicht mehr in Sicht.

Schließlich findet K.C. völlig verzweifelt im Alter von 39 Jahren eine Anstellung als Leiterin eines Kirchenchors. Eine kleine Dienstwohnung ist Teil der Entlohnung. Neben der monatlichen Kreditrate, die sie noch weitere 16 Jahre zu leisten haben wird, verbleibt ihr nur das Notwendigste zum Leben. Immerhin kann sie sich seit einiger Zeit eine kleine Krankenversicherung leisten, die sie sich mit Klavierunterricht verdient.

Ohne die teure Operation hätte K.C. aus medizinischer Sicht nicht überlebt.

Rund zwei Drittel aller Privatkonkurse in den USA resultieren aus den finanziellen Folgen einer vorangegangenen medizinischen Behandlung.

Dabei sind die USA weltweit wichtigster Motor für die medizinische Weiterentwicklung. So haben etwa 70% der pharmazeutisch forschenden Firmen der Welt ihren Hauptsitz in den USA. Und zugleich sind die USA das Land mit den höchsten Gesundheitsausgaben der Welt.

Es drängt sich also die Frage auf, warum die medizinische Versorgung in dem Land mit der fortschrittlichsten Medizin und mit den höchsten Gesundheitsausgaben der Welt nicht die beste ist – oder, falls doch, ob sich nicht ab einem bestimmten Punkt medizinischer Segen als Fluch erweisen kann. Denn auch die Bekämpfung des Hungers sollte schließlich bei einem vernünftigen Maß an Sättigung gestoppt werden.

Wie kann es sein, dass höchster Wohlstand mit sinkender Lebenserwartung einhergeht? Welchen Zusammenhang gibt es zwischen der durchschnittlichen Lebenserwartung und dem Anteil, den die Vorsorgemedizin an den Gesamtausgaben für Gesundheit hat? Ist Vorsorgemedizin wirklich die billigste Art, Menschen gesund zu erhalten, oder erzeugt Vorsorgemedizin einfach zu einem früheren Zeitpunkt im Leben des Einzelnen noch mehr Patienten für das nimmersatte Gesundheitssystem?

Am anderen Ende solcher Betrachtungen steht Kambodscha. Während die USA von sich behaupten, eines der leistungsfähigsten Gesundheitssysteme der Welt zu haben, zählt Kambodscha zu den Ländern mit den am schwächsten ausgebauten Gesundheitssystemen. Unter dem Schreckensregime der Roten Khmer unter Pol Pot von 1975 bis 1979 wurden alle Spitäler zerstört und an die 1.000 Ärzte ermordet. Im ganzen Land soll die Zahl überlebender Ärzte lediglich rund 45 betragen haben. Jede medizinische Versorgung kam zum Erliegen, ein Kahlschlag, von dem sich das Land bis heute nicht erholt hat. Der Aufbau eines flächendeckenden Gesundheitssystems steckt mit 16 Ärzten pro 100.000 Einwohnern immer noch in den Kinderschuhen. Ärzte verdienen wenig, Spitäler haben einfache, für Europäer unvorstellbare Standards.

Das wirkt sich natürlich auch auf die Lebenserwartung der Kambodschaner aus, die heute lediglich ca. 58,8 Jahre beträgt – ein für europäische Verhältnisse erschütternd niedriger Wert.

Kambodscha ist ein sehr junges Land mitten im wirtschaftlichen Aufbau. Mehr als die Hälfte der ca. 13 Millionen Einwohner ist jünger als 14 Jahre. Das bedeutet, dass auch die Anforderungen an die medizinische Versorgung gänzlich andere sind als in Ländern mit massiver Überalterung. In erster Linie gilt es, die hohe Säuglingssterblichkeit von über 14 % in ländlichen Gebieten zu bekämpfen. Damit würde die statistische Dauer des einzelnen Lebens deutlich zulegen. Auch kommt der chirurgischen Versorgung von angeborenen Missbildungen eine überproportionale Bedeutung zu.

Dagegen sind Krankheiten wie Burnout-Syndrom, Depression oder die medizinischen Folgen von Fettleibigkeit und der damit einhergehenden Herz-Kreislauf-Erkrankungen in Kambodscha so gut wie unbekannt. Die Forderungen europäischer Qualitätssicherung und der Ruf nach elektronischer Erfassung von Patientendaten sind völlig unbekannt. Aber auch in Kambodscha wird mit zunehmender Prosperität eine komplexere medizinische Versorgung Einzug halten.

Die Trennung von Medizin und Staat ist eine Illusion. Mit der Vorgabe der finanziellen und der gesetzlichen Rahmenbedingungen für die Medizin und für Forschung, Lehre und Fortbildung bleibt der Staat als Vertretungsinstanz der Gesellschaft wesentlicher Gestalter der medizinischen Entwicklung. Dieses Faktum sollte bei allen gesundheitspolitischen Diskussionen in Erinnerung bleiben.

Verschiedene Gesellschaften bedienen sich naturgemäß verschiedener Gesundheitssysteme. Das hängt auch damit zusammen, dass verschiedene Kulturkreise unterschiedliche Wertvorstellungen haben – auch was den Stellenwert und die Bedeutung der Gesundheit anbelangt. Selbst Religionen haben Einfluss auf den Gesundheitsbegriff. Nicht überall auf der Welt wird der Erfolg des Gesundheitssystems in der Anzahl der zu erwartenden Lebensjahre für die Bevölkerung gemessen. Und in Ländern mit geringerem Wohlstand wird naturgemäß weniger Geld für die Gesundheit ausgegeben. Auf den ersten Blick erscheint dieser Zusammenhang einfach und verständlich. Bei näherer Betrachtung stellt sich aber die Frage: Ist eine Gesellschaft als Solidargemeinschaft erst ab einem gewissen materiellen Sättigungsgrad bereit, mehr finanzielle Ressourcen für das Gesundheitssystem zur Verfügung zu stellen? Ist Wohlstand zunächst wichtiger als Gesundheit bzw. ein langes Leben?

Aus der Sicht europäischer Gesundheitssysteme müssen wir uns aber auch die Frage stellen: Ist die durchschnittliche Lebenserwartung wirklich der geeignetste Maßstab für die Effizienz eines Gesundheitssystems? Gibt es neben der in Jahren gemessenen Lebenserwartung auch eine andere?

„Lebenserwartung" kann nicht nur bedeuten: Mit wie vielen Lebensjahren kann ein Mensch, statistisch gesehen, noch rechnen, sondern auch: Was erwartet sich ein Mensch vom Leben? Diese zweite Sichtweise ermöglicht in Bezug auf die medizinische Versorgung neue und interessante Varianten. Denn für viele Lebenserwartungen ist zumindest die kurative, die heilende und wiederherstellende Medizin nur von untergeordneter Bedeutung. Sie vermag lediglich dem ernsthaft erkrankten Menschen Glück und Lebensfreude zurückzugeben, indem sie ihn von seiner Krankheit befreit. Für den Mangel an Lebensfreude und -erfüllung bei einem organisch gesunden Menschen ist diese Form medizinischer Hilfe aber keine Hilfe.

Leere Drohung Zweiklassenmedizin

Macht, Geld und sozialer Einfluss sind drei in der Menschheitsgeschichte unzertrennbar miteinander verwobene Faktoren. Das gilt naturgemäß auch für alle Bereiche der Medizin. Und so gibt es schon seit Menschengedenken eine Zweiklassenmedizin. Denn überall und immer können mit Geld Vorteile erkauft oder erzwungen werden.

Statt vor der Gefahr einer Zweiklassenmedizin – die in Wirklichkeit längst existiert – zu warnen, sollten wir daher besser zwischen einer ethisch vertretbaren und einer ethisch abzulehnenden Zweiklassenmedizin differenzieren.

Es beschwert sich ja auch niemand darüber, dass es in einem Flugzeug zwei Klassen gibt. Aus gutem Grund: Sowohl Reisende der Business Class als auch solche der Economy Class bekommen die gleiche Grund- oder Hauptleistung angeboten, nämlich eine sichere Reise von A nach B in der gleichen Zeit. Lediglich die Umstände der Reise unterscheiden sich: Die Bequemlichkeit der Sitze, der Service, das Essen, die Zeitungen.

Nichts spricht gegen eine Zweiklassenmedizin, die nach diesem Schema praktiziert wird. Wer will, soll seine Operation in einem hotelähnlichen Umfeld bekommen, soll besseres Essen, besseres Fasten, einen schöneren OP-Saal etc. erkaufen können. Aber keinesfalls darf es möglich sein, sich eine bessere medizinische Versorgung zu erkaufen – so etwas sollte alleine schon aus Gründen ärztlicher Ethik erst gar nicht diskutiert werden müssen. Es darf oder dürfte kein besseres oder schlechteres Nahtmaterial geben, keine besseren oder schlechteren künstlichen Gelenke oder was auch immer, für Menschen mit, ebenso, wie für Menschen ohne Geld.

Im Zeitalter der Globalisierung gibt es eine neue, fragwürdige Entwicklung in der medizinischen Versorgung: den sogenannten Medizintourismus. Eine zunächst in Deutschland beobachtete neue Form von Wohlstandsmobilität, die sich aber in den letzten Jahren auch in Österreich mehr und mehr durchsetzt: Wohlhabende, oft im politischen Umbruch plötzlich zu Reichtum gekommene Menschen aus ärmeren, vor allem ehemaligen Oststaaten sowie aus den Schwellenländern verbinden immer öfter Urlaub mit medizinischer Versorgung. Die wie in Reiseprospekten angebotenen Einrichtungen stellen eine Mischung aus Klinik und Luxushotel in touristisch bester Lage dar. So wird den zahlenden Gästen neben exquisiter Küche und Unterbringung auch gleich noch eine Magen- oder Darmspiegelung und jede gewünschte Operation angeboten. Schätzungen von Wirtschaftsfachleuten gehen davon aus, dass der Medizintourismus weltweit bereits über 50 Milliarden Euro jährlich umsetzt. Die Tendenz ist stark steigend, womit diese neuartige Branche der Medizin als Hoffnungsträger einer ganzen Industrie gilt.

So hat der Deutsche Tourismusverband das Jahr 2011 zum „Jahr des Medizintourismus“ ausgerufen. Dementsprechend satt scheinen die erhofften Gewinne zu sein. In einer Aussendung dazu heißt es, dass deutsche Kliniken in Patienten aus dem Ausland eine lukrative Einnahmequelle sehen. Vor allem Patienten aus dem arabischen und aus dem russischen Raum schätzen das deutsche Spitalssystem, das feste Preise für alle Patienten festlegt, unabhängig davon, ob es sich dabei um Aus- oder Inländer handelt.

Doch unter den deutschen Patienten regt sich Unmut. Sie haben Angst, dass die guten Geschäfte mit den Ausländern die Preise für medizinische Leistungen bald in unerschwingliche Höhen treiben werden. Und noch eine vorhersehbare Folge wird sowohl in Deutschland als auch in Österreich beobachtet: Immer mehr Ärzte suchen in der Hoffnung auf bessere Entlohnung eine Anstellung in diesem neuen Hochpreissegment der Medizin.

Natürlich muss es ein frommer Wunsch bleiben, dass es weltweit eine einheitliche ärztliche Ethik geben könnte – allein ein Vergleich der europäischen medizinischen Versorgung mit jener in Zentralafrika zeigt das Bild einer menschenunwürdigen Zweiklassenmedizin. Aber das Ziel sollte dennoch wieder und wieder gefordert und festgelegt werden: Zu jeder Zeit, an jedem Ort der Welt die jeweils beste Medizin für alle Menschen.

Moderne Medizin – entmenschlichte Medizin?

Sterben verboten

69-jährig muss Herr W. G. nach einer Zwölffingerdarmblutung erfahren, dass er an einem fortgeschrittenen Krebs der Bauchspeicheldrüse leidet. Der Oberarzt, der ihm nach der vorerst lebensrettenden Notoperation die schlechte Nachricht überbringen muss, steht am Fußende des Klinikbettes. Er windet sich, zögert, hält sich mit beiden Händen am Metallbügel fest und steigt von einem Bein auf das andere, ehe er unsicher beginnt: „Herr G., ich muss Ihnen heute eine ... Diagnose mitteilen ...", der Satz ist von Pausen durchsetzt, „die ..., nämlich, ..., wir glauben, dass Sie besser zurechtkommen können, wenn wir ... Ihnen sagen ..." Es folgt abermals eine Pause. Diesmal länger.

Der Oberarzt vermeidet den Blickkontakt, den Herr G. sucht, und starrt auf einen imaginären Punkt in weiter Ferne, ehe er abrupt fortfährt: „Es ist Krebs, ... Bauchspeicheldrüsenkrebs." Noch einmal eine Pause. Und, hastig, ein Nachsatz: „Leider ist auch die Leber befallen."

Dann folgt reflexartig der Satz: „Aber wir haben schon mit den Chirurgen geredet." Eine scheinbare Erlösung nach dem zuvor Gesagten. Der Oberarzt wirkt jetzt wesentlich sicherer und gelöster. Eloquent beginnt er das von den Chirurgen vorgeschlagene Verfahren darzustellen.

Aber W. G. ist ein außergewöhnlicher Patient. Gefasst bittet er den Oberarzt, am Bettrand Platz zu nehmen. „Herr Doktor, bitte nehmen Sie sich ein wenig Zeit für mich, denn ich möchte gerne begreifen, was Sie mir zu sagen haben." Und zum Erstaunen des erfahrenen Arztes sagt Herr G.: „Ich spüre, dass Sie sich in Ihrer Haut nicht wohl fühlen, aber glauben Sie mir, ich bin bereit, alles zu hören. Aber ich möchte Sie dabei neben mir haben, geht das?“

Jetzt ist das erste Eis gebrochen, der Oberarzt setzt sich auf die Bettkante, schlägt die Knie übereinander und beginnt Herrn G. zu erklären, dass man ihm in einer mehrstündigen Operation einen Teil des Magens, einen Teil der Leber, einen Teil des Darms und die gesamte Bauchspeicheldrüse entfernen werde. Dabei blickt der Arzt fest in Herrn G.'s Gesicht. Alles klingt irgendwie logisch. Auch wie der Rest des Magens mit dem Rest des Darms verbunden werden soll und wie ein neuer Gallengang in den Darm geleitet werden soll, versucht Herr G. zu verstehen, auch wenn es ihm schwerfällt. Irgendwann fällt auch der Satz: „Krebs muss ja nicht immer ein Todesurteil sein.“

Als Herr G. den Arzt unterbricht und sagt: „Wissen Sie, meine Schwester ist vor einigen Jahren an der gleichen Krankheit verstorben, und unser Vater ist auch an Bauchspeicheldrüsenkrebs gestorben“, hält der Oberarzt inne und blickt mit nachdenklichem Gesichtsausdruck in das ebenso nachdenkliche Gesicht des im Bett liegenden Patienten. Eine Pattsituation zwischen den beiden Männern.

Als ob er bei einer Lüge ertappt worden wäre, fährt der Arzt fort: „Herr G., ob Sie einer Operation zustimmen oder nicht, bleibt selbstverständlich Ihre Entscheidung. Sie können genauso gut eine Chemotherapie probieren. Am besten wäre es, an die Operation eine Chemotherapie anzuschließen.“

Die Worte „probieren“, „Operation“, „Chemotherapie“ und „selbst entscheiden“ machen Herrn G. nachdenklich. Wie schlecht muss es um ihn bestellt sein, wenn er selbst entscheiden darf, ob er operiert werden will oder nicht? Oder sind Operation und Chemotherapie etwa gleichwertige Heilungsverfahren? Übelkeit, Erbrechen und Haarausfall tauchen vor seinem geistigen Auge auf. Und was bedeutet „probieren“? Wissen die Ärzte vielleicht gar nicht, ob sie ihn heilen können oder nicht, wenn sie etwas probieren wollen? Und er erinnert sich an das Sterben seiner Schwester vor einigen Jahren. „Bei diesem Krebs hilft keine Operation“, hatten die Ärzte ihr gesagt.

W. G. spürt eine Art Müdigkeit und Erschöpfung, die sich nach und nach seines ganzen Wesens bemächtigt. Er bittet den immer noch am Bettrand sitzenden Oberarzt, sich die ganze Sache noch überlegen zu dürfen. Der Arzt scheint fast dankbar für den Vorschlag des Patienten zu sein und sagt: „Ja, Herr G., besprechen wir die weitere Vorgangsweise später.“

Wieder alleine, fällt Herr G. völlig erschöpft in einen unruhigen Schlaf. Zum ersten Mal in seinem Leben sieht er den Tod klar vor sich. Zwischen kurzen Träumen, Halbschlaf und wachen Momenten erscheint er ihm ganz klar. Der Tod. Als Ende des Lebens.

An diesem Abend beschließt Herr G., den Tod, wenn notwendig, anzunehmen.

Unter seinen Freunden ist ein Arzt. Diesen bittet er am nächsten Tag zu sich. Er ersucht ihn, offen und schonungslos über den Bauchspeicheldrüsenkrebs, der bei ihm diagnostiziert worden ist, zu sprechen und ihm so bei der Entscheidungsfindung über die weitere Vorgangsweise zu helfen. Zwischen Freundschaft und Arztsein zerrissen, erklärt der Freund Herrn G. vorsichtig und doch klar, dass die Lebenserwartung, vor allem wegen der Lebermetastasen, mit und ohne Operation oder Chemotherapie nur noch sehr gering sei, und dass es keine realistische Hoffnung auf ein längeres Überleben mehr geben würde.

Schritt für Schritt entsteht Klarheit. Die beiden Männer reden und weinen stundenlang miteinander. Und später lachen sie auch. Und am Ende des Tages hat Herr G. ein klares Bild von der Zukunft vor Augen. Er wird sich weder operieren noch chemotherapeutisch behandeln lassen, er wird jede Sonde und jede Infusion ablehnen, er wird lediglich Schmerzmittel annehmen und erbitten.

Und: Er wird sterben.

Den behandelnden Ärzten sagt er am nächsten Morgen bei der Visite: „Ich möchte nur einmal und nicht stückweise sterben, daher lehne ich jeden möglicherweise lebensverlängernden Behandlungsversuch ab. Offensichtlich ist mein Leben an diesem Punkt zu Ende, und ich möchte dieses Ende hier und jetzt annehmen. Meine Frau und Gott werden mir helfen, und Sie möchte ich bitten, mir auf meinem Weg die Schmerzen zu nehmen."

Der Oberarzt ist von den klaren Worten gerührt und sagt mit fast feierlichem Tonfall: „Herr G., ich glaube, Sie haben eine sehr kluge Entscheidung getroffen, und natürlich können Sie jederzeit wieder zu uns kommen, wenn Sie Schmerzen haben oder Komplikationen auftreten."

Dann wird Herr G. aus der Klinik entlassen.

Herr G. lebt noch zwei Monate und 17 Tage.

Herr G. hätte in Anbetracht eines metastasierenden Pankreaskarzinoms die von den Chirurgen vorgeschlagene Therapie genausowenig überlebt wie jede andere Therapieform. Damit ist vor allem die Chemotherapie gemeint, die im mitgegebenen Arztbrief ohnehin als „pseudoadjuvant" (zu Deutsch in etwa als „scheinhilfreich") bezeichnet wird. Spitzfindige Mediziner mögen einwerfen, dass die Lebensdauer um einige Tage oder Wochen verlängert werden hätte können, die Lebensqualität eventuell etwas verbessert. Statistisch bewegen sich solche Mutmaßungen bei Bauchspeicheldrüsenkrebs im fortgeschrittenen Stadium im Bereich von Tagen, höchstens Wochen. Unter Umständen hätte die Behandlung aber auch lebensverkürzend wirken können, denn die angebotene Operation wäre mit einem hohen perioperativen Todesrisiko verbunden gewesen, die Chemotherapie ist immer mit Brechreiz, Übelkeit und anderen Nebenwirkungen verbunden. Diese Fakten werden von den Fachleuten im Übrigen auch gar nicht bestritten. Trotzdem werden solche Behandlungsmethoden, auch bei hoffnungslosen Fällen, reflexartig angeboten und leider auch immer wieder durchgeführt.

Immer häufiger sterben Patienten nicht an der Krankheit, sondern an der Therapie. Hauptsache, man hat etwas gegen die Krankheit getan. Ob es dem Patienten auf seinem Weg hilft oder nicht, bleibt zweitrangig.

Immer öfter wissen selbst die behandelnden Ärzte nicht mehr, ob sie den Krebs, die Metastasen oder die Nebenwirkungen der Chemotherapie behandeln. In fortgeschrittenen Stadien von Krebserkrankungen ist es bei laufender Chemotherapie oft nicht mehr möglich festzustellen, ob eine bestehende Blutarmut durch die Krebsgeschwulst selbst oder als Nebenwirkung der Chemotherapie aufgetreten ist. Aber selbst Sterbende bekommen noch Blutkonserven und teure Medikamente zur Blutneubildung. Und niemand will verstehen, warum schwerstkranke Patienten trotz all dieser Bemühungen sterben. Obwohl das Blutbild fast in Ordnung war, obwohl alles getan wurde, obwohl der letzte Laborbefund besser war als der vorherige ...

Es scheint, dass Ärzte den Menschen selbst vergessen haben. Oder den Blick in sein Gesicht, in seine

Augen. Und ein „Lassen Sie mich endlich sterben!" will ohnehin niemand hören, geschweige denn zur Kenntnis nehmen.

Der Tod selbst wird heute so gut wie immer als ein Versagen der Medizin gesehen. Und daher in Form der Palliativmedizin ausgelagert. Scheinbar ist es ehrenvoller, im Kampf gegen eine Krankheit zu sterben, als an einer Krankheit zu sterben.

Maschinenmedizin und Be-Handlung

Viele der früher an den Universitäten gelehrten und im medizinischen Alltag angewandten Untersuchungsmethoden gelten als althergebracht und überholt.

Es praktizieren heute zwei unterschiedliche Ärztegenerationen. Die alten, „menschzentrierten" Ärzte, und die jungen, technikversierten Mediziner. Kritiker werden einwerfen, dass das schon immer so war. Das stimmt zwar, aber vermutlich hat es in der bisherigen Menschheitsgeschichte noch nie einen so gewaltigen technologischen und gesellschaftlichen Entwicklungs- und Veränderungsschub gegeben wie in den letzten 50 Jahren. Ein Entwicklungsschub, der sich nicht zuletzt im Berufsbild des Arztes und in seiner Aus- und Fortbildung niederschlägt.

Das zeigt auch ein Vergleich der universitären Ausbildung eines Arztes, der 1980 promoviert hat, mit der eines Kollegen, der 2010 sein Doktorat erworben hat:

Die wohl wesentlichste Veränderung betrifft die permanente Verfügbarkeit der menschlichen Anatomie: CT (Computertomografie), MRT (Magnetresonanztomografie) und Ultraschall haben einen Blick auf die inneren Organe des lebenden menschlichen Körpers ermöglicht, wie er früher nur beim Studium an der geöffneten Leiche möglich war. So hat der Studierende der 70er-Jahre, als Novum im Sezierkurs, die anatomischen Leibesquerschnitte von der Unterseite her zu betrachten und zu beurteilen gelernt, weil man zur Zeit seiner Ausbildung bereits wusste, dass irgendwann die damals noch in den Kinderschuhen steckende Computertomografie lebensechte Bilder von lebenden Patienten aus eben jener Perspektive von unten zeigen würde. Erst Jahre später wurden die ersten Computertomografen an größeren Kliniken in Betrieb genommen. Heute ist, zumindest für den jüngeren Kollegen, Computer- und Magnetresonanztomografie eine Selbstverständlichkeit, eine Medizin ohne diese Untersuchungsmethoden unvorstellbar.

Das Gleiche gilt für neurologische Untersuchungsmethoden. Es ist längst nicht mehr notwendig, körperliche Reflexe zu prüfen, elektrophysiologische Untersuchungen durchzuführen oder Gangbilder zu beurteilen. Der Tomograf, im Volksmund oft „die Röhre" genannt, hat diese Aufgaben zu aller Zufriedenheit übernommen.

Mit Begeisterung messen junge Sanitäter und Ärzte die Sauerstoffsättigung ihrer vollverkabelten Notfallpatienten, den Blick starr auf die diversen Monitore gerichtet. In beiden Ellenbeugen des Patienten sitzen Venenzugänge. Den Kurvenbildern und Messwerten entsprechend werden Injektionslösungen in die Venflons gespritzt. Bis alle am Bildschirm dargestellten Werte in Ordnung sind.

Daneben steht ein älterer Arzt und lächelt. Er sieht seinem Patienten ins Gesicht, betrachtet die Farbe der Lippen, den Blick der Augen und fühlt mit einer Hand den Puls. Er beurteilt die Qualität und Geschwindigkeit des Pulses, spricht mit dem Patienten, legt die Hand auf seine Stirn, „be-handelt" ihn. Für ihn ist nicht jeder Fall ein Notfall. Er berührt und beruhigt seinen Patienten. Verwendet seine Sinne. Er senkt den Sauerstoffverbrauch durch Sympathie und Empathie und seine beruhigende Ausstrahlung. Er beurteilt den Erfolg seiner Maßnahmen anhand des Befindens des Patienten und nicht anhand der am Bildschirm gezeigten Werte und Linien.

Parallel zur rapide gewachsenen Bedeutung medizinischer Geräte gab es noch eine zweite grundlegende Veränderung in der Medizingeschichte: Früher gab es im Wesentlichen zwei ärztliche Fachrichtungen: die Internisten, die Patienten von außen untersuchten und behandelten, und die Chirurgen, die nach internistischer Vorarbeit operativ eingriffen. Im Verlauf der vergangenen hundert Jahre haben sich diese beiden Fachrichtungen in eine unüberschaubare Anzahl von hochspezialisierten Untergruppen aufgesplittert. Damit hat sich auch das früher wesentlich häufiger gepflegte ärztliche Konsilium am Krankenbett aufgehört, der Meinungsaustausch von Ärzten beim Patienten. Auch wenn dieser wohl weit weniger Mitspracherecht hatte als heute.

Aber was nützt dem modernen Patienten die eingeräumte Mitsprache bei seiner Behandlung, wenn er in einem Dschungel von hochspezialisierten medizinischen Fachrichtungen alleingelassen wird. Wenn der Gastroenterologe die Entfernung der Gallenblase empfiehlt, der Angiologe eine Gefäßoperation nahelegt, der Kardiologe die Sanierung der Herzkranzgefäße einmahnt, der Augenarzt den grauen Star sanieren, der Urologe die Prostata entfernen möchte. Alle zugleich, alle voneinander unabhängig, nicht abgesprochen. Und das alles passiert so gut wie immer im höheren Lebensalter.

Durch diese Entwicklungen hat die traditionelle Kunst der Perkussion und Auskultation, das Abhören und Beklopfen des Körpers, ausgedient. Die beiden Untersuchungsmethoden waren die große Stärke früherer Internisten, Pulmo- und Kardiologen. Zigtausend Patienten, die man im Laufe des ärztlichen Lebens untersucht hat, ließen eine Feinfühligkeit und Perfektion in der Beurteilung entstehen, wie sie heute nur der Ultraschall und andere bildgebende Techniken liefern können. Nur, dass diese modernen Techniken den heutigen Arzt in die Lage versetzen, das Innere des Körpers noch genauer und besser beurteilen zu können, als das mit den Mitteln der Perkussion und Auskultation je möglich war. Und das auch schon für den sonst noch ungeübten Studenten der Medizin oder den jungen Arzt. Für unzählige Patienten zweifelsfrei ein bedeutender Fortschritt. Denn zusammen mit den Untersuchungsfrequenzen dieser bildgebenden Untersuchungen ist auch die Zahl der für den Patienten noch rechtzeitig gestellten, lebensrettenden Zufallsbefunde gestiegen.

Also wird der Patient des jungen Mediziners, der mit diesen technologischen Innovationen „aufgewachsen" ist, wesentlich weniger „be-handelt", als das beim älteren Arzt der Fall ist. Denn die Berührung mit der ärztlichen Hand erübrigt sich für den jungen Arzt weitgehend. Dafür gibt es mehr „elektromechanische Gesundheitsgeräte" als je zuvor. Die Geräteindustrie ist im modernen Gesundheitsbetrieb für den Patienten mittlerweile gleich wichtig wie der Arzt. Der Ausfall eines MRT-Gerätes im Krankenhausalltag ist weit schlimmer als der Ausfall eines einzelnen Arztes.

Dass sich Menschen nach Berührung sehnen, zeigen nicht zuletzt die ansteigenden Zahlen von Massagebehandlungen. (Warum sind eigentlich noch keine Massagemaschinen erfunden worden bzw. warum setzen sich solche Apparate nicht durch?). Die Kraft der körperlichen Berührung für den Menschen, sein körperliches und seelisches Wohlbefinden, ist unbestreitbar. Auch wenn die moderne Gerätemedizin viele Vorzüge besitzt, kann die Berührung und manuelle Untersuchung des Patienten nach wie vor sinnvoll sein:

Ein Vater besucht an einem Sonntagabend mit seinem Sohn eine chirurgische Spitalsambulanz. Der Jugendliche ist beim Fußballspiel am Nachmittag unglücklich auf die rechte Hand gestürzt. Nach dem Duschen erzählt er dem Vater von den immer stärker werdenden Schmerzen im rechten Handgelenk. Dort, wo sich die Speiche befindet. Gegen Abend kann der 14-Jährige die Hand nicht mehr bewegen.

Nach längerer Wartezeit und dem Ausfüllen etlicher Formulare werden Vater und Sohn in einen der Behandlungsräume gebeten. Zuvorkommend und freundlich wird der Knabe von einer jungen Turnusärztin zum Unfallhergang befragt und sofort zum Röntgen geschickt. Eine Untersuchung des Patienten erfolgt nicht. Nach einer Viertelstunde erscheint das digitale Röntgenbild am Bildschirm der jungen Ärztin. Sie kann auf den ersten Blick keine Bruchstelle erkennen.

Sie teilt Vater und Sohn mit, dass sie das Bild zur Sicherheit noch dem diensthabenden Oberarzt zeigen werde. Minuten vergehen. Dann eröffnet die Ärztin dem Vater, dass der Oberarzt gemeint hätte, eine eindeutige Bruchlinie an der Elle erkannt zu haben, und empfehle, den Unterarm mit einer Schiene für 14 Tage ruhigzustellen. Überrascht fragt der Vater, der keinen Oberarzt das Untersuchungszimmer betreten, geschweige denn sei-

nen Sohn untersuchen gesehen hat, wie denn der Oberarzt diese Diagnose gestellt haben könne. Da erklärt die junge Ärztin mit einem entwaffnenden Lächeln, dass sie das Bild auf elektronischem Weg in das Dienstzimmer des Kollegen geschickt, und der auf dem gleichen elektronischen Weg seine Antwort gleich in die Krankenakte geschrieben habe.

Also wird die Schiene angewickelt, Vater und Sohn verlassen die Spitalsambulanz.

Aber die Schmerzen bleiben. Auch 14 Tage später, nach der Abnahme der Schiene, klagt der junge Fußballer über heftige Bewegungsschmerzen auf der Daumenseite des rechten Unterarms. Vater und Sohn erscheinen noch einmal in der Ambulanz desselben Krankenhauses und werden diesmal von einem anderen Oberarzt behandelt. Endlich wird der Sohn auch wirklich untersucht. Es stellt sich heraus, dass eine sogenannte Grünholzfraktur der Speiche für die Schmerzen verantwortlich war. Die Therapie: drei Wochen Gips. Der an der Elle im Röntgen erkennbare Bruch rührte von einer älteren Verletzung her. Eine Frage, eine kurze Untersuchung, ein kurzer Druck der ärztlichen Hand auf die schmerzhafte Stelle hätte schon 14 Tage früher für Klarheit sorgen und dem Jugendlichen zwei Wochen Schienenverband ersparen können.

Ein Anfängerfehler in einer qualitätsgesicherten Spitalsambulanz. Gefördert und verursacht durch die Möglichkeiten moderner Technik.

Unbestreitbar hat die moderne (Geräte-)Medizin Menschenleben gerettet, die früher nicht gerettet worden wären, und kann Krankheiten in vielen Fällen früher oder präziser zu diagnostizieren helfen.

Dafür verursacht diese moderne Medizin aber auch Probleme und Leiden, die es früher nicht gegeben hat – viele davon wurden in diesem Buch bereits erwähnt: Krankheiten, die als Folge der Überbehandlung mit Medikamenten entstehen, Fehldiagnosen infolge blinden Vertrauens in die Medizintechnik, depressive multimorbide Patienten ohne Aussicht auf wirkliche Heilung, die hilflos vor lauter Hilfe immer noch am Leben erhalten werden. Und wie die diversen Statistiken zeigen, steigt die Zahl der kranken Menschen stetig an. Wenn moderne Medizin den früheren ärztlichen Bemühungen überlegen wäre, müsste es dann aber nicht weniger zu behandelnde Menschen geben?

Lebensbegleiter Arzt

Ein Mitgrund für die steigenden Patientenzahlen ist auch die Tatsache, dass die Medizin nicht mehr ausschließlich die Heilung Kranker als ihren Hauptzweck ansieht. Die moderne Gesundheitsindustrie hat den Anspruch, den Menschen durch alle Lebensabschnitte und -bereiche zu begleiten und dabei bestmöglich und andauernd zu betreuen, unter dem kritischen Blick staatlicher Institutionen – Medizin als lebensumfassende Geschäftsidee. Denn einerseits getraut sich zurzeit niemand zu sagen, dass diese medizinische Dichte nicht notwendig oder sogar schädlich ist, andererseits sind die Kosten nicht mehr kontrollierbar.

Der Mensch ist zum lebenslänglichen Patienten geworden, der Arzt zum Verwalter seines Wissens und Anwender von vorgegebenen Verfahrenswegen. Am besten sollte der Mensch keinen Schritt mehr tun, keinen Gedanken mehr denken, keinen Entschluss mehr fassen, ohne zuerst mit der Gesundheitsindustrie Rücksprache gehalten zu haben.

In einer österreichischen Tageszeitung gab 2011 ein Sportmediziner auf der Gesundheitsseite unter der Überschrift „Vier Schritte zum aufrechten Gang" folgende Tipps:

„Erster Schritt: Wer schon längere Zeit nicht mehr länger gegangen ist, sollte sich von einem Sportarzt untersuchen lassen. Sicherheit geht vor!

Zweiter Schritt: Langsam beginnen. Untrainierte sollten am Anfang nicht zu schnell und auch nicht zu weit gehen.

Dritter Schritt: Wichtig ist die Haltung!"

Der vierte Schritt regelt noch die Zeitdauer des Gehens und verspricht zum Abschluss: „Wer sich an diese Punkte hält, kann den Alterungsprozess nachweislich verlangsamen."

Dann findet sich noch fast beiläufig ein Link zur Website des Sportmediziners.

Ähnliche Tipps liest man im Übrigen auch immer wieder, wenn es um die Fortpflanzung geht – auch hier wird der Gang zum Arzt als erster Schritt dringend angeraten.

Bevormundung, Entmündigung auf Schritt und Tritt, permanente ärztliche Untersuchungen zur Sicherheit. Gehen nicht mehr um des Gehens willen, sondern um dem Alterungsprozess zu entkommen, Laufen, um der Realität, dem Alt-Werden, davonzulaufen.

Dabei muss man sich doch fragen: Wenn das Alter, der Alterungsprozess ständig bekämpft und hinausgezögert werden soll, warum hat dann unsere Gesellschaft einen so hohen Anteil an alten Menschen? Ist alt zu werden unser herausragendes Lebensziel geworden? Bekämpft die Gesundheitsindustrie etwa stets das, wovon gerade Überfluss herrscht?

In den 1960er-Jahren die hohen Geburtenzahlen mittels der Antibabypille, heute das Altern mit Anti-Aging-Produkten, Pillen, Operationen und Fitnessstudios?

Und warum ist ausgerechnet die Dauer des Lebens so bedeutend geworden? Warum wird nicht der Inhalt gemessen? Oder passt unser Denken etwa perfekt zur Oberflächlichkeit einer Wohlstandsgesellschaft?

In einem ersten Schritt Verunsicherung zu schaffen und im zweiten die Lösung anzubieten, künstliche Fragen mit künstlichen Antworten zu erwidern – das ist ein althergebrachtes und bewährtes Geschäftsmodell. Fast täglich erklärt eine der unzähligen medizinischen Fachgruppen, wie wichtig die Vorbeugung gegen, und die rechtzeitige Erkennung von Bluthochdruck, Gebärmutterhalskrebs, Depression, Burnout-Syndrom, Allergien, Haut- oder Brustkrebs, schlechter Haltung, Bandscheibenschäden, grauem oder grünem Star usw. wäre. Alles einwandfrei dokumentiert, durch Fallzahlen hinlänglich untermauert. Unbestreitbar, korrekt. Aus Sorge um den Menschen!

Und die Lösung, Erlösung: Die regelmäßige Untersuchung beim Facharzt für die jeweilige Erkrankung. Keine Arbeitslosigkeit für Ärzte, keine Arbeitslosigkeit für Patienten. Die berühmten 10% des BIP (mittlerweile liegt der Wert sogar noch höher) wollen umgesetzt, vielleicht auch noch gesteigert werden. Geld spielt keine Rolle, es gibt keinen höheren Wert als das individuelle Leben und die Gesundheit. Diesem Dogma muss alle Vernunft untergeordnet werden.

Oder könnte doch ein finanzierbarer Mittelweg gefunden, gesellschaftliche Verantwortung wahrgenommen werden? Gibt es einen Ausweg aus dem Dilemma der Entpersonifizierung der Medizin unserer Tage?

Der Mensch steht nicht mehr im Mittelpunkt ärztlicher Bemühungen, nachdem er um Beistand gebeten hat, sondern schon lange davor. Elektronisch erfasste Menschen, lückenlos überwacht. Rechtzeitig mit Herzschrittmachern und implantierten Defibrillatoren für den Notfall versehen, zu ihrem Besten. Menschen, die jeden Schritt auf mögliche Gesundheitsrisiken hin überprüfen. Künstlich „scheinjung" gehaltene alte Menschen, die nicht mehr leben, aber auch nicht sterben können. Ungebetene, unausweichliche Medizin, tagtäglich in den Massenmedien förmlich aufgedrängt. Ein Staat, der die Gesundheitskosten senken will, indem er die Ausgaben für Gesundheit erhöht. Ein Aderlass an den Ressourcen des Staates. Denn eines muss uns allen klar sein: Am Ende aller Gesundheitsleistungen steht doch immer und unausweichlich der Tod des Patienten.

Noch hat niemand berechnet, mit wie vielen bei Ärzten und anderen Gesundheitsanbietern verbrachten Tagen, Wochen und Monaten wir unsere gestiegene Lebenserwartung bezahlen. Und nur ganz tapfere Individuen verweigern sich dem Hype um Gesundheit und scheinbar ewiges Leben und bestimmen selbst über ihr Leben und Sterben.

Der elektronisch-gläserne Patient

Ein gerade im Moment viel diskutiertes medizinpolitisches Projekt ist die E-Medikation. Ziel dieses Projekts ist die lückenlose elektronische Erfassung aller Arzneimittel, die einem Patienten verordnet und ausgefolgt werden. Ein im Hintergrund laufendes Computerprogramm überprüft laufend mögliche Wechselwirkungen und Unverträglichkeiten dieser Arzneimittel. Die vom Computer errechneten Daten sollen Ärzte und Apotheker bei Neben- und Wechselwirkungen vor deren Folgen warnen und möglichen Schaden vom Patienten abwenden.

An die Stelle des ärztlichen Wortes tritt also ein Computerausdruck, an die Stelle der Meinung des Arztes jene des Computers – der aus juridischer Perspektive auch Folge geleistet werden wird. Denn vor Gericht gilt die Meinung eines Computers sicher mehr als eine ärztliche Überlegung. Auch wenn diese zum Zeitpunkt der Verordnung vielleicht bewusst die eine oder andere Neben- und Wechselwirkung mit einkalkuliert hat. Natürlich haben Ärzte und Apotheker nicht die Rechenleistung von Computern, aber sie haben im Gegensatz zur Rechenmaschine Gefühl, Erfahrung, Übertragungskraft und Intuition. Parameter, vor denen ein Computerprogramm kapitulieren muss.

Die moderne Kontrollgesellschaft erwartet sich vom Projekt E-Medikation, dass Magen-Darm-Blutungen, Blutbildveränderungen, Herz-Kreislauf-Nebenwirkungen und andere Gesundheitsstörungen, wie sie nicht selten durch Über- und Fehlmedikation hervorgerufen werden, endgültig der Vergangenheit angehören werden. Theoretisch spricht auch einiges für diese Denkweise: Sicher kann die eine oder andere bislang nicht beachtete Neben- oder Wechselwirkung von

Medikamenten durch diese Kontrollmethode ausfindig gemacht und rechtzeitig aufgezeigt werden. Aber eben nur theoretisch.

Denn beim Projekt E-Medikation ist die Rechnung wieder einmal ohne den Wirt gemacht worden. Der Wirt ist hier die Individualität jedes einzelnen Menschen – und die meist sträflich unterschätzte Wirkung, die die menschliche Psyche im Heilungsprozess besitzt.

Im Jahr 2012 verschwindet das Medikament Seloken 47,5 mg aus dem Erstattungskodex des Hauptverbandes der österreichischen Sozialversicherungsträger – aus Kostengründen. Die in diesem Medikament wirksame Substanz Metoprololsuccinat wird nämlich ident, aber wesentlich kostengünstiger von einer anderen Herstellerfirma angeboten. Das Medikament kann also im Grunde weiterhin verschrieben und bezogen werden – mit gleicher Wirkung, aber unter anderem Namen.

Wenige Wochen nach dieser Umstellung beschwert sich eine ältere Dame bei ihrem Hausarzt, dass er ihr ein anderes Medikament verschrieben habe. Er erklärt ihr, dass lediglich die Verpackung ihr Aussehen geändert habe, die Wirkung der Tabletten aber weiterhin dieselbe sei wie vor der Umstellung. Da fällt ihm die rüstige Frau ins Wort, zieht zwei Beipackzettel aus ihrer Handtasche und fordert erbost: „Lesen Sie jetzt einmal diese beiden Zettel durch, dann werden Sie sehen, wie recht ich habe. Das ist ganz was anderes, da stehen ja Sachen, die bei meinem alten Medikament nicht gestanden sind. Das nehme ich auf keinen Fall. Das passt ja überhaupt nicht zu meiner Krankheit. Da kann ich ja nur krank werden, von so einem Medikament."

Da Seloken 47,5 mg ohnehin nur 6,75 Euro pro Packung kostet, ist die aufgebrachte Patientin gerne bereit, die minimale Differenz zur Rezeptgebühr von 5,15 Euro aus eigener Tasche zu bezahlen. Diese Lösung erscheint auch dem Arzt emotional die geringsten Nebenwirkungen auf die sonst intakte Arzt-Patientin-Beziehung zu haben.

Beim Hinausgehen sagt die Patientin noch: „Auch wenn ich gar kein Geld mehr hätte, für die Gesundheit werde ich immer was Erspartes haben, weil ein minderwertiges Medikament werde ich nie schlucken."

Der typische Patient unserer Tage hat gelernt, dass er etwas Besonderes ist. Damit hat er das Recht auf die bestmögliche Behandlung, und auch das Recht auf die besten Medikamente. Jeden Eingriff in diese sehr emotionale Ordnung empfindet er als Zumutung. Er beantwortet Medikamentenwechsel, auch wenn diese unter identen Präparaten stattfinden, häufig mit medizinisch-pharmakologisch nicht nachvollziehbaren Reaktionen und Nebenwirkungen. Diese Nebenwirkungen sind weder gespielt noch erfunden, sondern werden tatsächlich empfunden. Allerdings liegen die Ursachen dafür nicht im Inhalt der neuen pharmakologischen Substanz, sondern in der psychischen Abneigung gegen das verordnete Produkt. Nebenwirkungen solcher Art können von keinem Computerprogramm dieser Welt simuliert oder nachempfunden werden. Weil mathematisch nicht erfassbare Größen wie die Kraft der Psyche, die Auswirkungen der Arzt-Patient-Beziehung auf die Wirkung eines Medikaments und der Placeboeffekt nicht berücksichtigt werden können.

Zusätzlich wird durch das Projekt E-Medikation eine weitere Ebene möglicher Verunsicherung in die ohnehin schon komplexen Beziehungen des Gesundheitssystems eingeführt: Die Veränderung der Apotheker-Patient-Beziehung.

Immer öfter kommt es vor, dass gewissenhafte Apotheker, vom Computer unterstützt, den Patienten auf eine vom Arzt möglicherweise übersehene Wechsel- oder Nebenwirkung aufmerksam machen. Schon lange wollen auch die Apotheker aktiv am Medizingeschäft teilhaben. Waren sie bisher nicht mehr als akademisch ausgebildete Lagerverwalter, so bietet E-Medikation endlich die Möglichkeit, auch ein Stück vom angesehenen Kuchen Arzt-Patient-Beziehung abzubekommen.

Erschwerend kommt dazu, dass der emanzipierte Patient seine Medikamente längst nicht mehr nur vom Arzt oder Apotheker bezieht. Es gibt ein wachsendes Angebot von Medikamenten im Internethandel, in Drogeriemärkten und bei Alternativheilern, auf das der moderne gesundheitsbewusste Mensch oft zurückgreift. Auf der Suche nach Substanzen und Tabletten, von denen er sich Hilfe für seine Leiden erwartet, nimmt er auch oft früher einmal eingenommene und übriggebliebene Medikamente oder borgt sich die Tabletten des Nachbarn. Oder er greift auf pflanzliche Substanzen zurück, von denen geglaubt wird, dass sie keinen Einfluss auf die Wirkung anderer Medikamente haben würden.

Und nicht zuletzt muss berücksichtigt werden, dass der tägliche Konsum von Alkohol und anderen Suchtmitteln – den kein Patient lückenlos angeben wird – Wechsel- und Nebenwirkungen mit Medikamenten hervorrufen kann.

Aus diesen Gründen wird es nicht möglich sein, alle von einem Patienten eingenommenen pharmakologisch wirksamen Substanzen elektronisch zu erfassen. Damit bleibt das angestrebte Ziel einer lückenlosen Überwachung Makulatur. Vielmehr kommt der Verdacht auf, dass die Geschäftsinteressen der IT-Industrie und die angestrebte staatliche Kontrolle über die theoretisch freie Arzt-Patient-Beziehung die eigentlichen Eltern des Projekts sind.

Die E-Medikation ist nur ein kleiner Teil des viel größeren Projekts der elektronischen Gesundheitsakte ELGA (Elektronische Lebensbegleitende Gesundheits-Akte). Obwohl vergleichbare Projekte in anderen Ländern wie z.B. Deutschland und England wegen horrender Kosten und nicht nachweisbarem Nutzen auf Eis gelegt wurden, hält die österreichische Politik unbeirrbar an ELGA fest.

Bei genauerer Betrachtung scheint das Interesse an diesem Monsterprojekt unter anderem von der IT-Industrie ausgegangen zu sein. Sie wäre wohl der größte finanzielle Nutznießer einer flächendeckenden, allumfassenden elektronischen Gesundheitsakte. Doch auch die Sozialversicherungen und die anderen Geldgeber im Gesundheitssystem, die sich eine bessere Kontrolle von Ärzten, Patienten, Leistungen und Kosten erwarten, würden davon profitieren. So beteuert der Gesundheitsminister gebetsmühlenartig, dass mit ELGA kostspielige Doppelbefunde endgültig der Vergangenheit angehören würden. So kann aber nur ein medizinischer Laie denken, denn die Kosten von Doppelbefunden sind im Vergleich zu den Kosten von ELGA geradezu lächerlich. Und Doppelbefunde haben schon viele Menschenleben gerettet.

Vor allem geht es aber um Kontrolle. Kontrolle und Macht. Machterhalt. Die ärztliche Freiheit ist ohnehin bereits auf ein Minimum eingeschränkt. Mit E-Medikation und ELGA können nun letzte Lücken gestopft werden. Wenn alle Patientendaten elektronisch immer und überall verfüg- und kontrollierbar wären, könnte auch die Einhaltung von völlig realitätsfremden Verschreibungsregeln des Hauptverbandes – abseits der ärztlichen Verantwortung – besser überwacht und kontrolliert werden:

Für die Verschreibung des Medikaments Arcoxia, das zur Behandlung von rheumatischen Gelenksschmerzen eingesetzt wird, schreibt der Hauptverband folgende Regel vor:

„Zur Behandlung der schmerzhaften Osteoarthrose bei PatientInnen über dem 65. Lebensjahr – mit Ulcus in der Anamnese oder mit Antikoagulation; nicht in Verbindung mit Magenschutz, nicht in Verbindung mit anderen NSAR, nicht bei gleichzeitiger ASS-Dauertherapie, nicht bei PatientInnen mit Hypertonie, deren Blutdruck anhaltend über 140/90 mm Hg erhöht und nicht ausreichend eingestellt ist, nicht bei koronarer Herzkrankheit und nicht bei cerebrovaskulären Erkrankungen. Arcoxia sollte in der niedrigst wirksamen Dosierung und kürzest möglichen Therapiedauer eingesetzt werden (maximal sechs Monate).“

Verständlicher ausgedrückt heißt das: Arcoxia darf nur Patienten verschrieben werden, die an schmerzhafter Gelenks- und Knorpelabnützung leiden, die älter als 65 Jahre sind, in ihrer Krankengeschichte bereits ein Magen- oder Zwölffingerdarmgeschwür hatten und blutverdünnt sind. Das Medikament darf nicht mit einem Magenschutzmedikament und nicht mit anderen Schmerzmitteln zusammen gegeben werden, ebenso darf es nicht gegeben werden, wenn der Patient Aspirin einnimmt. Außerdem darf das Medikament nicht bei Bluthochdruck mit Werten über 140/90 und nicht bei einer Herzkranzgefäßerkrankung gegeben werden.

All diese Bedingungen zusammen sind so gut wie unerfüllbar, weil so gut wie jeder über 65-jährige Patient einmal mehr als 140/90 Blutdruck haben wird, und ohnehin fast jeder Patient ein Kinderaspirin, eine Schmerztablette oder einen Magenschutz verordnet bekommen hat. All das könnte in der ELGA für die Kontrolleure frei und gut erkennbar dokumentiert sein. Kein Arzt wäre mehr in der Lage, für seinen Patienten ein Auge zuzudrücken.

Die elektronische Gesundheitsakte wird von ihren Erfindern mit gewaltigem medialen Aufwand als Allheilmittel gegen die Krankheiten des Gesundheitssystems angepriesen. Aber den Initiatoren weht nicht nur von Seiten der Ärzteschaft ein kräftiger Gegenwind ins Gesicht. Auch der Rechnungshof hat zum Projekt ELGA Stellung genommen. Wörtlich heißt es im Rechnungshofbericht 2011: „Bei der Begutachtung des Elektronische Gesundheitsakte-Gesetzes (ELGA-G) wies der Rechnungshof auf die mangelnde Konkretisierung der zu erfassenden Daten, die unklare Darstellung, welche Daten zu welchen Zwecken genutzt werden sollen, sowie – im Hinblick auf die zu erwartenden Kosten – auf die fehlende Kosten-Nutzen-Darstellung des Gesamtprojektes hin." Weiters weist der Rechnungshof darauf hin, dass beim Entwurf des ELGA-Gesetzes nicht der vom Gesetz geforderten Kalkulationspflicht entsprochen worden ist, „da die Erläuterungen keine nachvollziehbaren Angaben zur Herleitung der im Entwurf angegebenen Kosten von 30 Millionen Euro enthielten, weitere Kostenfaktoren nach Ansicht des Rechnungshofes nicht berücksichtigt wurden und auch keine näheren Ausführungen zu der im Entwurf angesprochenen Aufteilung der Kostentragung getroffen wurden."

Neben dem Kostenfaktor ist vor allem die Frage des Datenschutzes bei ELGA nach wie vor ungelöst. Wo immer Daten gesammelt und gespeichert werden, kann und wird es zu missbräuchlicher Verwendung dieser Aufzeichnungen kommen.

Beispiele dafür gab und gibt es genug. Unter der Schlagzeile „Kalifornien: Daten von 20.000 Patienten gepostet" war 2011 zu erfahren, dass sowohl die Namen, das Datum der Aufnahme und der Entlassung, die angefallenen Kosten, als auch die Diagnosen von 20.000 Notfallpatienten des Stanford Hospitals in Palo Alto ein Jahr lang auf einer öffentlichen Website standen. Nach Schätzungen des US-Gesundheitsministeriums wurden in den vergangenen zwei Jahren die Daten von 11 Millionen Patienten unbeabsichtigt öffentlich zugänglich gemacht, wobei als Ursachen neben gestohlenen Laptops auch falsch adressierte E-Mails angeführt werden.

Beim Projekt ELGA sollen letztendlich rund 100.000 Terminals berechtigt sein, Einblick in die über jeden Patienten elektronisch gespeicherten Daten zu nehmen. Das ist selbst weniger kritischen Betrachtern unheimlich. Es liegt auf der Hand, dass das Datenmaterial von Sozialversicherungen, Pensionsversicherungen und anderen staatlichen und wirtschaftsnahen Institutionen zur Gesundheitsplanung und Kostenoptimierung verwendet werden wird.

Laut der Wiener Wochenzeitung „Der Falter" bietet die Firma CompuGroup, die in Österreich einen monopolartigen Marktanteil bei Ordinations-EDV hat, 2012 Ärzten die Summe von 432 Euro pro Jahr für die Freigabe von hochsensiblen Patientendaten. Mittels eines zu installierenden EDV-Programmes sollen solche Daten aus der Ordinations-EDV vollautomatisch an das Marktforschungsinstitut IMS Health übermittelt werden. Bei IMS Health betont man, die Daten für eine Studie über Diagnose- und Therapiegewohnheiten von niedergelassenen Ärzten zu benötigen. Alle verwendeten Daten wären streng anonymisiert, die ärztliche Schweigepflicht würde in keiner Weise berührt. Die Aktion verlaufe sehr erfolgreich, es gäbe keine Probleme, genügend Ärzte für die Aktion zu gewinnen.

Datenschützer reagieren entsetzt. Aber sonst passiert nichts.

Das Ende für die ärztliche Schweigepflicht ist schon längst gekommen. Wir erleben zurzeit einen Niedergang der Arzt-Patient-Beziehung. Ärzte werden durch elektronische Abläufe bestenfalls eingeengt, oft aber auch ersetzt. Der Traum aller Machthaber. Die elektronische Beichte. Der totale Ein- und Überblick.

Aber viel schlimmer wirkt sich der „gläserne Patient“ für jeden einzelnen Staaatsbürger selber aus:

Durch ELGA wird noch mehr ärztliche Zeit vom Patientenkontakt abgezogen und für bürokratische Tätigkeiten verwendet werden, als es ohnehin schon der Fall ist. Denn Ärzte sollen sich, so die Planungen, erst dann mit dem physischen Patienten beschäftigen, wenn sie ausreichend Einblick in die elektronische Krankenakte genommen haben.

Zudem wird sich jeder Patient fragen müssen, welche intimen gesundheitsrelevanten Fakten – etwa den Konsum von Cannabis, Alkohol und Zigaretten – er seinem Arzt noch anvertrauen kann, wenn er weiß, dass diese Informationen dauerhaft gespeichert werden. Für die ärztliche Einschätzung von Beschwerden und die weitere Behandlung ist ein Wissen um diese Fakten aber oftmals unerlässlich.

Und auch wenn versprochen wird, dass Angaben über Größe und Gewicht, Diagnosen und verschriebene Medikamente, Alkohol und Nikotinkonsum und vieles mehr nur anonymisiert und verschlüsselt weiterverarbeitet werden, weiß doch jeder IT-Insider, wie einfach der Missbrauch dieser sensiblen Daten erfolgen kann.

Und die Versicherungen werden sich das von kritiklosen Ärzten willfährig zusammengetragene Material sehr wohl genauer anschauen und entsprechende Korrekturen im System vornehmen. Dass diese in erster Linie zum Nutzen der Versicherer und nur in zweiter Linie zu jenem der Patienten ausfallen werden, liegt auf der Hand.

Falls aber dem Patienten, wie es angedacht ist, ein Mitbestimmungsrecht beim gespeicherten Inhalt seiner eigenen Akte eingeräumt wird, könnte die Gesundheitsakte schnell ad absurdum geführt werden. Wenn Patienten beginnen, z.B. bestimmte Allergien oder Krankheiten wie Hepatitis oder Aids aus der Akte streichen zu lassen, wird die elektronische Gesundheitsakte sehr schnell zu einem Bumerang, der sowohl den Patienten selbst als auch den Ärzten erheblichen Schaden zufügen kann.

Dass das Anamnesegespräch selbst oft schon Teil der Therapie ist, will keiner der Verantwortlichen begreifen.

Einem Arzt gegenüber sitzt ein sogenannter „schwieriger Patient". Mit gewaltigen Wortbildern schildert er verschiedenste Beschwerden, die für den Arzt keinen sinnvollen Zusammenhang ergeben. In einem Atemzug erwähnt der Patient Ziehen in den Beinen, Kniegelenksschmerzen, Kopfweh, Schwindel und ein Jucken im rechten Nasenloch, aber immer nur dann, wenn er sich zuvor gebückt hat.

In seiner diagnostischen Verzweiflung beschließt der Arzt, einmal einfach nur zuzuhören. Immer wieder blickt er dabei auf die Uhr am Bildschirm.

Nach genau 11 Minuten und 30 Sekunden unterbricht der Patient seinen Wortschwall, steht auf, und bedankt sich mit den Worten: „Herr Doktor, jetzt haben Sie mir aber wirklich geholfen", dreht sich um und verlässt die Ordination.

Medizin bei Stromausfall

Die Digitalisierung der Gesundheitsversorgung birgt, neben allen anderen angesprochenen Aspekten, noch eine weitere Gefahr in sich: Wenn die Patientenkartei einmal vollständig digitalisiert und ihre Lesbarkeit damit von elektrischem Strom abhängig sein wird, dann ist der Tag nicht mehr fern, an dem es bei Stromausfall keine medizinische Versorgung mehr geben kann. Schon heute sind ärztliche Hände und Sinne weitgehend von stromabhängigen Geräten verdrängt und ersetzt worden. Kein junger Arzt käme mehr auf die Idee, die Herzgröße mit Hilfe der Perkussion (des Abklopfens) festzustellen. Zugegeben, die Ergebnisse einer Echokardiografie, also einer Herz-Ultraschalluntersuchung, sind genauer und klarer. Die Untersuchungsmethode setzt aber eine funktionierende Steckdose voraus. Das Gleiche gilt auch für unzählige andere Untersuchungsabläufe.

Betrachtet man den Stromverbrauch eines mittelgroßen ländlichen Schwerpunktkrankenhauses im Verlauf der vergangenen 30 Jahre, so kann man einen überproportionalen Anstieg der Elektrizitätskosten im medizinischen Bereich feststellen. Jede neue Generation von Großgeräten wie CT oder MRT verbraucht ein Vielfaches der Energie des Vorgängermodells. Ständig müssen stärkere Leitungen verlegt und neue Anschlüsse installiert werden.

Für Patienten bedrohliche Situationen entstehen besonders dann, wenn einfachste Abläufe in einem Spital wegen eines Strom- oder Geräteausfalls nicht mehr funktionieren. Wie z.B. das Ausdrucken von Klebeetiketten vor einer Not-OP.

Eine hochschwangere junge Frau wird an einem gewittrigen Sonntagnachmittag in einem Schwerpunktspital mit starken Blutungen eingeliefert. Sofort beginnt ein gut eingespieltes Team aus Schwestern, Pflegern und Ärzten die notwendigen organisatorischen Prozesse in Gang zu setzen. Während ein Team die Blutgruppe der Patientin im Labor bestimmt, werden gleichzeitig gynäkologische und internistische Untersuchungen durchgeführt und die Neonatologie informiert. Ein Notkaiserschnitt muss vorbereitet werden.

Alles läuft wie geplant und vorgesehen. Nur mit einem vorübergehenden Stromausfall im OP-Bereich hat niemand gerechnet. Die Patientin ist schon zur OP vorbereitet und entsprechend gelagert, die Narkose eingeleitet. Die OP-Leuchte, das Blutabsauggerät und die Geräte des Anästhesisten funktionieren einwandfrei mit dem sofort angesprungenen Notstromaggregat. Lediglich einige Computer und die angeschlossenen Drucker funktionieren immer noch nicht.

Der Gesundheitszustand der Patientin verschlechtert sich rapide. Nervös erkundigt sich der Operateur nach dem Verbleib der dringend benötigten Blutkonserven. Ein OP-Diener teilt mit, dass infolge des Stromausfalls keine Klebeetiketten mit den korrekten Patientendaten und der entsprechenden Blutgruppe für die Kennzeichnung der Blutkonserven ausgedruckt werden können. Im OP findet folgender Dialog statt: „Was haben die Konserven mit dem Strom zu tun?“ – „Die Konserven selber nichts, aber ich darf sie nur aus der Hand geben, wenn die richtigen Etiketten mit den Patientendaten darauf kleben.“ – „Na, und wo bleiben die verdammten Etiketten?“

Da mischt sich der Anästhesist ein und sagt ruhig, aber fordernd: „Wenn wir nicht bald Blut kriegen, werden wir die Patientin noch verlieren.“ Ein verzweifelter OP-Pfleger schreit: „Ich muss den Computer neu hochfahren, sonst kann ich die Dinger nicht ausdrucken, und ohne die richtigen Pickerln auf dem Anforderungsschein kriegen wir eben kein Blut.“ Der Chirurg brüllt: „Was hat der Computer mit dem verfluchten Blut zu tun, bringt jetzt sofort die richtigen Konserven!“ – „Wenn am Anforderungsschein nicht die gleichen Pickerln wie auf den Konserven picken, geht das eben nicht.“ Gegenseitige Beschuldigungen werden ausgetauscht. „Das ist ja alles mit der Station vernetzt und anders geht das eben nicht.“

Eine Pinzette fliegt durch die Luft. Ein Assistenzarzt wird in barschem Tonfall beauftragt, die Blutkonserven sofort, mit oder ohne Etiketten, zu holen und dem Anästhesisten zu übergeben. Entgegen den bürokratischen Regeln werden die lebensrettenden Konserven noch rechtzeitig ohne korrekte Etikettierung verabreicht. 14 Tage später verlassen Mutter und Kind wohlauf das Spital. Sie haben beide nichts vom vorübergehenden Stromausfall mitbekommen.

Niemand will die Elektrizität abschaffen. Aber wenigstens ärztliches Denken und Handeln muss frei und unabhängig bleiben. Frei von bürokratischer Beeinflussung von außen, aber auch frei von technischen Einschränkungen. Schon seit der Einführung der E-Card ist ein friktionsfreies Arbeiten im Fall eines Stromausfalles nicht mehr möglich. Eine Landarztpraxis ist während eines Sommergewitters praktisch lahmgelegt. PCs, Internet und Standleitungen fallen bei jeder noch so kurzen Stromunterbrechung aus, Patienten können nicht mehr identifiziert, Rezepte nicht mehr ausgedruckt, Behandlungsunterlagen nicht mehr verwendet werden. Eine regelkonforme Medizin ist ohne Strom nicht mehr möglich. Einzig Gespräche und die verschiedenen Leistungen der „be-handelnden“ ärztlichen Hand können auch ohne Elektrizität stattfinden.

Krankmachender Fortschritt

Man hat heute oft den Eindruck, als wäre die moderne Medizin an ihrem Zenit angelangt, und als wären lediglich noch wenige Detailfragen wie die endgültige Heilung von Krebs oder Aids zu beantworten. Was dabei aber häufig vergessen wird ist, dass unser zivilisatorischer Fortschritt laufend neue medizinische Herausforderungen schafft. Vor gut hundert Jahren glaubte man etwa, mit Asbest ein universell einsetzbares Abdicht- und Isoliermaterial gefunden zu haben – nur um wenige Generationen später erkennen zu müssen, dass Asbest stark krebserregend wirkt. Die Verwendung von fossilen Brennstoffen – z.B. zur Energiegewinnung – war jahrhundertelang zentraler Bestandteil des gesellschaftlichen Fortschritts – und verursacht heute nicht nur massive ökologische, sondern auch gesundheitliche Probleme.

In der Mitte des 20. Jahrhunderts glaubte man schließlich, mit der Kernkraft endlich eine saubere und ungefährliche Energiequelle gefunden zu haben. Zwar warnte die Anti-Atom-Lobby z.B. vor einer Häufung von Leukämiefällen, die in der Umgebung von Kernkraftwerken auftreten würde. Wissenschaftliche Untersuchungen haben diese Befürchtungen aber nicht bestätigt, und auch die ionisierende Strahlung ist in der Nähe von Atomkraftwerken nicht höher als sonst irgendwo.

Allerdings steht außer Streit, dass ionisierende Strahlung dosisabhängig Krebserkrankungen begünstigt, auslöst und verursacht. Und Konsens herrscht auch darüber, dass Atomkraft nur dann sicher ist, wenn nichts passiert. Wenn allerdings etwas passiert, dann handelt es sich oftmals um Katastrophen mit weitreichenden Folgen und Spätfolgen, wie ein Blick auf die Atomreaktorunglücke von Tschernobyl 1986 und Fukushima 2011 zeigt.

Mit an Sicherheit grenzender Wahrscheinlichkeit kann vorausgesagt werden, dass, in von Reaktorunglücken betroffenen Gebieten, die Rate verschiedener Krebserkrankungen sprunghaft ansteigen und über Jahrzehnte erhöht bleiben wird. Damit wird auch die Entwicklung der medizinischen Versorgung der betroffenen Menschen klar determiniert. Und wenn bereits Monate nach der Atomkatastrophe in Japan vom März 2011 auf verschiedenen Teilen der Welt kontaminierte Frachtcontainer, Werkstücke und Nahrungsmittel aufgetaucht sind, so bleibt nur noch abzuwarten, wann und in welcher Erscheinungsform gesundheitliche Schäden bei betroffenen Menschen rund um den Erdball diagnostiziert werden. So finden sich bereits im Juni 2011 bei einer routinemäßigen Kontrolle am Flughafen Charles de Gaulle in Frankreich mit radioaktivem Cäsium verseuchte Packungen grünen Tees. Etwa zur gleichen Zeit werden im pazifischen Ozean zwei Wale mit deutlich gesundheitsgefährdenden Anreicherungen von radioaktivem Cäsium 137 gefangen. Radioaktives Cäsium ist gut wasserlöslich und verteilt sich im Falle einer Aufnahme über den Magen-Darm-Trakt im Muskelgewebe des Menschen, wo es, dosisabhängig, durch radioaktiven Zerfall zur Strahlenkrankheit führen kann. Die Verweildauer des Metalls im menschlichen Körper beträgt ca. 110 Tage. Das heißt, ein betroffener Organismus wäre 110 Tage lang der ionisierenden Betastrahlung des Isotops ausgesetzt. Die Halbwertszeit von Cäsium 137 beträgt ca. 30 Jahre. Erst nach dieser Zeit ist die Hälfte der strahlenden Materie abgebaut. Wissenschaftler rechnen damit, dass unabhängig von der Substanz prinzipiell erst nach zehn Halbwertszeiten ein möglicher Restschaden durch radioaktiven Zerfall vernachlässigbar wird. Die Halbwertszeiten von radioaktiven Isotopen sind völlig unabhängig von physikalischen Umgebungsbedingungen, was bedeutet, dass der Zerfall und damit der Abbau nicht beschleunigt oder verlangsamt werden kann. Im Falle des radioaktiven Cäsiums sprechen wir also von ca. 300 Jahren, die das geruchsfreie und unsichtbare radioaktive Element in der Nahrungsmittelkette verbleiben wird. Und Cäsium 137 gehört noch zu den schnell zerfallenden Isotopen. Zukunftsforscher betonen, dass bei einem plötzlichen Verschwinden der Spezies Mensch vom Erdball in einigen tausend Jahren so gut wie keine Artefakte mehr an uns erinnern würden. Selbst Plastik und andere Kunststoffe wären vermutlich irgendwann zersetzt und abgebaut. Aber Einigkeit besteht darüber, dass die atomare Strahlung noch in vielen zehntausend Jahren an den Menschen und seinen Geist erinnern würde.

Es könnten an dieser Stelle, vor allem mit Blick auf das Reaktorunglück von Tschernobyl 1986, beliebig weitere Beispiele von in Pilzen oder höher in der Nahrungsmittelkette stehenden Lebewesen angereicherten, 2011 immer noch strahlenden, radioaktiven Substanzen angeführt werden. Weiters könnte behauptet werden, dass die gesundheitsschädlichen Wirkungen der beiden erwähnten Reaktorkatastrophen bei weitem noch nicht abschließend beurteilbar sind. Und auch noch Jahrzehnte lang nicht abschätzbar sein werden.

Die australische Physikerin und Atomkraftgegnerin Helen Caldicott hat die provokante Behauptung aufgestellt, dass rein theoretisch schon 500 Gramm des hochgiftigen radioaktiven Isotops Plutonium 239 gleichmäßig über den ganzen Erdball verteilt genügen würden, um bei der gesamten Erdbevölkerung Lungenkrebs hervorzurufen. Erklärbar wird diese Hypothese durch die hohe Halbwertszeit von 24.000 Jahren von Plutonium 239, die bedeutet, dass nach 120.000 Jahren immer noch 3,12 % des Ausgangswertes der ionisierenden Strahlung vorhanden wären.

Allerdings muss auch die Möglichkeit in den Raum gestellt werden, dass durch die oben erwähnten Mechanismen von Mutation und Selektion die heute aufgestellten Prognosen bezüglich Krebserkrankungen als Folge von Reaktorunglücken deutlich abmildern werden könnten. Aber all diese Betrachtungen und Überlegungen sollen lediglich darauf hinweisen, dass der Umgang des Menschen mit Radioaktivität die künftige Entwicklung der Medizin ebenso beeinflussen wird, wie Kriege oder Naturkatastrophen zu jeder Zeit die jeweiligen medizinischen Entwicklungen maßgeblich mitbestimmt haben.

Folgende Fragen stellen sich trotzdem: Wird es in der Zukunft keine weiteren Atomunfälle mehr geben? Wie realistisch erscheint eine solche Annahme in Anbetracht der Unfälle von Three Mile Island bei Harrisburg in den USA, Tschernobyl in der zerfallenden Sowjetunion, oder eben der Katastrophe von Fukushima, deren Ende und Ausmaß auch im Jahr nach der Naturkatastrophe noch immer nicht abschätzbar ist.

Inwieweit wird ausgerechnet die Medizin imstande sein, die gesundheitlichen Folgen der eindeutig von Menschen verursachten Katastrophen zu lindern, zu heilen?

Welchen medizinischen Fortschritt wird es geben, geben müssen, den es ohne die Folgen von Kernkraftwerksunfällen nicht gegeben hätte, weil er nicht notwendig geworden wäre?

Wird menschlicher Fortschritt mit neuen Krankheiten bezahlt?

Irgendwann wird uns auffallen müssen, dass „Krankheit“ nicht nur ein anonymer Feind der Menschen ist, der hinterhältig und unberechenbar zuschlägt. Nein, manchmal erscheint die Krankheit eher ein treuer Weggefährte der Menschheit zu sein. Ein feinfühliger Beobachter und Begleiter von sozialen und technischen Entwicklungen, der beständig auf Schwächen aufmerksam macht, indem er seine Finger stets in die größten Wunden legt. Nur ist die Menschheit bis heute zu keinem Zeitpunkt dazu bereit, aus Krankheit lernen zu wollen. Sie verstehen zu wollen. Oder auch zu können. Seit jeher reagiert die Humanmedizin mit dem gleichen Reflex: Die Krankheit muss bekämpft werden.

Selten hört man den Ruf nach Vermeidung der Ursachen.

Kein Beispiel eignet sich besser, diesen Satz zu untermauern, als die oben beschriebene Atomreaktorkatastrophe von Fukushima 2011. Denn die Zahl der unmittelbar und mittelbar getöteten Arbeiter und Bewohner des betroffenen Landstrichs wird lange Zeit geheim gehalten werden. Ein weiterer menschlicher Reflex. Das kindliche „Ich war's aber nicht!" Zuletzt übrigens nach Tschernobyl gesehen. Erst heute, ein Viertel Jahrhundert nach dem Reaktorunglück, sickern erste grauenvolle Zahlen über an Strahlenkrankheit und Krebs verstorbene „Liquidatoren" durch.

Auch darf aus der Sicht eines humanistisch denkenden Arztes festgestellt werden, dass die beste Behandlung von Kriegsverletzungen immer noch in der Vermeidung des Krieges bestünde. Aber solche Anwandlungen werden als weltfremd bis sarkastisch abgetan. Medizin richtet sich eben nach den Bedürfnissen der Menschen, und die medizinischen Bedürfnisse von Menschen richten sich nach den gängigen Krankheiten, und die richten sich nach den jeweiligen Möglichkeiten einer Kulturepoche.

Das heißt, auch Krankheiten entwickeln sich nach den gleichen Gesetzmäßigkeiten wie die Spezies Mensch. Eine Art von Wirkung und unerwünschter Nebenwirkung, wenn man so will. Ein Ying und Yang. Ein Tag und Nacht.

Das Notwendige und das Mögliche

Im Zweifelsfall eine Operation

Eine rüstige 82-jährige Patientin sucht im Internet mit Hilfe ihres Sohnes einen Orthopäden, da ihr Hausarzt die Hüftschmerzen, die sie seit Wochen verspürt, lediglich mit Schmerzmitteln behandelt. Es ärgert sie, vom Hausarzt stets mit einem dezenten Hinweis auf ihr Alter vertröstet zu werden. Sie hat das Gefühl, dass der Arzt einer möglichen Operation von vornherein ablehnend gegenübersteht – ob wegen ihres Alters oder aus Kostengründen, diese Frage kann sie nicht beantworten. Nicht einmal ein Röntgenbild hat er anfertigen lassen.

Über eine Ärzteseite findet sich bald ein orthopädischer Facharzt in der Nähe. Er ist zwar Privatarzt, dafür aber zugleich leitender Oberarzt in einem bekannten orthopädischen Spital. Diese Tatsache, verbunden mit dem Ausblick auf eine eventuell bevorstehende Operation, ist der Frau die Zusatzkosten auf jeden Fall wert. Ein Termin ist rasch vereinbart, das unvermeidliche Röntgen wird sofort veranlasst. Eine Untersuchung im klassischen Sinn scheint sich in Anbetracht der Klarheit des Falles zu erübrigen. Weder erwartet die Patientin eine solche, noch sieht der Orthopäde nach einer gründlichen Anamnese eine Notwendigkeit zur körperlichen Examination. Beim Erstkontakt wird ein opiathältiges Schmerzmittel verschrieben, ein Kontrolltermin mit Röntgen und MRT der rechten Hüfte in zehn Tagen vereinbart.

Bei dieser neuerlichen Konsultation liegen dann die Fakten klar am Tisch. Die Hüfte der Patientin ist stark abgenützt. In Anbetracht der Tatsache, dass die Schmerzmittel bis jetzt nicht viel genützt haben, bietet der Oberarzt die baldige Operation in einem Privatkrankenhaus an. Die Patientin ist gerne bereit, die Kosten von 7.500 Euro für eine künstliche Hüfte zu tragen, um sich eine weitere Leidens- und Wartezeit zu ersparen.

Schon eine Woche später wird operiert. Trotz des relativ hohen Alters verträgt die Patientin sowohl die Narkose als auch den Eingriff an sich ausgezeichnet. Schon bei der ersten Visite des Operateurs am Abend des Operationstages berichtet sie voller Freude, dass die Schmerzen schon jetzt weit weniger wären als vor der OP. Patientin und Chirurg sind glücklich.

Aber nach und nach, mit zunehmender Mobilisation, kehren die Schmerzen zurück. Ebenso die Verzweiflung der 82-Jährigen. War alles umsonst? Die Prothese sitzt, wie das Kontrollröntgen zeigt, fest und zeigt weder Entzündungs- noch Lockerungszeichen. Der Orthopäde ist ratlos. Physikalische Maßnahmen können ebensowenig helfen wie Antibiotika und entzündungshemmende Medikamente. Nach 14 Tagen muss die Patientin, erneut mit starken Schmerzmedikamenten versorgt, entlassen werden.

In ihrer Not sucht sie einen anderen Orthopäden auf, den ihr eine Freundin empfiehlt – diesmal ist es ein Kassenarzt. Nach zwei Stunden Wartezeit schildert sie ihm weinend ihr Elend. Dieser Arzt bittet seine Patientin, sich komplett zu entkleiden, da er eine gründliche Untersuchung durchführen will. Die Dame fragt ihn skeptisch, was er sich von einer Untersuchung verspreche, wo doch alle Untersuchungen schon im Spital gemacht worden seien – „inklusive der Röhre". Doch als der Arzt darauf besteht, entkleidet sich die verzweifelte Frau und legt sich auf die Untersuchungsliege. Sie ist erstaunt, mit welcher Gründlichkeit der Arzt untersucht. („So hat mich bis jetzt noch niemand untersucht.") Es stellt sich heraus, *dass der bohrende Dauerschmerz in der Hüfte durch seitlichen Druck auf das Schambein verstärkt werden kann.*

Der Orthopäde bittet die Patientin um die Erlaubnis, die schmerzhafte Stelle mit Kortison infiltrieren zu dürfen. Verwundert willigt sie ein. Sie kann nicht glauben, dass eine solche Spritze helfen soll. Aber schon bei der zweiten Infiltration zwei Tage später verspürt die Patientin eine deutliche Erleichterung.

„Wissen Sie", sagt der Orthopäde, „ich denke, Sie haben lediglich eine besonders schmerzhafte Leistenzerrung und -entzündung erlitten. Aber Hauptsache, es geht Ihnen jetzt besser."

Nach fünf Infiltrationen auf Kassenkosten ist die Patientin geheilt.

In Österreich werden pro Jahr ungefähr 16.000 künstliche Hüftgelenke eingesetzt. Damit zählt diese Operation zu den am häufigsten durchgeführten Eingriffen überhaupt. Ein Mitgrund für den Boom dieser Operation ist, dass beim künstlichen Hüftersatz zunehmend die minimal-invasive Chirurgie zur Anwendung kommt, bei der die Operation durch winzige Schnitte in der Haut hindurch durchgeführt wird.

Durch die steigende Lebenserwartung einerseits und ständig weiterentwickelte Operationsmethoden andererseits wird der Eingriff heute weit öfter und in früheren Erkrankungsstadien vorgenommen als früher. Es ist nicht mehr selten, dass auch Patienten im hohen Alter, das heißt auch mit über 90 Jahren, mit künstlichen Hüftgelenken versorgt werden. Aus der Sicht des Patienten genügt es, mit dem Symptom Hüftschmerz ärztliche Hilfe in Anspruch zu nehmen. Nur noch selten werden Patienten von Ärzten selbst untersucht. Röntgengeräte und MR-Tomografen übernehmen diese Aufgabe. Die aus den Bildern gelesenen Befunde sind häufig die einzige Grundlage für die Entscheidung über eine Operation. Und nachdem sich bei jedem zweiten Patienten über 60 Jahre im Röntgen ohnehin deutliche Zeichen von Abnützungen in den Hüftgelenken (ebenso wie in den Kniegelenken) finden lassen, fällt diese Entscheidung immer öfter positiv aus. Junge Ärzte wollen ihre Operationsstatistik verbessern, Spitäler wollen ausgelastet sein, Herstellerfirmen wollen ihre Medizinprodukte verkaufen, und die Patienten wollen auch. Also wird der Schmerz sofort durch ein künstliches Gelenk ersetzt.

Dabei wird übersehen, dass chronische Schleimbeutelentzündungen, Über- und Fehlbelastungen und Erkrankungen des Leistenbandes ebenso Beschwerden hervorrufen können, die dem Hüftschmerz ähneln. Entzündungshemmende Medikamente, Gelenksinfiltrationen, physikalische Therapien, Kuraufenthalte und andere Maßnahmen könnten in unzähligen Fällen helfen, vorausgesetzt, man hätte Zeit dafür. Dem Faktor Zeit kommt aber nur noch bei der Wartezeit auf die OP Bedeutung zu. Alternative Behandlungsversuche werden entweder vom Patienten abgelehnt oder vom Arzt erst gar nicht angeboten. Dabei käme gerade diesen Behandlungsmethoden bei älteren und ältesten Patienten ein wichtiger Stellenwert zu. Durch Muskelaufbau, gezieltes Training und physikalische Maßnahmen könnten vielen Patienten die OP und die nicht selten auftretenden postoperativen Beschwerden erspart werden. Bei sehr alten, multimorbiden (an vielen Krankheiten leidenden) Patienten ließen sich die Schmerzen sehr gut mit Opiaten und Morphinen behandeln. Morphium belastet Magen und Darm nicht, die psychischen Nebenwirkungen werden oftmals durchaus als angenehm empfunden, und der wichtigsten Nebenwirkung, der Darmträgheit, kann durch entsprechende Diät und reichliche Flüssigkeitszufuhr rechtzeitig entgegengewirkt werden. Aber viele Patienten lehnen Opiate und Morphine mit dem Hinweis auf eine mögliche Suchtentwicklung von vornherein ab. Dabei wäre es, nüchtern betrachtet, völlig unerheblich, ob ein 87-jähriger Patient auf Morphium süchtig wird oder nicht, denn eine solche Sucht spielt in Anbetracht der durchnittlichen Lebenserwartung zu diesem Zeitpunkt keine Rolle mehr. Ganz abgesehen davon, dass die finanzielle Belastung des Gesundheitssystems durch solche Schmerztherapien verschwindend gering wäre.

Aber jeder Sozialversicherte, so der Tenor, hat ein Anrecht auf eine sofort implantierte, schmerzfreie Kunsthüfte und volle Beweglichkeit, auch im hohen Alter. Und vielen Ärzten erscheinen in Anbetracht zunehmender rechtlicher Unsicherheit die möglichen Nebenwirkungen von schmerz- und entzündungshemmenden Medikamenten zu riskant. Lieber eine kalkulierbare Operation als ein mögliches Magengeschwür mit nachfolgender Klage. Dabei gilt es oft lediglich eine Lösung für wenige Lebensmonate oder -jahre zu finden. Denn in dieser Größenordnung bewegt sich die Lebenserwartung von 90-Jährigen.

Nicht außer Acht gelassen werden dürfen auch mögliche Komplikationen der Operation. Angefangen von postoperativen Schmerzen und Muskel- oder Nervenverletzungen bis hin zu Gefäßverletzungen, Entzündungen und dem Verlust der Extremität reicht der Bogen drohender Nebenwirkungen einer OP. Eine nicht unbeträchtliche Zahl von Patienten kommt mit dem Gefühl, einen Fremdkörper in sich zu tragen, psychisch nicht zurecht. Die Angst vor dem Hüftschmerz weicht der Angst um die Funktionsfähigkeit und Integrität des Implantats. Die Realität zeigt, dass bei einer großen Zahl von hüftoperierten Patienten schwierig zu behandelnde physische und psychische Nebenwirkungen auftreten.

Und vor allem bei Hochrisikopatienten besteht große Gefahr für Komplikationen während und nach der Operation – Anästhesisten und Internisten, die mit den Operationsvorbereitungen und -freigaben befasst sind, wissen ein Lied davon zu singen. Patienten, die sich aufgrund ihres Alters kaum noch bewegen können, deren Herzen gerade noch genug Pumpleistung besitzen, um ein Überleben von Tag zu Tag zu ermöglichen, deren Lungenfunktion hochgradig eingeschränkt ist, Demenzkranke, Verwirrte und massiv Übergewichtige, ihnen allen wird noch eine künstliche Hüfte angeboten und eingesetzt.

Die Frage, welche Kosten durch die jährlich 16.000 Hüftoperationen verursacht werden, wird als unethisch abgetan. Aus der Sicht des Steuerzahlers wäre eine Reduktion der Operationsfrequenz auf das Niveau von vor zehn Jahren bereits ein bedeutender Erfolg. Dabei müsste keinem einzigen Patienten effektive Hilfe vorenthalten werden.

Zuerst einmal nicht schaden?

Ein ärztlicher Leitsatz, der aus der Antike stammt, lautet: „primum non nocere“, zu Deutsch: „zuerst einmal nicht schaden“. Auf den ersten Blick selbstverständlich, auf den zweiten schon nicht mehr so ganz eindeutig. Denn Wirkung und Nebenwirkung sind ein unzertrennbares Begriffspaar, das jede ärztliche Arbeit und Verschreibung begleitet. Und es ist nicht immer vorhersehbar, ob die Wirkung stärker sein wird als die zu befürchtende Nebenwirkung. Und das gilt nicht nur für ein einzelnes Medikament, sondern auch für die ganze ärztliche Behandlung.

Bei Herrn N. wird im Alter von 85 Jahren im Rahmen einer Operationsvorbereitung zu einer Augenoperation ein bösartiger Tumor in der Lunge festgestellt. Herr N. hatte sich anfangs vehement gegen die Augenoperation zur Wehr gesetzt – „Ich sehe noch genug für die paar Jahre, die ich noch zu leben habe." Aber seine nächsten Angehörigen hatten für seine schattenhafte Sicht der Dinge genausowenig Verständnis wie sein Augenarzt – „Wenn wir das Auge nicht sofort operieren, könnten Sie sogar erblinden!"

Ohne die Augen-OP hätte allerdings kein Lungenröntgen stattgefunden, und ohne Lungenröntgen hätte es keinen Lungenkrebs gegeben, denn Beschwerden hatte Herr N. bis dahin keine, zumindest keine, die vom Lungentumor herrührten.

Von jetzt an aber ist Herr N. nur noch Passagier in einem ferngesteuerten Boot. Blutabnahmen, Punktion, Histologie, erste Chemotherapie, Bestrahlung sind die ersten Stationen auf dem Weg zur angesteuerten Heilung. Da das Blutbild unter der Chemotherapie immer schlechter wird, bekommt Herr N. teure Injektionen zur Verbesserung der Blutbildung, unter deren Wirkung er nach eigenen Angaben allerdings besonders leidet. Die behandelnden Ärzte beruhigen ihn, klopfen ihm auf die hängenden Schultern und sagen, dass alles wieder gut würde, und dass die Spritzen in der Regel sehr gut vertragen würden, er sei da eben eine Ausnahme.

Von Woche zu Woche wird Herr N. dünner und verzagter. Das Essen schmeckt ihm nicht mehr, seine Gattin muss ihn zum Trinken zwingen. Die Haut wird brüchig, die Schleimhäute brennen, er sagt, dass er so die Freude am Leben verliere. Wieder beruhigen ihn alle.

Und irgendwann hat er tatsächlich die vorgesehenen Prozeduren erledigt und überlebt. Herr N. atmet auf, erholt sich in winzig kleinen Schritten, freut sich, lächelt sogar wieder.

Dann, nach einem Monat, ist eine Kontrolluntersuchung vorgesehen. So steht es im Fahrplan. Das Ergebnis ist wenig erfreulich: Der Tumor hat an Größe zugenommen. Diese Tatsache wird dem angegriffenen Herrn N. allerdings nicht mitgeteilt. Er erfährt lediglich, dass er noch einen Monat lang Tabletten einnehmen muss, dann sollte es ihm endgültig besser gehen. Die Ärztin am Lungenzentrum ist freundlich und jung. Vorsichtig fragt er sie: „Muss das alles noch sein, weil mir geht es erst seit der Behandlung schlecht, davor hatte ich keine Beschwerden, und das Auge hätte mich auch nicht gestört."

„Sie wollen doch noch leben, oder?", fragt die junge Ärztin. Herr N. lächelt gequält: „Ja, wenn es noch geht."

„Na, eben, dazu müssen Sie die Tabletten nehmen, gut?"

Gut.

Die Tabletten enthalten wieder eine Chemotherapie. Die Kosten für den geplanten Behandlungszeitraum von einem Monat betragen 3.100 Euro. Beides wird Herrn N. verschwiegen.

Nach der ersten Einnahme wird ihm wieder übel, der eben wiedergewonnene Appetit verschwindet blitzartig. Er bekommt Fieber. Besorgt erkundigt sich seine Gattin telefonisch am Lungenzentrum über die weitere Vorgangsweise im Falle ihres Gatten. Man teilt ihr mit, Herr N. solle die Tabletten weiternehmen, das Fieber müsse nichts Schlimmes bedeuten, könnte eine Folge der Tabletten sein.

Herr N. nimmt die Tabletten weiter. Seine Gattin bittet ihn darum.

Nach der dritten Tablette kann er das Bett nicht mehr verlassen. „Sollen wir dir nicht einen Arzt rufen?", fragen die besorgten Angehörigen. „Nein, ich will keinen Arzt", ist die klare Antwort. Von den Ärzten hat Herr N. zu diesem Zeitpunkt genug.

„Nur noch 27 Tage, dann hast du es geschafft", sagt irgendjemand. Herr N. schläft jetzt fast den ganzen Tag, isst nichts mehr. Hie und da nimmt er noch einen Schluck Tee aus einer Schnabeltasse zu sich.

In der Nacht nach der achten Tablette, noch vor dem Morgen des Tages der neunten Tablette, verstirbt Herr N. in seinem Bett. In der Medikamentenpackung auf seinem Nachtkästchen befinden sich jetzt noch ca. 2.200 Euro weiß gepresstes Pulver. Von dem hätte er gesund werden sollen.

Dieser Patientenfall über medizinische Ethik – und ihr Fehlen – lässt sich von zwei Seiten her betrachten.

Beginnen wir beim Patienten: Wer hat ihn, wann, mit welchen Worten, aufgeklärt? Hat er eine Aufklärung über Erkrankung und Therapie überhaupt verstanden? Oder hat er nur gehört, was er hören wollte, nämlich dass es eine Chance auf Heilung geben könnte? Wer könnte so einem Angebot widerstehen? Wer liest schon gerne das „Kleingedruckte" – auch wenn es meist die wichtigsten Informationen enthält? Wollte er überhaupt über Risiken und Chancen der Therapie aufgeklärt werden, oder hat er lieber einfach vertraut?

Und inwieweit fühlte sich der betagte, schwer kranke Patient in der Lage, selbst zu entscheiden? Wer alles hat auf ihn eingewirkt? Die Ehefrau, die Kinder, der Arzt? Gerade Angehörige drängen oft darauf, eine

Überlebenschance, die die Medizin anbietet, wahrzunehmen, um das Abschiednehmen hinausschieben zu können.

Betrachten wir aber auch die ärztliche Seite: Welcher Arzt glaubt wirklich, einen 85-jährigen Patienten dauerhaft heilen zu müssen oder zu können? Zumal er unter der diagnostizierten Krankheit überhaupt nicht gelitten hat.

Wer hat diese Ärztegeneration erzogen, wer hat ihr die ärztliche Kunst des Heilens vermittelt?

Wie groß ist der Einfluss der Pharmaindustrie auf das ärztliche Entscheiden? Könnte es sein, dass die Herstellerfirma des teuren Krebsmittels Ärzte dazu verleitet, die in ihrem Sinne richtige Entscheidung zu treffen und auf eine Therapie zu drängen? Wird gar Druck auf Ärzte ausgeübt?

Beispiele dafür gäbe es genug. So liest man im unabhängigen Arzneimittelbrief über die Chemotherapie des fortgeschrittenen Magenkarzinoms Folgendes: „In Anbetracht der Toxizität und Kosten bei nicht erwiesenem Überlebensvorteil sind Oxaliplatin, Doce-/Paclitaxel oder Irinotecan als Mittel der ersten Wahl allerdings nicht gerechtfertigt. Die Kombinationstherapie ist einer Behandlung mit nur einem Wirkstoff überlegen. Dabei steigt die mediane Überlebenszeit von 6,7 Monaten auf 8,3 Monate."

Solche Sätze klingen in Anbetracht von bettlägrigen, schmerzgepeinigten Patienten wie blanker Hohn: Für durchschnittlich 1,6 Monate längere Lebenszeit werden Krebspatienten im fortgeschrittenen Stadium einer weiteren, extrem belastenden und nebenwirkungsreichen Therapie mit einer Kombination aus mehreren Chemotherapeutika unterzogen. Schwäche, Übelkeit, der Verlust des Appetits, brennende Schleimhäute, zusätzliche Infekte und in vielen Fällen sogar das Gefühl, lieber sterben zu wollen, als die Behandlung weiterhin ertragen zu müssen, sind ein häufig gesehenes Zustandsbild solcher Patienten. Immer häufiger sterben Patienten nicht mehr an der Krankheit selbst, sondern an der Therapie.

Außerdem wird in kritischen Arbeiten renommierter Forscher immer wieder die Frage gestellt, ob moderne Hochpreiskrebsmedikamente die hohen Kosten in Anbetracht des fragwürdigen Nutzens überhaupt rechtfertigen. So belegt etwa eine im angesehenen JAMA (The Journal of the American Medical Association) veröffentlichte Studie, dass die Sterblichkeitsrate von Patienten, die neben einer Chemotherapie oder biologischen Therapie auch mit dem Hochpreismedikament Bevacizumab behandelt worden waren, höher war als bei Chemotherapie alleine. Die Behandlungskosten einer Bevacizumab-Therapie betragen mindestens 50.000 Euro pro Krankheitsfall.

Der Druck der Pharmaindustrie reicht bis tief in die angebliche ärztliche Entscheidungsfreiheit hinein. Wie wäre sonst folgende Mitteilung des obersten österreichischen Sanitätsrates zu interpretieren: „Ein Abraten von im Impfplan vorgesehenen Impfungen außerhalb der Kontraindikationen muss als ein Verstoß gegen die Prinzipien der evidenz-basierten Medizin gesehen werden." So soll ein Impfgespräch zwar über die möglichen Nebenwirkungen einer Impfung aufklären, allerdings darf die Form der Aufklärung nicht einem Abraten gleichkommen. In solchen Verordnungen wird vom Arzt die Quadratur des Kreises verlangt. Ärzte sind bei den Worten „Verstoß" und „muss gesehen werden" hellhörig geworden. Die Angst vor einer Klage ist allgegenwärtig.

Sowohl die wissenschaftliche Forschung als auch die Heilmittelindustrie vermitteln jedem Arzt permanent, dass es noch bessere Methoden und noch bessere Heilmittel gibt, die er anwenden kann und soll. Dass er noch nicht das Beste vom Besten weiß und verwendet. So tritt ein ewig nach Verbesserung seines Wissensstandes drängender, mit sich selbst nie zufriedener Arzt dem Patienten gegenüber. Oft wendet er dabei das, was er unter allgegenwärtigem Fortbildungsdruck erlernt hat, gegen die eigene ärztliche Überzeugung an.

Es ist notwendig, dass Ärzte wieder mehr Selbständigkeit und Eigenverantwortung bekommen und übernehmen. Denn die persönliche Note, das Besondere an einem Menschen, das Außergewöhnliche geht in einer Gesellschaft, in der alle Mitglieder normiert sind, verloren. Keinesfalls soll der Sinn der Qualitätssicherung an sich in Frage gestellt werden. Aber es müsste wieder akzeptiert werden, dass es für verschiedene Menschen auch unterschiedliche Ergebnisse bei der Behandlung ein und derselben Krankheit geben darf. Es ist nicht notwendig, einen Patienten immer optimal – das heißt: streng nach den Vorgaben bzw. nach den vorgesehenen Behandlungswegen – zu behandeln, um ein individuell optimales Ergebnis zu erzielen:

Der 76-jährige Herr J. nimmt seit Jahren blutzuckersenkende Medikamente.

Der Internist, der ihn behandelt, wird im Rahmen einer Fortbildung wieder einmal auf die Dringlichkeit regelmäßiger Kontrollen bezüglich der zu erwartenden Nebenwirkungen erinnert. Getreu dem Motto „immer das Beste für den Patienten“ schickt er daher den Mann bei der nächsten Kontrolle zum Lungenfacharzt, der, sozusagen als Nebenbefund, ein hochgradiges Schlafapnoe-

syndrom feststellt – das heißt, dass es während des Tiefschlafes zu sogenannten Atemaussetzern kommt. Herr J. weiß, dass er seit Jahrzehnten schnarcht. Er hat aber keine Probleme dadurch, immer wieder betont er mit einem Lächeln, dass auch seine Ehe nicht unter dem Schnarchen gelitten habe, weil seine Frau schon seit geraumer Zeit schlecht höre.

Dennoch wird Herr J. mit einem kompliziert zu bedienenden Apparat ausgerüstet, der ihm über eine Gesichtsmaske, die er jede Nacht zu tragen hat, ausreichend Sauerstoff zuführt. Dieser Sauerstoff sei wichtig für sein Herz, wird ihm erklärt.

Nach einigen Wochen erscheint Herr J., den Tränen nahe, wieder bei seinem Internisten. Seit er die „Beatmungsmaschine", wie er das Gerät nennt, verwenden müsse, habe sein Leben eine traurige Wendung genommen. Er schlafe unruhig, träume schlecht und fürchte sich schon jeden Abend vor dem Schlafengehen. Er könne nicht mehr in seiner bevorzugten Stellung schlafen, und die Geräusche der „Beatmungsmaschine" seien ihm zuwider und unangenehm. Dann stellt er folgende Frage: „Wie schnell werde ich sterben müssen, wenn ich die Maschine nicht mehr verwende?"

Erst jetzt wird dem Internisten bewusst, welche Folgen seine medizinische Korrektheit nach sich gezogen hat. Er beruhigt Herrn J. Die beiden Männer einigen sich darauf, dass der mögliche Lebenszeitverlust auf keinen Fall den Lebensqualitätsverlust übersteigen kann, der Verzicht auf die Maschine also verantwortbar erscheint.

Ab diesem Zeitpunkt atmet Herr J. wieder freier und seine gewohnte Lebensfreude kehrt Stück für Stück zurück.

Blutverdünnt bis zum Verbluten

Die OAK (Orale Antikoagulation, Blutverdünnungsbehandlung) war zusammen mit der Blutdrucksenkung ein weiterer Meilenstein auf dem Weg, die durchschnittliche Lebenserwartung zu erhöhen. Durch die medikamentöse Verdünnung des Blutes (eigentlich handelt es sich um komplizierte Eingriffe in das Zusammenspiel der Gerinnungsfaktoren) gelingt es, die Bildung von Blutgerinnseln, die kleine und kleinste Blutgefäße verschließen können, zu verhindern. Denn die Folge von durch Blutklumpen verstopfte Gefäße sind die gefürchteten Infarkte, – wenn sie im Gehirn stattfinden, meist als Schlaganfall bezeichnet.

Vor allem bei älteren Menschen kommt es wegen einer häufig bestehenden Herzinsuffizienz und anderen Herz-Kreislauf-Erkrankungen zum Vorhofflimmern. Insgesamt sind etwa 1 bis 2% der Bevölkerung betroffen, wobei die Wahrscheinlichkeit zu erkranken im Alter deutlich ansteigt. Bei den über 80-Jährigen sind über 15% der Menschen betroffen. Durch den immer größer werdenden Anteil dieser Altersgruppe in der Bevölkerung steigen auch die Fallzahlen beim Vorhofflimmern.

Charakteristisch für das Vorhofflimmern ist ein unregelmäßiger Herzschlag. Im überdehnten linken Vorhof können sich nunmehr Thromben (Blutgerinnsel) bilden, die durch die Verwirbelungen des unregelmäßig schlagenden Herzens in den großen Kreislauf ausgeschwemmt werden und in den entsprechend versorgten Organen zu Gefäßverschlüssen führen können. Dem kann die Blutverdünnungsbehandlung entgegenwirken. Soweit die Theorie.

Allerdings besteht bei blutverdünnten Patienten eine deutlich verlängerte Blutungszeit, das heißt die

Zeit, die bis zum Stillstand einer inneren oder äußeren Blutung vergeht, wird länger. Um wie viel sie sich verlängert, hängt von der Art der OAK-Therapie und dem vorgegebenen Zielwert ab. So genügt zur allgemeinen Vorbeugung von gefäßverschließenden Zwischenfällen die tägliche Einnahme von 100 mg Aspirin, die Dosis des Kinderaspirins. Aspirin verhindert bis zu einem gewissen Grad das Aneinanderlagern von Thrombozyten (Blutplättchen). Bei dieser Dosis wird kein Patient verbluten und doch einen leichten Schutz vor Gefäßverstopfungen haben. Nach einer Gefäß- oder Herzoperation, nach einer tiefen Beinvenenthrombose (Verschluss einer Beinvene) oder einer Lungenembolie muss das Blut aber so massiv verdünnt werden, dass z.B. im Falle einer Darmblutung durchaus Lebensgefahr für den betroffenen Patienten bestehen kann.

Eine sinnvolle OAK hängt also sowohl von der Art der Erkrankung, als auch vom Ziel der ärztlichen Intervention ab. Durch regelmäßige Überprüfung der Blutungszeit muss sichergestellt werden, dass die behandelten Patienten richtig eingestellt sind. Denn wenn das Ausmaß der Blutverdünnung einen gewissen Korridor verlässt, besteht entweder die Gefahr eines Gefäßverschlusses (bei Unterdosierung) oder die Gefahr der inneren oder äußeren Verblutung (bei Überdosierung). Besonders gefürchtet sind Magen- und Darmblutungen oder Sickerblutungen im Gehirn.

Blutverdünnte Patienten sollten also, um derartige Risiken zu minimieren, ansonsten weitgehend gesund und nicht unfallgefährdet sein. Bei den meisten Patienten im hohen Alter trifft das aber nicht zu. Und nachdem mit steigender Lebenserwartung auch immer mehr alte und älteste Patienten blutverdünnt werden, steigen auch die Komplikationsraten, als Folge einer

OAK, auf enorme Ausmaße an – auch wenn aus rein statistischer Sichtweise der regelkonformen OAK der Vorzug gegeben werden müsste.

Eine 86-jährige Patientin wird wegen eines Oberschenkelhalsbruches in ein Schwerpunktkrankenhaus eingeliefert. Der diensthabende Orthopäde freut sich auf die medizinische Herausforderung. In den allermeisten Fällen gelingt die operative Wiederherstellung auch in dieser Altersgruppe ausgezeichnet. Schon am Tag nach der OP können viele Patienten schon wieder erste Gehversuche unternehmen.

Allerdings stellt sich der Fall der alten Dame etwas komplizierter dar. Sie leidet nicht nur an einer Demenzerkrankung, sondern ist wegen einer vielschichtigen Herzerkrankung auch seit Jahren blutverdünnt. Eine Vollnarkose kommt bei ihr wegen des angegriffenen Herzens nicht in Frage. Der Anästhesist lehnt in Anbetracht der bestehenden OAK-Therapie allerdings auch eine Lumbalnarkose (Kreuzstich) ab, da im Falle einer Blutung im Bereich des Rückenmarks schwerste Komplikationen zu erwarten sind. Also ist eine Narkose am Einlieferungstag schlichtweg nicht möglich.

Die alte Dame muss nun liegend sieben lange Tage auf ihre Operation warten. Denn so lange dauert es, bis die Gerinnung trotz medikamentöser Gegenmaßnahmen wieder auf vertretbare Werte normalisiert ist.

Am achten Tag gibt es dann endlich die internistische Freigabe zur Lumbalanästhesie. Allerdings haben sich die Rahmenbedingungen für die Operation nunmehr dramatisch verschlechtert. Im Bereich der Bruchstelle haben erwartungsgemäß Entzündungs- und Umbauprozesse eingesetzt, die sowohl die Dauer des Eingriffs als auch die Erfolgsaussichten deutlich zu Ungunsten der Patientin beeinflussen. Außerdem kommt es bei älteren Patienten nach acht Tagen absoluter Bettruhe zu massiven Muskelabbauprozessen. Das bedeutet, dass die Remobilisation nach einer solchen OP ungleich schwieriger wird.

Wegen der starken Entzündung im Operationsgebiet verliert die Patientin während des Eingriffs verhältnismäßig viel Blut. Sie benötigt insgesamt vier Blutkonserven und muss nach der OP noch sechs Tage auf der Intensivstation verbringen.

Im weiteren Verlauf gelingt es nicht mehr, die Dame zu mobilisieren. Sie bleibt über ein halbes Jahr bettlägrig, bevor sie verstirbt. Die Blutverdünnungstherapie ist übrigens nach der OP nicht wieder aufgenommen worden.

Leider kein Einzelfall: Gnadenlos werden aus Angst vor Klagen und Patientenanwälten hochbetagte und multimorbide, geistig mit den Auswirkungen der Therapie völlig überforderte Senioren serienweise blutverdünnt. Häufig überfordert die, sich oft im Wochenrhythmus ändernde tägliche Dosis der entsprechenden Tabletten, die alten Menschen. Dazu kommt noch die permanente Angst vor Unfällen und vor dem Schreckgespenst Verbluten. Regelmäßige Arztbesuche zur Messung des Blutverdünnungswertes und die Sorge, doch einmal versehentlich eine Spritze zu bekommen, obwohl das wegen der Blutergussgefahr nicht passieren dürfte, und immer wieder Ärzte, die ein Absetzen der Therapie fordern, weil sie sonst nicht ihrer Arbeit nachkommen könnten: Zahnextraktionen, kleinere und größere OPS, Gelenkspunktionen etc. – viele Patienten leiden psychisch massiv unter den Umständen und Einschränkungen, die eine OAK mit sich bringt.

Und während die bisher gebräuchlichen Cumarinderivate im Falle einer Überdosierung mit der Gabe von

Vitamin K noch einigermaßen antagonisiert werden konnten (das heißt: ihre Wirkung aufgehoben werden konnte), gibt es für eine neue, derzeit mit massivem Druck der Pharmaindustrie auf den Markt drängende Substanzengruppe überhaupt kein direkt wirkendes Gegenmittel mehr. Das bedeutet, wie im obigen Fallbeispiel, eine mehrtägige Wartefrist, bis Operationen durchgeführt werden können.

Intensivstationen voll mit innerlich blutenden älteren Patienten geben ein beredtes Zeugnis von den Schattenseiten der OAK. Statistisch scheinen diese OAK-Zwischenfälle aber nicht lückenlos auf, denn niemand hat ein Interesse, sie konsequent zu zählen und sich ein gutes Geschäft stören zu lassen. Vertraut man allerdings den offiziellen Studien, so scheint der Nutzen der OAK-Therapie für den statistischen Patienten bewiesen zu sein.

Hauptsache ist aber offenbar, dass man einen Schlaganfall verhindert. Dabei liegt das Risiko von Patienten mit Vorhofflimmern, einen Schlaganfall zu erleiden, lediglich zwischen 1 und 5% pro Jahr. Und schon das vermehrte Trinken von Wasser würde dazu führen, dass die Bereitschaft der Blutplättchen, sich aneinanderzulagern und Klumpen zu bilden verringert würde – ganz einfach deshalb, weil sich das Verhältnis der flüssigen Bestandteile des Blutes im Verhältnis zu seinen festen Bestandteilen verbessern würde. Messbar im Hämatokrit-Wert (Anteil der festen Bestandteile des Blutes, angegeben in %). Doch auch auf beharrliche Anfrage zu diesem Zusammenhang gibt es von der Pharmaindustrie stets die monotone Antwort, dass keine speziellen Studien durchgeführt worden wären, die diese Annahme bestätigt hätten. Schließlich ist mit Wasser auch kein Geld zu verdienen.

Behandlung von Befunden

Die Labormedizin ist seit jeher fester Bestandteil der Medizin. Schon im alten Griechenland war die Untersuchung des Harns als „Harnbeschau“ bekannt, der Harn wurde auf Farbe, Geruch und Geschmack hin untersucht. Ihren großen Durchbruch erlebte die Labormedizin aber mit der Erfindung des Mikroskops. Seit dem Anfang des 20. Jahrhunderts wurde der Blick durch das Mikroskop durch chemische Untersuchungsmethoden ergänzt.

Heute ist die Laborchemie imstande, jeden organischen und anorganischen Bestandteil des menschlichen Blutes nachzuweisen und zu messen. Umgekehrt ist die moderne pharmazeutische Industrie in der Lage, Substanzen herzustellen, die fast jeden beliebigen Laborwert beeinflussen können. Diese Konstellation erlaubt es, Laborwerte zu behandeln, ohne dass es dazu noch einen Patienten braucht.

Ein 42-jähriger Mann folgt bei bester körperlicher Gesundheit dem Aufruf einer Zeitung, sich durchuntersuchen zu lassen. Dabei übersieht er, dass der Artikel eine bezahlte Anzeige eines neuen Gesundheitsanbieters ist.

Die Untersuchung besteht vor allem aus einer Blutabnahme, einem EKG, einer Ultraschalluntersuchung, einem Lungenröntgen, einer Blutdruckmessung sowie einem abschließenden Beratungsgespräch. Bei diesem wird dem verblüfften Probanden mitgeteilt, dass Herz-Kreislauf und Lunge bei ihm zwar in Ordnung wären, dass er aber an Gicht, einer Leber- und einer Fettstoffwechselerkrankung leiden würde, die er allesamt dringend behandeln müsse. Ein Rezept über drei verschiedene Medikamente wird ihm ausgehändigt.

Etwas verwundert, plötzlich so schwer erkrankt zu sein, besucht der frischgebackene Patient seinen Hausarzt, den er bislang nur wegen winterlicher Grippen und manchmal auftretender Kreuzschmerzen aufgesucht hat. Er zeigt ihm die Befunde und bittet um Rat.

Der etwas ältere Hausarzt überfliegt die mitgebrachten Papiere und lächelt. „Mein lieber Herr B.“, sagt er, „Sie haben lediglich im Labor einige grenzwertige Werte, eben die Harnsäure, das Cholesterin und einen leicht erhöhten Leberwert. Aber deshalb sind Sie noch lange nicht krank. Lassen Sie einfach das eine oder andere Bier weg, bewegen Sie sich ein bisschen mehr, und alles ist wieder in Ordnung. In einem halben Jahr können wir ja dann die Laborwerte noch einmal überprüfen, wenn Sie wollen.“

Mit diesen Worten hat der erfahrene Hausarzt den verunsicherten Mann noch einmal der Gesundheitsindustrie entrissen.

Viele Diagnosen können in der modernen Medizin erst nach einer Laboruntersuchung gestellt werden. So kann ein Arzt zwar aus den Symptomen Gelbfärbung der Haut (Ikterus), Appetitlosigkeit und Müdigkeit auf eine Hepatitis (Leberentzündung) schließen, die exakte Diagnose, um welche Art einer Hepatitis es sich handelt, kann aber erst mit Hilfe einer Laboruntersuchung des Blutes gelingen.

Damit ist die Labormedizin zusammen mit apparativer Medizin zu einem unverzichtbaren Bestandteil moderner Diagnostik und Therapie geworden. Doch nicht jeder abweichende Laborwert bedeutet auch wirklich eine Krankheit. Im Gegenteil: Viele Laborergebnisse, wie z.B. eine erhöhte Blutsenkung oder eine erhöhte Zahl von weißen Blutkörperchen, weisen auf natürliche Krankheitsbewältigungsprozesse des

Körpers hin. Solche Laborwerte müssen nicht behandelt, sondern höchstens beobachtet werden. Vergessen wird auch, dass Medikamente manche Laborwerte verändern können. So verursacht die Pille nicht selten laborchemische Veränderungen bei den Schilddrüsenwerten, ohne dass die betroffene Frau in irgendeiner Weise an einem Schilddrüsenleiden erkrankt wäre.

Mittlerweile ist die medikamentöse Behandlung von Laborwerten zu einem festen Bestandteil der Medizin geworden. Gedankenlos werden erhöhte Harnsäure- und Cholesterinspiegel, erniedrigte Schilddrüsenwerte und andere Abweichungen von der Norm mit entsprechenden Tabletten behandelt. Es genügt ein verunsicherter Patient, eine Blutprobe und eine chemische Analyse. Ob der Patient je unter irgendwelchen Beschwerden gelitten hat, ist gänzlich unerheblich, ein ärztliches Gespräch oder eine physikalische Untersuchung ist nicht mehr notwendig. Denn die von der Pharmaindustrie maßgeblich mitentwickelte und -geformte EBM („Evidence-Based Medicine") beschreitet nur noch vorgegebene „Behandlungspfade". Und um einen solchen Pfad einzuschlagen, genügt eben oft schon ein veränderter Laborwert.

Dabei ändern sich die Referenzwerte für Laboruntersuchungen permanent. Gerade beim Cholesterinspiegel wären Patienten, die vor 20 Jahren noch als unauffällig eingestuft worden wären, heute schwer risikogefährdet. Durch dieses ständige Senken von Norm- und Sollwerten entstehen unablässig neue, medikamentös behandlungsbedürftige Patienten. Die medikamentöse Behandlung von Laborwerten ist ein gutes Geschäft, und damit das auch so bleibt, werden laufend die tolerierbaren Obergrenzen von Laborwerten wie Cholesterin oder Harnsäure nach unten revidiert. Wenn einmal für längere Zeit keine neuen Studien vorliegen, die weitere Einschränkungen von Normalwerten zulassen, werden eben neue Parameter zur gefälligen Messung auserkoren. Das ist derzeit z.B. der Vitamin-D-Spiegel. Da Vitamin D für relativ viele Prozesse im Körper Bedeutung hat, kann ein zu Recht oder auch zu Unrecht gemessener zu niedriger Vitamin-D-Spiegel jede Menge neuer Patienten bedeuten. Therapie, Beobachtung und weitere Messungen inklusive. Jede solche wissenschaftlich fundierte Korrektur oder Erfindung von Laborsollwerten bedeutet Millionen neuer Patienten.

Die Pharmaindustrie freut sich über diese Entwicklung und finanziert entsprechende Studien großzügig. In diese Studien fließen auch Ärztebefragungen mit ein. Im Rahmen einer in Deutschland durchgeführten Studie wurden 2.000 Hausärzte angeschrieben. Aus der Tatsache, dass 15% der Ärzte eine Rückmeldung gegeben haben – statt des erwarteten Rücklaufs von 5%, wie bei solchen Studien üblich – schloss man auf ein „gesteigertes emotionales Interesse der Ärzte" an der Fragestellung. Dass 85% der kontaktierten Ärzte kein Interesse an der Umfrage zeigten, wurde dagegen nicht als mangelndes Interesse der Ärzteschaft interpretiert.

Studien werden erfahrungsgemäß sowohl von politischen Systemen als auch vom Ziel der Untersuchung selbst beeinflusst. In den USA – dem Hauptlieferanten pharmakologischer Studien und Ergebnisanalysen – hat die Industrie seit der Verabschiedung des „Daten-Qualitäts-Gesetzes" unter der Regierung Georg W. Bush das Recht, Studien in einem frühen Stadium zu kritisieren und eine neue Analyse zu verlangen – und damit die Möglichkeit, das Ergebnis der Studie wesentlich zu beeinflussen.

So suchen ganze Armeen von Wissenschaftlern nach neu zu definierenden Sollwerten, nach neu zu bestimmenden Laborparametern. Mit diesen Werten soll der Mensch messtechnisch immer besser erfassbar werden.

Die Genanalyse als derzeitiger Höhepunkt labortechnischer Möglichkeiten stellt den technokratischen Kontrapunkt des 21. Jahrhunderts gegenüber der Psychoanalyse der vorletzten Jahrhundertwende dar. Damals steckte die körperbezogene Medizin noch in den Kinderschuhen, zumindest im Vergleich zum heutigen Wissensstand. Laborwerte waren weitgehend unbekannt. Daher bot die Psyche als möglicher diagnostisch-therapeutischer Zugang zur „Körper-Seele-Einheit“ Mensch ein willkommenes Fenster. Heute wird die Gesamterscheinung Mensch erneut geteilt. Künftige Diagnostik und Therapie sollen bereits auf der Ebene der genetischen Grundstruktur des Menschen einsetzen und eingreifen. Die Kraft der Psyche scheint wieder weit in den Hintergrund gedrängt zu werden.

Aber weder ist ein erhöhter Laborwert automatisch ein Indiz für eine Krankheit, noch stellt die Behandlung eines Laborwerts alleine eine effiziente Behandlung eines Patienten dar.

Ein gutes Beispiel dafür ist der Harnsäurewert: Richtig ist, dass Gichtanfälle und die damit verbundenen Schmerzen und Gelenkszerstörungen durch einen erhöhten Harnsäurespiegel im Blut hervorgerufen werden können. Falsch ist aber der Umkehrschluss, dass ein erhöhter Harnsäurespiegel automatisch zu Gicht führt und daher behandelt werden muss.

Ganz abgesehen davon führt eine entsprechende Diät in den allermeisten Fällen genauso zum Ziel wie die Einnahme von Medikamenten. Allopurinolhältige

Medikamente, wie sie zur Behandlung der Gicht eingesetzt werden, haben starke Wechselwirkungen mit anderen pharmakologischen Substanzen und verdrängen oft lebensnotwendige Medikamente aus ihrer Plasmaeiweißbindung im Blut. Zugleich können sie selbst massive Nebenwirkungen verursachen: Angefangen von Gichtanfällen zu Beginn der Behandlung über Übelkeit und Erbrechen, Schwindel, Kopfschmerzen, Blutbildveränderungen und Krampfanfällen bis zu seltenen Nebenwirkungen wie Lähmungserscheinungen, dem Stevens-Johnson-Syndrom (arzneimittelallergische Hauterkrankung) oder dem Lyell-Syndrom (blasige Ablösung der Haut), das auch zum Tod führen kann, reicht der Bogen möglicher Nebenwirkungen. Und trotzdem werden die Grenzwerte für erhöhten Harnsäurespiegel permanent nach unten revidiert und damit immer mehr potentiell Behandlungsbedürftige geschaffen. Bei Reihen- und Vorsorgeuntersuchungen oder Routineuntersuchungen während Spitalsaufenthalten werden so neue Patienten gefunden – eigentlich gesunde Laborpatienten. Denn 80 % der Patienten, die harnsäuresenkende Medikamente zu sich nehmen, hatten noch nie einen Gichtanfall.

Ähnliches gilt auch für die medikamentöse Behandlung von im Blut gemessenen Schilddrüsenwerten. Bei den Fehlfunktionen der Schilddrüse unterscheidet man die Hypothyreose (Schilddrüsenunterfunktion) und die Hyperthyreose (Schilddrüsenüberfunktion). Bei der Hypothyreose fühlen sich Patienten müde und abgeschlagen, der Herzschlag ist verlangsamt, Muskelreflexe vermindert, es kommt zu Wassereinlagerungen im Bindegewebe, Gewichtszunahme, Verstopfung und Haarausfall können das Bild abrunden. Aber nicht bei jedem Patienten, der unter den angeführten Symptomen leidet, lässt sich eine Schilddrüsenunterfunktion nachweisen. Überanstrengung, Burnout, Depressionen und normale Alterungsprozesse können ähnliche Symptome hervorrufen.

Und zugleich lässt nicht jeder pathologische Schilddrüsenwert auf eine Fehlfunktion schließen. Die Schilddrüsenwerte im Blut werden häufig durch die Einnahme hormonhältiger Präparate (Pille) verfälscht. Noch häufiger sind zufällige Laborbefunde, die eine Unterfunktion vermuten lassen. Viel zu oft erfolgt nach der Messung von Laborwerten, die eine Unterfunktion der Schilddrüse möglich erscheinen lassen, automatisch eine medikamentöse Therapie. Ohne dass der Proband wirklich an einer Hypothyreose gelitten hätte.

Eine 82-jährige Patientin wird von ihrer Hausärztin wegen einer beidseitigen Lungenentzündung mit 40 Grad Fieber und Schüttelfrost in das nächstgelegene Krankenhaus eingewiesen. Die Dame ist ehemalige Raucherin und leidet an einer höhergradigen COPD, einer obstruktiven Lungenerkrankung, im Rahmen derer sie immer wieder unter Entzündungen des Lungengewebes leidet. Ansonsten genießt sie ihr Leben und ist „ein wahrer Sonnenschein", wie ihre Hausärztin sie immer wieder nennt.

Die Ärztin ruft den aufnehmenden Oberarzt an, um ihm zu sagen, dass es lediglich um die medizinisch-antibiotische und pflegerische Versorgung der sonst alleinlebenden Patientin gehe, ansonsten seien keine diagnostischen und therapeutischen Maßnahmen notwendig.

Drei Wochen später erscheint eine völlig verunsicherte, traurig und ernst blickende Patientin gemeinsam mit ihrer Tochter wieder bei ihrer Hausärztin. Die Ärztin sagt freudig: „Endlich sind Sie wieder da, Sie sind mir schon abgegangen. Wie geht es Ihnen denn?"

Weil aus dem versteinerten Gesicht aber kein Wort kommt, beginnt die Tochter zu sprechen: „Die Mama ist jetzt als künstliche Bluterin eingestellt, weil sie sonst an einem Schlaganfall sterben würde, und das macht sie ganz fertig, weil sie ja regelmäßig zur Blutabnahme kommen und eine spezielle Diät einhalten muss. Und sie hat so Angst, dass sie, wenn sie sich verletzt, verbluten muss, und Sie wissen ja, die Mama ist normal alleine zu Hause, und jetzt macht sie sich den ganzen Tag nur noch Sorgen."

Da bittet die Ärztin, zunächst einmal den Patientenbrief aus den Krankenhaus lesen zu dürfen. Sie staunt nicht schlecht, als sie liest, dass die alte Frau sowohl einer Dickdarmspiegelung als auch einer Magenspiegelung unterzogen wurde. Die Darmspiegelung habe wegen starker Schmerzen und Krämpfe allerdings auf halbem Wege abgebrochen werden müssen.

Sie fragt die Tochter: „Sagen Sie einmal, warum wurde denn die Mutter so gründlich untersucht, sie war ja sonst gesund?"

„Ja, diese Untersuchungen sind wegen der Blutverdünnung gemacht worden, hat mir eine Ärztin erklärt."

Die Hausärztin liest weiter. Jetzt wird ihr langsam klar, wie eines zum anderen geführt hat. Am Aufnahmetag wurde, wie bei allen Aufnahmen, ein EKG geschrieben, bei dem sich ein kurzfristiges Vorhofflimmern (eine Herzrhythmusstörung) zeigte. Daraufhin stellte der junge Stationsarzt die Indikation zur OAK (Blutverdünnungstherapie), weil Vorhofflimmern unter gewissen Umständen zu einer höheren Wahrscheinlichkeit von Schlaganfällen führen kann. Bevor ein Patient allerdings blutverdünnt werden soll, muss sichergestellt werden, dass die Schleimhaut von Magen und Darm intakt ist und eine Blutungsquelle im Magen-Darm-Trakt ausge-

schlossen ist. Daher die obligatorischen schmerzhaften Spiegelungen.

Ganz nebenbei entnimmt die Hausärztin dem Brief, dass sieben weitere EKG-Aufnahmen, die während der drei Wochen durchgeführt worden sind, keine einzige weitere Episode eines Vorhofflimmerns gezeigt haben. Niemandem im Krankenhaus kam offenbar der Gedanke, dass vielleicht die Lungenentzündung und die 40 Grad Fieber bei der 82-jährigen Frau zum vorübergehenden Vorhofflimmern geführt haben könnten.

„Ich hab unbedingt mit einem Arzt sprechen wollen, aber niemand hat Zeit gehabt, bis ich darauf bestanden habe, und dann ist ein Arzt gekommen, der meine Mama gar nicht gekannt hat. Der hat in einer Mappe geblättert und mich dann gefragt, ob ich will, dass die Mama einen Schlaganfall bekommt oder gar stirbt", berichtet die Tochter mit Tränen in den Augen. „Und natürlich hab ich gesagt, dass ich nicht will, dass die Mama einen Schlaganfall bekommt oder stirbt, und dann hat er gesagt, dass dazu eben die Blutverdünnung unbedingt notwendig ist."

Die alte Frau sitzt die ganze Zeit über in sich gesunken und teilnahmslos am Patientensessel.

Nach längerem Überlegen sagt die Hausärztin: „Bitte machen Sie den Oberkörper frei und legen Sie sich auf die Liege, wir schreiben jetzt noch ein EKG, und wenn das in Ordnung ist, brauchen Sie wirklich keine Blutverdünnung, schon gar nicht mit 82 Jahren, einverstanden?" Auch dieses weitere, nunmehr achte EKG ist völlig unauffällig.

Noch einmal erklärt die Hausärztin, dass es der Arzt im Krankenhaus sicher gut gemeint habe, dass aber mit einem wunderschönen Sinusrhythmus, wie er auch jetzt im EKG wäre, keine Notwendigkeit zu einer Blutverdünnungstherapie bestehen würde.

Da hebt der frühere „Sonnenschein" den Kopf, lächelt sein bezauberndes Lächeln und sagt: „Frau Doktor, jetzt geht es mir wieder gut."

Auch die in den Folgemonaten angefertigten EKGs bleiben unauffällig. Eine höhere Gefahr für einen Schlaganfall, als mit 82 Jahren ohnehin gegeben ist, besteht also nicht.

Verunsicherte Patienten werden eher krank. Menschen ohne Freude werden eher krank. Menschen ohne Wünsche und Ziele werden eher krank. Natürlich werden auch Menschen mit Vorhofflimmern eher einen Schlaganfall erleiden als andere. Aber derzeit werden Ärzte in ihrer Ausbildung daraufhin gedrillt, auf jeden auffälligen medizinisch messbaren Befund zu achten und ihn sofort, den jeweiligen Guidelines entsprechend, zu behandeln. Dieses Behandeln ist in vielen Fällen weit entfernt vom semantischen Sinn des Wortes „behandeln".

Selbst wenn im obigen Fall unter Umständen eine Indikation zur OAK bestanden haben sollte, ist auf die persönliche Situation der Patientin nicht eingegangen worden. Die durch dieses Vorgehen entstandene Angst der Patientin lässt die Entscheidung der Hausärztin als einzig vernünftige und logische Konsequenz erscheinen. Denn die Freude am Leben zu verlieren wiegt weit mehr als ein ohnehin fragwürdiger Schutz vor einem eventuellen Schlaganfall. Wenn Ärzte im Dialog mit ihren Patienten wieder vernünftige und für den Einzelnen erreichbare Ziele abseits der Pharmakotherapie definieren und deren Einhaltung kontrollieren könnten, wäre den betreuten Menschen auch geholfen. Sie wären ernst genommen worden und hätten einen gangbaren Weg aufgezeigt bekommen.

Herzinfarkt und sprudelnde Kassen

Gemeinsam mit der Diagnose Krebs gehören die Diagnosen Herzkranzgefäßerkrankung und Herzinfarkt wohl zweifelsohne zu den am meisten gefürchteten Erkrankungen unserer Zeit. So wichtig die adäquate medizinische Betreuung dieser Erkrankungen auch ist – zugleich ist die Diagnose Koronarsyndrom oder Herzinfarkt zum Zielgebiet einer gewinnorientierten Gesundheitsindustrie geworden. Eine ständig wachsende Zahl von Herz- und Gefäßpatienten bedeutet auch steigende Umsatzzahlen all jener Wirtschaftsbereiche, die mit dem Ereignis und den Folgen einer Herz- oder Gefäßkrankheit zu tun haben. Und während Politiker in abendlichen Diskussionssendungen – unterbrochen nur von Werbeblöcken, die Lust auf Chips, Fastfood und Süßigkeiten aller Art wecken – gebetsmühlenartig die Bedeutung der Vorsorgemedizin beschwören, bastelt die Industrie eifrig an der ökonomischen Verwertung des bedauerlicherweise eingetretenen Herzschadens.

So entstehen neue, teure, aber notwendige Akutversorgungseinheiten, Rehabilitationsanstalten, Nachbetreuungsstationen, und vor allem neue Medikamente, die die Kassen der Industrie klingeln lassen sollen. Polemisch könnte man feststellen: Die eigentliche Wirkung der Medizin ist der Gewinn ihrer Betreiber – der Nutzen für den einzelnen Patienten könnte dagegen die Nebenwirkung sein.

Könnte, wohlgemerkt. Denn nicht alles, was verkauft, verordnet und geschluckt wird, hat einen tatsächlichen Wert für den Geschädigten. Wohl aber für den Hersteller:

Es ist anerkannter Konsens, dass nach einem Herzinfarkt das LDL (Low Density Lipoprotein = Cholesterin niedriger Dichte) im Blut des Patienten auf einen Wert unter 100 mg/dl gesenkt werden sollte. Vereinfacht ausgedrückt kann man sagen, dass durch diese Maßnahme das Fortschreiten der Gefäßverkalkung gestoppt werden soll. Denn die Gefäßverkalkung führt dazu, dass die Blutgefäße immer enger werden. Dadurch kommt es zur Unterdurchblutung der jeweils versorgten Muskelpartien. Wenn die Herzkranzgefäße von einer solchen Querschnittsverringerung betroffen sind, führt diese Veränderung über kurz oder lang zum Herzinfarkt. Also soll zusammen mit dem LDL die Gefahr eines weiteren Herzinfarktes gesenkt werden.

Die moderne Labormedizin arbeitet häufig mit dem Begriff des „Surrogatparameters". Darunter versteht man – vereinfacht dargestellt – einen Wert, der eine zuverlässige Auskunft darüber gibt, welcher Effekt einer medikamentösen Maßnahme auf die Lebensdauer des behandelten Patienten zu erwarten ist. Im Fall einer Herzerkrankung heißt der Surrogatwert LDL-Cholesterin. Und die Aussage, die wir erwarten können wollen, lautet: Ein gesenkter LDL-Wert bei einem Patienten, der einen Herzinfarkt erlitten hat, bedeutet, dass der Patient länger leben wird, als ohne diese Maßnahme. Vereinfacht gesagt setzt man also die Höhe des im Blut des Patienten gemessenen LDL-Cholesterins mit dem Erfolg einer medikamentösen Behandlung gleich.

Nun gibt es tatsächlich eine Reihe von Untersuchungen, die belegen, dass unter dem Einfluss von gewissen pharmakologischen Substanzen, den sogenannten Statinen, gesenkte LDL-Werte im Blut erzielt werden können. Dieser Effekt führt, vereinfacht ausgedrückt, zu einer Durchmesserzunahme der Blutgefäße und dadurch zu einem längeren Überleben von Herzinfarktpatienten. Gleichzeitig gibt es aber auch andere Medikamente, die zwar ebenso das messbare LDL im Blut senken, den eigentlich gewünschten Effekt, die Lebenserwartung von Infarktpatienten zu erhöhen, aber nicht erreichen. Das heißt: Diese Medikamente sind in der Theorie erfolgreich, weil sie den Surrogatwert LDL positiv beeinflussen, versagen aber in der Realität bei ihrer eigentlichen Aufgabe, das Überleben zu verlängern.

Die pharmakologische Substanz, von der hier die Rede ist, wird seit mehr als zehn Jahren zur Senkung des LDL-Cholesterins verwendet und hat seit der Zulassung allein in Deutschland einen jährlichen Umsatz von 220 Millionen Euro erwirtschaftet. Anders gesagt: Alleine im Bereich von Herzinfarkt- und Schlaganfallpatienten werden in Deutschland jährlich Medikamente im Wert von mindestens 220 Millionen Euro ohne jeden erwiesenen Nutzen für den Patienten verordnet. Einzig und allein der Nutzen für die Pharmaindustrie ist erwiesen.

Dass es noch schlimmer kommen kann, zeigt ein Beispiel aus der Diabetesforschung: Seit Jahr und Tag wird der Ärzteschaft erklärt, dass einzig und allein die Senkung des durchschnittlichen Blutzuckerspiegels (überprüfbar durch den HbA1c-Wert im Blut, angegeben in % vom Gesamthämoglobin) eine Verbesserung der Lebenserwartung bei Typ-2-Diabetikern erwirken können. Zusammen mit dieser wissenschaftlichen Darstellung wurde der Markt mit einer Vielzahl von Blutzuckermedikamenten geflutet, die immer mit einer verbesserten Lebenserwartung für die Patienten beworben wurden.

Nun gibt es aber Studien, die beweisen, dass medikamentös gesenkte Langzeitzuckerwerte auf das Wunschziel von 6,5% keinesfalls zu der erwarteten Reduktion der Sterblichkeit von Blutzuckerpatienten führen, sondern diese sogar erhöhen.

Solche Erkenntnisse werden aber weder in Sonderdrucken erwähnt, noch bei pharmagesponserten Fortbildungsveranstaltungen vorgetragen. Einzig auf Nachfragen von als „Querulanten“ gebrandmarkten Ärzten wird die Existenz solcher wissenschaftlicher Studien nicht verneint – aber immer mit dem Zusatz: „Verschreiben Sie unsere Präparate weiter, noch ist nichts endgültig bewiesen.“

Sätze wie diese ziehen sich wie ein roter Faden durch die Medizingeschichte, soweit sie uns zugänglich ist. Und sie zeigen: Der Aderlass ist als Methode auch aus der modernen Medizin nicht wegzudenken.

Jenseits von Labor und Tabletten

Nicht immer können Symptome mittels Labor- und Gerätemedizin zu schlüssigen Krankheitsbildern geformt werden, und nicht immer gibt es passende medikamentöse oder operative Therapien. Leider vergisst eine verwissenschaftlichte Medizin diese Tatsache und überlässt ein breites Spektrum ärztlicher Berufung den Psychologen und Alternativheilern.

Eine 34-jährige Kindergärtnerin, eine attraktive junge Frau, kommt am späten Vormittag mit heftigen Bauchschmerzen in die Ambulanz eines Krankenhauses. Während des Aufnahmegesprächs erklärt sie dem Arzt immer wieder, dass sie solche Angst vor einer schweren inneren Erkrankung hätte. Seine Beschwichtigungsversuche, dass so schnell nicht gestorben würde, prallen von ihr ab. Erst als er ihr die Mitteilung machen kann, dass der Ultraschall- und der Blutbefund keinen Anlass zur

Sorge geben, beruhigt sich die junge Frau ein wenig. Sie bekommt eine intravenöse Infusion und bald lassen die Schmerzen nach. Nach drei Stunden kann sie schmerzfrei nach Hause entlassen werden.

Der diensthabende Arzt staunt aber nicht schlecht, als sie am späten Abend desselben Tages wieder erscheint, wieder mit Schmerzen im Bauch, wieder mit schrecklicher Angst, diesmal davor, dass bei der Untersuchung zu Mittag eine Krankheit übersehen worden wäre. Wieder passt das äußere Erscheinungsbild in keiner Weise zu dem Zustand, den die Patientin schildert. Das Haar ist frisch zurechtgemacht, der Lippenstift neu aufgetragen, die Kleidung tadellos. Der Arzt nimmt sich Zeit, lässt neuerlich ein Blutbild anfertigen, untersucht die Kindergärtnerin und versucht erneut, sie zu beruhigen, da es wieder keinen Hinweis auf eine ernste Erkrankung gibt. Er bietet ihr an, sie über Nacht zur Überwachung im Krankenhaus aufzunehmen, was sie aber dankend ablehnt, da ihre Beschwerden während des einstündigen Gesprächs mit dem Arzt weitgehend abgeklungen seien. Als ihr der Mediziner seine Visitenkarte mit Telefonnummer und dem Angebot zur jederzeitigen Kontaktaufnahme im Schmerzfall gibt, scheint sie vollkommen beruhigt zu sein und verlässt das Krankenhaus.

Aber sie kommt ein paar Tage später wieder. Diesmal zu einer anderen Ärztin, mit denselben Beschwerden, derselben Angst. Allerdings konkreter. Sie habe solche Angst, dass sie ein Magengeschwür haben könnte, weil die heftigen Schmerzen im Oberbauch immer wieder auftreten würden. Die Ärztin studiert die vom Kollegen angelegte Krankenakte und willigt schließlich ein, eine Magenspiegelung durchzuführen. Die junge Frau wird aufgenommen und noch am selben Tag gastroskopiert. Das Ergebnis der Untersuchung ist unauffällig. Als die Ärztin ihr den erfreulichen Befund mitteilt, bricht die Kindergärtnerin in Tränen aus. Sie spüre schon, sagt sie, dass sie sterben werde müssen, wenn ihre Krankheit nicht bald diagnostiziert werde.

In den darauffolgenden Tagen werden noch eine Dickdarmspiegelung und eine Computertomografie des Bauches durchgeführt, wieder ohne ein pathologisches Ergebnis. Die geheimnisvolle Krankheit kann nicht dingfest gemacht werden.

Schließlich wird die Patientin einem Psychotherapeuten vorgestellt. Auf die Frage, wovor sie denn solche Angst habe, antwortet die Kindergärtnerin diesmal, dass sie sicher sei, an einem unerkannten Bauchspeicheldrüsenkrebs erkrankt zu sein. Der Arzt konfrontiert sie mit der Tatsache, dass alle Untersuchungen eine solche Erkrankung weitestgehend ausschließen. Aber das ist der jungen Frau nicht genug. Sie habe im Internet herausgefunden, dass Bauchspeicheldrüsenkrebs von den Ärzten meistens erst zu spät entdeckt werde und es dann für die Patienten keine Hoffnung mehr gebe. Dennoch willigt die junge Frau in eine Gesprächstherapie ein.

In den nun folgenden Wochen stellt sich heraus, dass die attraktive Frau schreckliche Angst davor hat, zu sterben, bevor sie ein Kind bekommen hat. Auf die Frage, warum sie, wenn ihr ein Kind so wichtig ist, mit fast 35 Jahren noch kinderlos sei, erkennt sie in der Therapie, dass sie den idealen Partner noch nicht gefunden hat. Dabei lebt sie aber seit über zehn Jahren in einer festen Beziehung. Sie begegne allerdings immer wieder interessanten Männern, die aber bei näherem Kennenlernen vor allem sexuelles Interesse an ihr haben, und das sei ihr zu wenig. Sie wolle um ihrer selbst willen geliebt werden. Es gelingt dem Therapeuten ihr die Widersprüchlichkeit ihrer Lebenssituation bewusst zu machen.

Nach einem halben Jahr überrascht die Kindergärtnerin den Arzt mit der Mitteilung, dass sie beschlossen habe, ihren langjährigen Lebensgefährten zu heiraten. An diesem Punkt wird die therapeutische Begleitung in beiderseitigem Einvernehmen abgebrochen.

Nach ungefähr einem Jahr bekommt der Psychotherapeut eine Geburtsanzeige, dass die Kindergärnerin glückliche Mutter einer Tochter geworden sei und so gut wie nie mehr unter Bauchschmerzen leide.

Schon längst werden die Randgebiete der Medizin von verschiedensten Gesundheitsanbietern besetzt. Vor allem junge Ärzte sind kaum noch imstande, Therapien jenseits der Verschreibung pharmakologisch wirksamer Substanzen oder operativer Eingriffe als medizinische Tugenden anzuerkennen. Das liegt zum Teil an ihrer Ausbildung und zum Teil am Ausleseverfahren, das zu Beginn eines jeden Medizinstudiums steht. Nur wissenschaftlich denkende junge Menschen sind in der Lage, den in Österreich üblichen Aufnahmetest zu bestehen.

Aber bei vielen Krankheitsbildern gibt es, neben der medikamentösen Behandlung, auch einen psychosomatischen Aspekt. Ein gutes Beispiel dafür ist die Therapie der Hypertonie, des Bluthochdrucks. Die Diagnose ist mit der 24-Stunden-Blutdruckmessung rasch und zuverlässig gestellt, die medikamentöse Therapie schnell eingeleitet und zuverlässig wirksam. Patient, Arzt und Pharmaindustrie sind zufrieden. Denn schließlich kann der erhöhte Blutdruck mittels medikamentöser Therapie lediglich behandelt, aber nicht geheilt werden. Der Idealfall einer Erkrankung, aus Sicht der Tablettenhersteller.

Aber es gäbe auch noch einen anderen therapeutischen Zugang. Ebenso unbestritten wie die Wirksamkeit der Medikamente ist auch die Tatsache, dass durch Gewichtsreduktion, regelmäßiges Kreislauftraining, die Vermeidung von psychischem Stress, die Verminderung der Koffeinzufuhr und viele andere nichtmedikamentöse Maßnahmen der durchschnittliche Blutdruck eines Patienten gesenkt werden kann. Und zwar dauerhaft. Diese Maßnahmen erfordern aber eine zeitintensive und anstrengende Auseinandersetzung mit dem Patienten und dessen Lebensführung. Die Psyche des Patienten ist dem ärztlichen Wort ebenso zugänglich, wie die verschiedenen physiologischen Regelkreise dem medikamentösen Eingriff.

Der psychischen Konstitution eines Menschen kommt aber auch im Rahmen der Abwehr von Krankheiten eine wesentliche Bedeutung zu. Bei vielen Infektionen hängt die Schwere der Erkrankung nicht nur von der Aggressivität des Keimes ab, sondern auch von der individuellen körperlich-seelischen Konstitution. Ein gutes Beispiel dafür ist die EHEC-Epidemie in Teilen Europas im Frühjahr 2011. Forscher stellten fest, dass lediglich ein Drittel der Menschen, die mit dem Keim in Berührung kamen, auch tatsächlich erkrankten – und von den erkrankten Personen wiederum entwickelte nur jeder Vierte ein bedrohliches Nierenversagen. Erklären lässt sich diese Tatsache mit unterschiedlich funktionstüchtigen Immunsystemen, die auch für den Verlauf der saisonalen Grippewelle verantwortlich sind: Wenn alle Menschen ein ähnlich intaktes oder geschwächtes Immunsystem aufweisen würden, müssten in einem entsprechend durchseuchten Landstrich auch alle Bewohner an der Grippe erkranken. Das ist aber bekanntlich nicht der Fall.

Naturgemäß sind ältere Menschen, Menschen mit Krankheiten und geschwächter Immunabwehr besonders betroffen. Umgekehrt stellt ein gesundes Immunsystem die beste Garantie gegen eine mögliche Ansteckung dar. Damit rückt wieder die Lebensweise des Einzelnen in den Blickpunkt. Und damit eine gewisse Eigenverantwortlichkeit für die Gesundheit. Denn es bedarf keiner tiefgreifenden physiologischen Erklärungen, um darzulegen, wie wichtig eine vernünftige, ausgewogene Ernährung, ausreichend Schlaf, frische Luft, körperliche Bewegung etc. für das Immunsystem sind.

Und auch wenn die Erkrankung „zugeschlagen“ hat, sind Medikamente nicht der einzige Therapieansatz. So sind z.B. im Fall einer Grippe Umschläge mit Schweineschmalz und Topfen, warme Bäder zur Stabilisierung der Körpertemperatur und körperliche Zuwendung besonders für erkrankte Kinder „nichtpharmakologische Arzneimittel“, deren Wirksamkeit sich nicht leugnen lässt.

Etwas komplizierter ist es zu beweisen, wie sehr psychische Faktoren wie Glück und Zufriedenheit die körpereigene Abwehr beeinflussen. Aber immerhin hat die Wissenschaft eindeutige Belege dafür, wie körpereigene „Glücksbotenstoffe“, wie sie z.B. beim Laufen in die Blutbahn ausgeschüttet werden, das Immunsystem beeinflussen. Das gleiche gilt für die Wirkung der Stresshormone. Fast jeder hat schon einmal erlebt, wie ein sehnlich erwarteter Urlaub durch eine scheinbar plötzliche Erkrankung zerstört wird. Dabei sind diese Krankheitsfälle alles andere als Zufälle. Denn sowohl das Nachlassen der Anspannung, als auch die immunschwächende Wirkung der vorangegangenen Dauerausschüttung von Stresshormonen führen zu einer Abwehrschwäche, sobald der Stress aufhört und der Urlaub angetreten wird.

Billigpflege und Hochpreismedizin

Die Überalterung unserer Gesellschaft dank der modernen Medizin verursacht nicht nur Probleme im Pensionssystem, sondern auch ein weiteres, fast unlösbares Problem: Wer wird die immer älter und kränker werdende Bevölkerung pflegen?

Nach einer Meldung der Agentur Reuters stimmt die Regierung Deutschlands die Bevölkerung auf höhere Beiträge zur Pflegeversicherung ein: „Die zunehmende Zahl Pflegebedürftiger führt dazu, dass die Leistung der Pflegeversicherung ohne Erhöhung der Beiträge nicht mehr darstellbar ist." (Fraktionschef Volker Kauder, CDU)

Sowohl in Deutschland als auch in Österreich kann schon seit längerer Zeit von einem „Pflegenotstand" gesprochen werden, dessen Grund einzig und allein unsere immer längere Lebenserwartung ist. Die „Financial Times Deutschland" berichtet, dass im Jahr 2025 allein in Deutschland geschätzte 152.000 Alten- und Krankenpfleger fehlen werden. Die Situation im kleineren Österreich stellt sich nicht besser dar: Schon jetzt können nicht alle Stellen im Pflegebereich besetzt werden. Allein von 2008 bis 2010 entstanden ca. 6.000 neue Pflegestellen in Krankenhäusern, Alten- und Pflegeheimen. Schätzungen gehen davon aus, dass sich die Zahl der Pflegegeldbezieher in den nächsten 25 Jahren verdoppeln wird. Schon heute tobt ein heftiger Streit zwischen Bund, Ländern und Gemeinden über die Finanzierbarkeit des Pflegegeldes.

Experten weisen darauf hin, dass die klaffende Lücke in der Altenversorgung schon jetzt kaum noch mit ausländischen Arbeitskräften zu schließen wäre. Aber erstens wird mit steigendem Wohlstand auch in den Ländern des ehemaligen Ostblocks das dortige

Pflegepersonal in den eigenen Staaten benötigt werden, und zweitens werden Mindestlöhne und unzumutbare Arbeitsbedingungen auf Dauer zu wenig Anreiz sein, um eine kranke, greise und rund um die Uhr pflegebedürftige Gesellschaft in den Tod zu begleiten.

Doch die Pflege von Alten und Kranken überfordert unsere Gesellschaft nicht nur in finanzieller Hinsicht, sie überfordert auch menschlich in zunehmendem Maß.

Im Frühjahr des Jahres 1989 hört ein Arzt in einem Wiener Kaffeehaus unbeabsichtigterweise ein Gespräch mit, das vier Frauen an einem der Nachbartische führen. Später wird sich herausstellen, dass die Kaffeehausbesucherinnen Stationsgehilfinnen des städtischen Pflegeheims Lainz sind. In der Unterhaltung sprechen die vier Frauen ungeniert und belustigt darüber, wie sie alte Menschen umgebracht haben. Zunächst glaubt der unfreiwillige Zuhörer an einen Streich, den ihm seine Sinne spielen würden. Doch als die Frauen dann auch noch beginnen, die Opfer zu verhöhnen, wird ihm bewusst, dass er soeben Kenntnis über ein schreckliches Verbrechen erlangt hat. Auch über die, die als nächste an der Reihe wären, wird am Nachbartisch angeregt geredet, über „Fahrkarten in den Tod", die zu vergeben wären. Der entsetzte Arzt erstattet Anzeige.

Die einsetzenden Untersuchungen sollten einen der größten Skandale in der Nachkriegsgeschichte Österreichs zu Tage fördern. Die vier Stationsgehilfinnen werden zunächst beurlaubt, später auch verhaftet. Etliche Leichen von im Pflegeheim Lainz verstorbenen Patienten werden exhumiert und gerichtsmedizinisch untersucht. Dabei wird bei allen Leichen eine unübliche Häufung von Wasser im Lungengewebe festgestellt. Damit konnte aber eine Ermordung der Patienten noch nicht zwingend bewiesen werden. Als jedoch tödliche Dosen von Insulin und die Rückstände der Schlaftablette Rohypnol nachgewiesen werden konnten, wurden die Stationsgehilfinnen eine nach der anderen des vielfachen Mordes an den ihnen anvertrauten Patienten überführt.

Im Prozess wurden dann Details der Tötungen bekannt: So habe eine Pflegerin den Kopf des Opfers angehoben und die Nase zusammengedrückt, während die andere die Zunge fixierte und so lange Wasser in den Hals einflößte, bis das sich heftig wehrende Opfer gestorben sei. Diese Methode der Ermordung wurde von den Stationsgehilfinnen als „Mundhygiene" bezeichnet. Alleine bei einer der Täterinnen hielt das Gericht 32 Morde für erwiesen.

Gewalt in Spitälern und Pflegeheimen gibt es nicht erst seit den Geschehnissen von Lainz. Vor allem in psychiatrischen Kliniken und in Altenpflegeeinrichtungen kommt es überdurchschnittlich oft zur Anwendung von Gewalt.

Allerdings sind es in der Regel die Angehörigen von Pflegeberufen, die von aufgebrachten Patienten angeschrien und auch geschlagen werden. Wenn man einer Studie, die über 380.000 Pflegetage analysiert hat, glauben darf, so werden vor allem im Bereich der Geriatrie, also der Altenpflege, zwei Drittel der Pflegekräfte regelmäßig von Patienten oder deren Angehörigen körperlich angegriffen. Ein interessantes Thema außerhalb der öffentlichen Wahrnehmung. Aggressionen in Krankenanstalten und Pflegeeinrichtungen sind zwar nicht grundsätzlich neu, ihre deutliche Zunahme aber sehr wohl. Welche Auseinandersetzung wird da abseits der Worte geführt? Gibt es, neben der zunehmenden

Gewaltbereitschaft junger Menschen, auch eine neue Brutalität alter Menschen? Gibt es einen heimlichen Krieg zwischen Jung und Alt? Erleben wir gerade den Anfang eines neuen Konfliktes zwischen den verschiedenen Altersgruppen innerhalb der Gesellschaft?

In jedem Fall ist die psychische Belastung, die ein Pflegeberuf mit sich bringt, unbestreitbar, und es ist nicht überraschend, dass die Angehörigen von Pflegeberufen überdurchschnittlich häufig von Burnout-Syndrom und Depressionen betroffen sind. Denn im Vergleich zur Pflege etwa eines Säuglings ist die Pflege einer greisen und kranken Bevölkerung mit weit weniger Freude verbunden. Während ein Baby wächst, isst, zu lächeln beginnt, gehen und sprechen lernt, kurzum zu einem nicht mehr pflegebedürftigen Menschen heranreift, verläuft die Entwicklung des alten Menschen mit „tödlicher Sicherheit“ in die umgekehrte Richtung. Denn am Ende der Altenpflege und aller mit ihr einhergehenden Prozesse steht immer der Tod.

Von Politikern vieler Länder wird in Anbetracht des zunehmenden Mangels an Pflegekräften sowohl eine Aufwertung des Berufs, als auch eine Aufstockung der Arbeitsstunden hin zu Vollzeitjobs gefordert. Auf die Frage, wie Pflege als Vollzeitjob psychisch unbeschadet überstanden werden soll, können Politiker keine Antwort geben, weil sie schlichtweg keine Ahnung von den Herausforderungen der 24-Stunden-Pflege haben – zu viele Theoretiker entscheiden von ihren der Realität entrückten Schreibtischen aus. Auch die von der Politik geäußerte Idee, den Beruf des Altenpflegers zu akademisieren und damit höherwertig darzustellen, klingt eher naiv. Denn was soll eine akademische Ausbildung beim Füttern, An- und Entkleiden, Baden und Windelwechseln helfen? Wie sollen die Gerüche und Geräusche siechender Greise durch einen akademischen Grad erträglicher gemacht werden? Und warum, wenn man den Gedanken fortspinnen wollte, gibt es nicht schon längst akademische Titel für Mütter und Väter kleiner Kinder?

Die Wahrheit ist: Die Politik hat bislang keinen Plan, was mit den Errungenschaften des Wohlstands und den Opfern moderner Medizin zu geschehen hat. Wie all die jahrhundertelang unbekannten Sorgen wahrgenommen, behandelt und gelöst werden sollen. Hauptsache, das oberste Ziel des Gesundheitssystems bleibt unreflektiert und unangetastet. Nämlich, dass einzig und alleine die Dauer des Lebens das Maß aller Überlegungen bleibt, und nicht die Qualität dieses Lebens.

Ein 78-jähriger Patient erleidet einen Schlaganfall. Es ist 2 Uhr morgens. Irgendwann erwacht seine Frau, seine eigenartigen, unregelmäßigen Atemgeräusche beunruhigen sie. Sie berührt ihren Mann, aber er rührt sich nicht. Sie schüttelt ihn und ruft laut seinen Namen, aber er reagiert nicht. Seine Atemzüge werden immer weniger und setzen zum Teil aus.

Sie gerät in Panik und ruft ihre Tochter an. In wirren Sätzen berichtet sie ihr, was geschehen ist. Erst die Tochter fasst den klaren Gedanken, bei der Rettungsleitstelle anzurufen. Zu diesem Zeitpunkt atmet der Mann kaum noch. Namen, Versicherung, Vorerkrankungen, genaue Beschreibung des Vorgefallenen. („Ich weiß es nicht, ich bin die Tochter und rufe nicht von zu Hause aus an.") 45 Minuten später kommt der Notarzt. Der Patient hat aufgehört zu atmen.

Sofort werden Wiederbelebungsmaßnahmen eingeleitet. Blaulichter vor dem Haus, Herzmassage, Intubation und Beatmung, venöse Zugänge werden gelegt, eine

Infusion angehängt – das Schlafzimmer ist viel zu klein für den Auftritt der modernen Notfallmedizin. Nach 15 weiteren Minuten gelingt es tatsächlich, wieder einen Herzschlag herzustellen. Die aufgelöst auf und ab laufende Ehefrau des Patienten freut sich besonders über die unregelmäßigen Zacken am Monitor.

Später im Spital wird eine Gehirnblutung diagnostiziert. Eine erste Notoperation in den frühen Morgenstunden kann zwar die Blutung stoppen, der Patient verbleibt aber im Koma und muss weiter künstlich beatmet werden. Ein Kontroll-CT am Nachmittag zeigt, dass sich erneut ein Gerinnsel im Gehirn gebildet hat. Und noch während die Ärzte die weitere Vorgangsweise überlegen, verstirbt der Patient erneut. Wieder wird er wiederbelebt und sofort einer neuerlichen Operation unterzogen. Diesmal ist der Erfolg des Eingriffs etwas zufriedenstellender. Der Patient bleibt zwar im Koma, beginnt aber zeitweise von selbst zu atmen.

Nach drei Wochen Intensivstation kann der Mann auf die normale Bettenstation verlegt werden. Er atmet zu diesem Zeitpunkt aus eigener Kraft durch eine Kanüle im Hals. Alle 10 bis 15 Minuten muss der Schleim aus der Luftröhre abgesaugt werden, damit der Patient nicht erstickt. Die notwendige Nahrung wird über eine Magensonde zugeführt, weil der Patient nicht mehr schlucken kann. Er reagiert weder auf Geräusche, noch auf Berührung. Aber er lebt. Der Familie wird eine weitere Besserung versprochen.

Nach weiteren drei Wochen Physio- und Ergotherapie drängt das Spital auf eine rasche Entlassung („Wir können hier nichts mehr für Ihren Mann tun.“). Im Arztbrief heißt es wörtlich: „In zufriedenstellendem Zustand.“ Dabei kann der Mann weder sprechen, noch essen, noch trinken, er reagiert lediglich auf Geräusche in seiner Umgebung. Ob er den Inhalt des Gesagten versteht, kann auch von den behandelnden Neurologen nicht festgestellt werden.

Völlig außerstande, die notwendige 24-Stunden-Pflege zu Hause durchzuführen, suchen Gattin und Tochter unter enormem Zeitdruck einen Heimplatz für den pflegebedürftigen Vater. Im schließlich gefundenen Pflegeheim entspannt sich die Situation zum ersten Mal seit dem schrecklichen Schlaganfall.

Allerdings spitzt sich nach einigen Monaten die finanzielle Situation der Familie zu. Denn trotz Zuerkennung der höchsten Pflegegeldstufe können die teuren Therapien und die anfallenden Heimkosten nicht abgedeckt werden. Der Verkauf des Einfamilienhauses steht plötzlich zur Diskussion. Die Gattin des Patienten ist völlig verzweifelt und schlittert, ohnehin mit der Situation überfordert, in eine schwere Depression. Die Tochter kümmert sich neben ihrem Beruf von nun an auch um die Arztbesuche der Mutter. Sie will das Elternhaus auf keinen Fall verkaufen und sagt immer wieder zur Mutter: „Du musst jetzt stark sein!“

Die verordneten Antidepressiva helfen und der Vorschlag der Tochter, den Vater von nun an zu Hause weiterzupflegen und das Haus zu behalten, wird von der Mutter nicht mehr kategorisch abgelehnt. Allen Beteiligten ist klar, dass die 77-jährige Frau nicht imstande sein würde, den Pflegeaufwand alleine zu bewältigen. Zu diesem Zeitpunkt muss der Patient vier- bis fünfmal am Tag umgelagert und dabei frisch gewickelt werden. Weit schlimmer sind noch seine häufigen Hustenanfälle und die mit ihnen verbundene Notwendigkeit einer sofortigen Luftröhrenabsaugung. Der Patient macht schon lange keinen Unterschied mehr zwischen Tag und Nacht. Ihn länger als drei Minuten unbeaufsichtigt zu lassen, könnte seinen Tod bedeuten, weil er am eigenen Schleim ersticken würde. Ohne die permanente Hilfe einer 24-Stunden-Hilfspflegekraft würde die häusliche Versorgung nicht möglich sein.

Die Familie nimmt Kontakt zu einer Agentur auf, die sich auf die Vermittlung billiger slowakischer Pflegehelferinnen spezialisiert hat. Ein Mann mit deutlichem Akzent und bis zur Brust geöffnetem Hemd kommt ins Haus, um sich ein Bild von der Lage zu machen. Zunächst drückt er der verzweifelten Gattin und der skeptischen Tochter in geschliffenen Worten sein Mitgefühl aus. „Ja, leider kann uns allen immer so etwas passieren ... unsere Aufgabe ist, Ihnen jetzt zu helfen ...“ Ohne darum gebeten worden zu sein, beginnt er einen Rundgang durch das Haus und mustert Einrichtung und Bilder an der Wand. Dann setzt er sich zum Küchentisch und öffnet eine Mappe mit Bildern von Frauen, die zur Pflege bereit wären. Er beschreibt die jeweiligen Vorzüge der abgebildeten Frauen, insbesondere Vorerfahrung mit schweren Pflegefällen, Deutschkenntnisse oder gar medizinische Ausbildungen. Selbstsicher berechnet er die monatlich anfallenden Kosten, seine eigene Provisionsgebühr miteingerechnet. Er verschweigt, dass die pflegewilligen Frauen auch noch eine monatliche Vermittlungsgebühr direkt an ihn zu entrichten haben. Weder Gattin noch Tochter wagen ihn zu unterbrechen oder das Vorgeschlagene in Frage zu stellen. Zu dringend wird die Hilfe aus dem Ausland benötigt. In Österreich selbst ist niemand bereit, um den Tarif der slowakischen Helferinnen 24 Stunden täglich zu arbeiten.

Zwei Damen mit angeblich hervorragenden Deutschkenntnissen und ausreichend Erfahrung im Umgang mit Intensivpatienten werden ausgesucht. Es wird vereinbart, dass sie sich in 14-tägigen Abständen abwechseln und gemeinsam mit der Gattin des Patienten dessen weitere Versorgung sicherstellen.

Aber schon bei der ersten Helferin entsprechen weder die Deutschkenntnisse noch die angepriesene medizinische Ausbildung dem versprochenen Standard. Außerdem leidet die junge Frau unter schrecklichem Heimweh und redet in stark gebrochenem Deutsch andauernd von ihren beiden Kindern, die von der Schwiegermutter während ihrer Abwesenheit nur schlecht versorgt würden. Nach fünf Tagen und fünf Nächten fährt sie völlig unvermittelt mit dem Zug zurück in die Slowakei.

Erneut verfällt die Frau des Patienten in Panik. Die Tochter nimmt sich Urlaub und hilft der erschöpften Mutter. Immerhin treibt der Herr von der Agentur aber umgehend Ersatz auf. Diesmal klappt es besser. Die Frau bleibt den vollen 14-tägigen Turnus, ehe sie von einer Kollegin abgelöst wird. Aber schon in ihrem zweiten Dienstrad beschwert sie sich immer öfter über die harte Arbeit. Denn der Patient muss auch während der Nacht in regelmäßigen Abständen abgesaugt werden. Sowohl die Helferin, als auch die Ehefrau sind völlig überfordert. „Verbessern Sie mich nicht dauernd", sagt die slowakische Helferin, wenn sie von der Frau des bettlägrigen Patienten wieder einmal darauf aufmerksam gemacht wird, dass sie den Sauger falsch abgewischt hat. „Sie sind faul", fällt einmal um drei Uhr in der Nacht. „Ich werde für diese Arbeit nicht gut bezahlt", ist die Antwort.

Nach dem dritten Dienstrad trennt man sich wieder. Der Herr mit der Mappe wird ungehalten. „Wenn Sie sich nicht helfen lassen, können wir von der Agentur auch nicht mehr helfen." Verzweifelt versuchen Tochter und Gattin den zunehmend verfallenden Patienten in einem Krankenhaus unterzubringen. Wenigstens für ein paar Tage. Aber sie bekommen nur Absagen. Denn leider sei der sondenernährte Patient ein reiner Pflegefall und habe daher in einer Krankenanstalt nichts verloren. Die Betten würden dringend für heilbare Patienten benötigt. Also muss zu Hause weitergepflegt werden.

Vereinfacht ausgedrückt könnte man sagen, dass der Fortschritt in der Medizin eine neue Gattung von Patienten geformt hat. Nämlich jene, die nicht mehr geheilt, aber doch noch am Leben gehalten werden können. Fälle wie der oben beschriebene Patient mit dem Schlaganfall werden in den einschlägigen Statistiken als „geheilt" geführt, da ja die Blutung im Kopf tatsächlich gestoppt werden konnte. Dieses Ziel hat die Neurochirurgie erreicht, ohne das Leben des Mannes zu verlieren. Dass er nach den beiden Interventionen für über drei Jahre ein reiner Pflegefall wurde, scheint in der neurochirurgischen Statistik nicht auf. Im Gegenteil: Einem neuen Patienten mit ähnlichem Schicksal – oder vielmehr seinen Angehörigen – würde man im Notfall mit eben dieser geschönten Statistik zu überzeugen versuchen, sich derselben Behandlung zu unterziehen.

Und so lange die Herzen schlagen, können Opfer der modernen Medizin mittels einer Magensonde ernährt und fast beliebig am Leben erhalten werden. Infekte werden antibiotisch behandelt, ein Wundliegen durch entsprechende Prophylaxe weitgehend verhindert. Lungen können auch zu Hause abgesaugt, Luftröhrenkanülen durch ambulante Schwestern und mobile Palliativteams gewechselt werden.

Niemand spricht dabei über das Leid der Pflegenden. Niemand spricht über die Sorgen von tausenden auseinandergerissenen slowakischen, tschechischen oder rumänischen Familien. Von Kindern, die ohne ihre Mütter auskommen müssen, weil die – in einer modernen Form des Sklavenhandels – zu günstigem Preis die Errungenschaften einer höheren Lebenserwartung im gelobten Westen pflegen. Selbst ausgenützt und ausgebeutet.

Wann werden wir selbst wieder die Verantwortung für unseren Traum vom ewigen Leben übernehmen? Angesprochen ist nicht nur die Gesellschaft als Ganzes, sondern auch jeder Einzelne, der es als verbrieftes Recht sieht, sich auch noch im höchsten Alter medizinisch runderneuern und behandeln zu lassen. Wie wäre es sonst zu erklären, dass an einem sommerlichen Montagnachmittag im Juli 2012 ein 88-jähriger Patient mit dem Hubschrauber unter laufenden Wiederbelebungsmaßnahmen von einem Pflegeheim zur weiteren intensivmedizinischen Behandlung ins nahe gelegene Schwerpunktkrankenhaus geflogen wird, wo er dann doch verstirbt?

Kathedralen unserer Zeit

Krankenhäuser gab es bereits im antiken Rom. Ihre Entstehung war eng mit der Ausbreitung des Christentums verbunden: Als die neue Religion unter Kaiser Konstantin zur Staatsreligion wurde, begannen verschiedene Ordensgemeinschaften, Hospitäler einzurichten, in denen die christliche Nächstenliebe zusammen mit medizinischer Hilfe praktiziert wurde.

In gewisser Weise setzt sich diese Nähe von Religion und Medizin bis heute fort. Zwar spielen Ordensspitäler heute nur noch eine untergeordnete Rolle – aber in ihrer gesellschaftlichen Bedeutung als Träger von Glauben und Hoffnung hat die Medizin die Religion längst eingeholt und überholt. Moderne Krankenanstalten sind zu den Kathedralen unserer Zeit geworden.

Ein 43-jähriger Mann verletzt sich, ohne sich entsprechend aufgewärmt zu haben, bei einem Fußballjuxturnier am Sonntag das rechte Knie. Am Montag wird er von seiner Hausärztin arbeitsunfähig geschrieben und zu einer Magnetresonanztomografie des verletzten Knies zugewiesen, weil die Ärztin einen Meniskuseinriss vermutet. Die Überweisung zur MRT muss erst von einem Vertrauensarzt der zuständigen Krankenkasse bewilligt werden. Die zu bewilligende Überweisung trifft genau eine Woche nach der Erstuntersuchung beim Patienten ein.

Der setzt sich sofort telefonisch mit dem nächstgelegenen radiologischen Institut in Verbindung und erhält einen Termin für den folgenden Montag, also 14 Tage nach der Erstuntersuchung – ein Entgegenkommen wegen der offensichtlichen Dringlichkeit, wie am Telefon betont wird.

Am 17. Tag nach der Verletzung bekommt der verunfallte Hobbyfußballer den Befund samt Bildern zugesandt und begibt sich damit auf die orthopädische Ambulanz des Krankenhauses. Dort wird er erneut untersucht, und obwohl die Schmerzen im Knie zu diesem Zeitpunkt bereits deutlich weniger geworden sind, wird ihm zu einer Operation des eingerissenen Meniskus geraten. Aufgrund der Auslastung der Operationssäle wird der OP-Termin für einen Montag genau fünf Wochen nach der Erstuntersuchung festgelegt.

Drei Werktage vor dem geplanten Eingriff findet sich der KFZ-Mechaniker, der immer noch als arbeitsunfähig geführt wird, bei seiner Hausärztin zur vorgesehenen präoperativen Befunderhebung ein. Die Ärztin fertigt ein Blutbild, einen Gerinnungsstatus, ein EKG sowie eine Lungenfunktionsprobe an, um die Verweildauer im Krankenhaus so kurz wie möglich zu halten. Auf die Frage der Ärztin, wie es ihm denn gehe, antwortet der Patient, dass sein rechtes Knie eigentlich schmerzfrei sei und er auch ausgedehnte Spaziergänge ohne Beschwerden absolvieren könne. Ihr Ansinnen, die Operation in Anbetracht dieser erfreulichen Entwicklung vielleicht abzusagen, lehnt er allerdings schroff ab. Der Facharzt würde ja schließlich wissen, wieso er ihm zur Operation geraten habe, und überhaupt wolle er das Beste für sein Knie und sich selbst. Das stünde ihm schließlich zu, nachdem er seit fast 30 Jahren seine Krankenversicherungsbeiträge einbezahle.

Und so kommt es, dass der schmerzfreie, einwandfrei belastbare Patient fünf Wochen und einen Tag nach dem Freizeitunfall operiert wird. Durch den Eingriff kommt es zu einer Verlängerung des Krankenstandes um weitere sechs Wochen, denn so lange dauert es, bis eine postoperative Infektion des Knies mit Antibiotikainfusionen ausgeheilt werden kann. Und es dauert noch einmal drei Monate, bis alle Beschwerden vollkommen abgeklungen sind und der Freizeitfußballer seine gewohnte Arbeit nach fast fünfmonatiger Unterbrechung wieder aufnehmen kann.

Österreich hat, darin sind sich alle einig, im Vergleich zum OECD-Durchschnitt ein relatives und absolutes Überangebot an Spitalsbetten und an in Spitälern erbrachten Leistungen. Das Drängen der Patientenströme in die Krankenanstalten wird verständlicher, wenn man sich einen Slogan in Erinnerung ruft, den viele Politiker bei jeder Gelegenheit wiederholen: „Spitzenmedizin gibt es nur in den Spitälern." Mit Botschaften wie diesen lenkt man naturgemäß die Patienten von den – kostengünstigeren – Praxen niedergelassener Ärzte in die – weitaus teureren – Spitalsambulanzen, auch wenn eine gleichwertige medizinische Behandlung für 70–80% aller Beschwerden da wie dort möglich wäre.

In Bad Aussee befindet sich eines jener kleinen Krankenhäuser, welche die Reformer des Gesundheitssystems gerne abgespeckt sehen würden. Nach derzeit gängiger Meinung der Gesundheitsökonomen rechnet sich z.B. eine chirurgische Abteilung erst ab einem Einzugsgebiet von 60.000 Menschen, im Fall des Krankenhauses Bad Aussee sind es nur 5.000. So liegt z.B. die Frequenz von Blinddarmoperationen an der chirurgischen Abteilung von Bad Aussee aus der Sicht der Gesundheitsökonomen viel zu niedrig – mit nur durchschnittlich zwei Operationen pro Monat sei die Abteilung ineffizient und obendrein riskant für die Patienten.

Die Sache wurde zum Politikum: Die Landes-SPÖ wollte die Chirurgieabteilung (die Notfallversorgung ausgenommen) schließen, die ÖVP setzte sich aber im Landtag vehement dagegen ein und konnte so das Aus für die Abteilung verhindern. Bei den anschließenden Wahlen verlor die SPÖ in Bad Aussee ca. 20% ihrer Wähler. Der enttäuschte SPÖ-Bürgermeister erklärte, dass eine sachliche Diskussion nicht möglich gewesen wäre, stattdessen hätte es in der Gemeindestube Schreiduelle gegeben. Und er fügt verbittert hinzu, dass die Vorkommnisse in Aussee nur ein Vorgeschmack dessen wären, was auf eine Bundesregierung zukäme, die es mit der so lange angekündigten Gesundheitsreform ernst meint.

Ein anderes Beispiel, das nicht weniger nachdenklich stimmt: Aufgrund eines Hochwassers zu Beginn des Jahrtausends musste das Spital in Mittersill im Bundesland Salzburg komplett geräumt werden. Zu diesem Zeitpunkt waren 60 der insgesamt 70 Krankenhausbetten belegt. Der Plan der Verantwortlichen war, die 60 betroffenen Patienten in das Krankenhaus

Schwarzach im Pongau zu transferieren – dort kamen allerdings lediglich 18 Patienten an, die übrigen konnten, ohne Schaden zu nehmen, einfach nach Hause entlassen werden. Wäre die Räumung des Spitals nicht notwendig gewesen, hätten sie aber mit Sicherheit noch mehrere Tage dort zugebracht.

Seit 1999 sind die Kosten für das österreichische Spitalswesen um sagenhafte 56% gestiegen und betrugen im Jahr 2009 bereits 11 Milliarden Euro. Das Institut für Höhere Studien (IHS) errechnet gegenwärtig einen weiteren Kostenanstieg für den stationären Krankenhausbereich von bis zu 16,2 Milliarden Euro bis zum Jahr 2020. Ein guter Teil dieser Summen geht auf Kosten der Verwaltung. Eine aktuelle deutsche Studie stellt fest, dass 23% der Gesamtausgaben der gesetzlichen Krankenversicherungen für bürokratische Abläufe verwendet werden – in der Industrie liegt der entsprechende Anteil bei lediglich 6,1%, also einem Viertel. Und die gleiche Studie stellt fest, dass deutsche Krankenhausärzte 37% ihrer Arbeitszeit für Verwaltungsaufgaben verwenden müssten. Weiters wird in der Studie ausgeführt, dass das Gesundheitssystem durch eine Vielzahl von Reformen einen Grad der Komplexität erreicht habe, der nicht mehr angemessen beherrschbar sei.

Warum Politiker trotz aller Budgetprobleme und Sparnotwendigkeiten für „ihre Patienten" – womit gemeint ist: „ihre Wähler" – ständig wachsende Bettenkapazitäten verantworten wollen, ist ebenso rätselhaft wie der Umstand, dass Spitäler einen „Wohlfühlfaktor" und „Fünf-Sterne-Atmosphäre" aufweisen müssen. Würde es nicht genügen, notwendige medizinische Eingriffe kompetent und in menschlich korrekter Atmosphäre durchzuführen? Muss ein neu errichtetes „Kompetenzzentrum“ beworben werden, oder führt die Bewerbung von medizinischen Einrichtungen nicht eher zu deren Missbrauch? Werden durch all die bunten Broschüren mit lächelnden, glücklichen Patienten und Krankenpflegern nicht eher Begehrlichkeiten geweckt? Ist das Kranksein wirklich ein so erstrebenswertes Ideal unserer Gesellschaft?

Oder wollen Politiker aller Couleurs einfach wiedergewählt werden? Das ist wohl vor allem anderen anzunehmen. Und möglichst viele Gesundheitseinrichtungen im jeweiligen Wahlbezirk scheinen einen nicht unwesentlichen Anteil an der Beliebtheit von Politikern zu haben. Nicht zuletzt deshalb, weil moderne Schwerpunktkrankenhäuser – vor allem in ländlichen Bezirken – die mit Abstand größten Dienstgeber sind. Mit den angeschlossenen Betrieben wie Küchen, Wäschereien, Energie- und Wärmelieferanten stellen Spitäler bedeutsame Wirtschaftsstandorte dar. Auch für die Bauindustrie sind Krankenhäuser eine wichtige Einnahmequelle, da sie aufgrund der rasanten Fortschritte im medizinisch-technischen Bereich sowie der ständig nach oben revidierten Qualitätsstandards permanent adaptiert, renoviert und erweitert werden müssen.

Aus diesem Blickwinkel betrachtet erscheinen die ca. 10 % vom Bruttoinlandsprodukt (BIP), die in Österreich Jahr für Jahr für das Gesundheitswesen ausgegeben werden, in einem neuen Licht: Dieser Wert drückt aus politischer Perspektive wohl eher das Bedürfnis der verantwortlichen Politiker aus, vom Volk geliebt und damit wiedergewählt zu werden, als rationales zweckorientiertes Denken.

Es ist also kein Zufall, dass sich Länder, Bund und Gemeinden mit wechselndem Erfolg um die Oberhoheit über den „stationären Bereich" streiten. Wer im Gesundheitsbereich tonangebend sein will, muss über die Gestaltungsmöglichkeit im Bereich der Krankenanstalten verfügen können. Es geht also weit mehr um Macht und Einflussnahme als um Vernunft. Und während in den Spitalsbereich Milliardenbeträge investiert werden, wird der Bereich der niedergelassenen Ärzte von denselben Politikern zu Tode gespart – mit der Folge eines Landarztsterbens in weiten Teilen Österreichs. Denn irgendwo muss ja schließlich gespart werden. Und die unzufriedenen Patienten, die vor Ort nicht mehr ausreichend medizinisch versorgt werden können, müssen irgendwo aufgefangen werden. Und was bietet sich da mehr an, als ein Schwerpunktkrankenhaus weiter auszubauen. So schließt sich ein finanziell verhängnisvoller Kreis. In diesen teuer zu betreibenden Spitälern werden dann Eingriffe durchgeführt, die früher ein niedergelassener Arzt in seiner Ordination problemlos hätte durchführen können: Hauttumore, Lipome und Atherome könnten auch ohne kostenintensive Operationsvorbereitungen in Lokalanästhesie durchgeführt werden – noch dazu in Wohnortnähe des Patienten. Ein hochsteriler, klimatisierter OP ist dazu nicht nötig.

Vor allem die Widersprüchlichkeit der öffentlichen Bekenntnisse ist ein erschreckendes Indiz für die Orientierungslosigkeit der politischen Entscheidungsträger.

Zum einen ist allen handelnden Personen klar, dass gespart werden muss. In Hinblick auf die Überalterung unserer Gesellschaft, deren Gipfel noch nicht einmal erreicht ist, muss man davon ausgehen, dass die Beibehaltung der derzeitigen Standards in Medizin und Pflege den finanziellen Ruin der öffentlichen Haushalte bedeuten wird. Zum anderen aber bauen die gleichen Politiker, die zum Sparen aufrufen, immer noch bessere, kostspieligere und noch größere Spitäler als Kulisse für die Bühne, auf der sie sich selbst zur Darstellung bringen. Und das Volk jubelt vor Begeisterung: „Für die Gesundheit darf uns nichts zu teuer sein!"

„Auch nicht die Zukunft unserer Jugend?", muss man da fragen.

Chirurgie als Psychotherapie

Kein medizinischer Zweig boomt heute mehr als kosmetische Eingriffe. Im Jahr 2007 sollen alleine in Deutschland über 400.000 schönheitschirurgische Eingriffe durchgeführt worden sein. Operationen, die im Grunde keinen Wert für die körperliche Gesundheit haben, die das Leben nicht verlängern, keine Körperfunktion verbessern, keine Krankheit oder Verletzung heilen. Ihr einziger Wert für den Patienten ist in vielen Fällen ein scheinbarer psychischer Gewinn und Wohlfühleffekt.

Durch die massenmediale Verbreitung von einheitlichen Schönheitsidealen ist, zusammen mit dem Machbarkeitsglauben unserer Gesellschaft, der Grundstein für die Ausmaße der heutigen Schönheitschirurgie gelegt worden. Denn die Massenmedien – in ihrer dichten Verflechtung mit der Werbeindustrie – wecken nicht nur materielle Bedürfnisse, sondern auch das Verlangen, ein vollwertiger Teil dieser funkelnden, schönen Spaß- und Wohlstandsgesellschaft zu sein. Fettabsaugungen, Botoxinjektionen, Hyaluronsäureunterspritzungen, Brustvergrößerungen und -verkleinerungen, Nasen- und Gesichtschirurgie und unzählige weitere Eingriffe sollen das Leben in und mit dem eigenen Körper erträglicher machen. Denn der Großteil der Schönheitsoperationen ist nichts anderes als am Körper vollzogene Therapien von psychischen Beschwerden. Ein Ungleichgewicht von „sich selbst annehmen können“ und „angenommen werden“, die Angst, kein „idealer Mensch“ zu sein, das sind die besten Voraussetzungen, mit sich selbst unzufrieden zu sein. Keinen Frieden mit sich selbst zu finden, sich in seiner Haut nicht wohl zu fühlen. Das Gefühl, in seiner Körperlichkeit nicht liebenswert genug zu sein, ist in vielen Fällen die Ursache für den Wunsch nach einer kosmetischen Operation. Immer wieder berichten Patienten, die sich für einen schönheitschirurgischen Eingriff interessieren, dass sie in ihrem Körper zu wenig Selbstwertgefühl empfinden würden. Aber festere, dünnere Beine, größere oder kleinere Brüste, die Form der Wangen oder der Nase haben mit dem Wert und der Würde eines Menschen zunächst nichts zu tun.

So steht dem Burnout der Seele ein nicht weniger bedeutendes Burnout des Körpers gegenüber. Angst vor Liebesentzug gepaart mit einer Gesellschaft, die Liebe mit Sex verwechselt bzw. gleichsetzt, führt zu dem Bedürfnis, unzweifelhaft schön und damit immer begehrenswert zu sein. Der Satz: „Liebe deinen Nächsten wie dich selbst“ wird in sein Gegenteil verkehrt. Denn die ursprüngliche und eigentliche Aussage, dass erst, wer sich selbst akzeptieren kann, bereit sein wird, andere zu lieben, wird offensichtlich umgedreht: Wer erst den eigenen Körper verändern muss, um endlich genug Aufmerksamkeit von der Umwelt zu bekommen, hat sich selbst noch nie geliebt. Und wer sich selbst nicht genug liebt, ist nicht genug geliebt worden.

Auch bei der Akzeptanz des Körpers kommt der Kindheit eine enorme Bedeutung zu. Vereinfacht ausgedrückt: Kinder, die von ihren Eltern um ihrer selbst willen geliebt worden sind, werden weniger Probleme damit haben, ihr Äußeres anzunehmen, als Kinder, die stets um Anerkennung kämpfen mussten. Das Kennenlernen von Grenzen macht auch vor der Anerkennung der eigenen „äußerlichen Begrenzung" nicht halt. Wer in seiner Kindheit gelernt hat, Grenzen zu akzeptieren, wird sich später auch selbst in seiner Körperlichkeit besser abgrenzen und einordnen können. Auch der ständige Stress und Zeitmangel moderner Eltern gibt Kindern das Gefühl, nicht bedeutend genug zu sein. Nicht den Stellenwert im Leben der Eltern zu haben, der notwendig wäre, um sich schön und geborgen zu fühlen.

Vielleicht könnten manche Schönheitsoperationen durch entsprechende psychotherapeutische Interventionen vermieden werden – ohne die Risiken, die eine OP nun einmal hat, denn immer wieder versterben z.B. Patienten bei Fettabsaugungen an Lungenembolien und anderen Komplikationen. Vielleicht könnten auch einige Psychotherapien vermieden werden, die nach kosmetischen Eingriffen notwendig werden, wenn erst gar kein Silikon implantiert wird – immer wieder entwickeln nämlich Menschen nach kosmetischen Eingriffen psychische Probleme. Aber der Chirurg, so die landläufige Meinung, kann alles. Dort, wo die „Glückspillen" der Pharmaindustrie versagen, schreitet er zur Tat. Und sahnt ab, was von verblendeten Menschen abzusahnen ist.

Aber wo bleibt dabei die Ethik? Welchen Wert hat diese Ästhetik der Makellosigkeit? Mumienhafte, oft bis zur Ausdrucksstarre kaputtoperierte Gesichter. Keine Lachfalten für Menschen, die das Lachen verlernt haben (bzw. es in „Lachkursen" wieder erlernen müssen). Die Mimik aufs Rudimentäre reduziert. Masken, hinter denen sich verunsicherte Menschen vorübergehend verstecken können. Eins fügt sich zum anderen. Denn warum sollten Gesichter Geschichten erzählen, wenn ihre Träger keine eigene Geschichte mehr haben? Vergessen, leugnen, ungeschehen machen. Ein operatives Vorziehen der alzheimerschen Ausdruckslosigkeit.

Aus biologischer Sicht betrachtet wäre die ewige Jugend und Schönheit, die uns die Fernsehwerbung als Ideal vorgaukelt, gar nicht notwendig. Evolutionstechnisch dient die Schönheit des Körpers vor allem der Attraktion, also der Anziehung eines fortpflanzungswilligen Partners. Nicht mehr und nicht weniger. Der Lustgewinn, der mit der körperlichen Jugend verbunden ist, ist aus dieser Sichtweise also primär ein Gewinn sexueller Lust. Denkt man diesen Gedanken weiter, so heißt das: Ewige Jugend bedeutet unter anderem die dauerhafte Aufrechterhaltung des Lustgewinns aus Begehren und Begehrt-Werden zum Zwecke der Fortpflanzung. Die ist aber aus biologischer Sicht ab einem gewissen Zeitpunkt nicht mehr möglich.

Aber wozu erhoffen sich chirurgisch schön und jung gehaltene Menschen eine Verlängerung dieses Lustgefühls? Wir pflanzen uns ja nicht ein Leben lang fort – im Grunde pflanzen wir uns fast gar nicht mehr fort. Mit zunehmender Körperbezogenheit und Egozentrik verliert die Gesellschaft offensichtlich die Fähigkeit, für ausreichenden Nachwuchs zu sorgen. Eher ist es umgekehrt: Solange das Selbst schön (und damit vermeintlich noch fortpflanzungsfähig) ist, muss es sich noch nicht fortpflanzen. So gesehen sind Nachkommen auch das Eingeständnis der eigenen Vergänglichkeit. Und gerade diese Vergänglichkeit des Körpers ist ja das erklärte Feindbild der modernen Medien- und Gesundheitsindustrie.

Was tun wir der Jugend an, wenn Mütter schöner bleiben wollen und müssen als ihre Töchter? Welchen Platz auf der Spielwiese des Liebens und Lebens überlässt eine zu ewiger Jugend verdammte Gesellschaft ihren Kindern? Welches Selbstwertgefühl soll ein modernes Schneewittchen entwickeln, wenn es andauernd im Schatten der Mutter stehen muss? Oder hätte das Schneewittchen gar nicht erst vergiftet werden müssen, wenn sich die böse Stiefmutter bei Zeiten einer kosmetischen Operation unterziehen hätte können? Hätte die alte Königin ihr Selbstwertgefühl durch eine Straffung der Gesichtshaut und ein Silikonimplantat der Brüste erhalten können, ohne gleich die Stieftochter beseitigen zu müssen? Hätte man sich Zwerge, Prinz, Glassarg und die mehr oder weniger zufällige Wiederbelebung mitsamt ihren Kosten für das Gesundheitssystem ersparen können? Auch hier schließt sich ein gedanklicher Kreis.

Warum sind wir nicht mehr imstande, den natürlichen Ablauf des Lebens anzunehmen, so wie wir ja auch die Jahreszeiten annehmen? Warum wollen wir ausgerechnet den Frühling und den Sommer zu Ungunsten von Herbst und Winter verlängern? Wider die Natur.

Dabei könnte man das Altwerden durchaus auch versöhnlich sehen: Weicht beim reifen Menschen nicht die sexuelle, körperliche Attraktion der Jugend einer freundschaftlichen, seelischen Verbundenheit? Gewinnt der Begriff der Schönheit nicht weitere Aspekte, die über eine rein sexuelle Attraktion weit hinausgehen?

Ohne müde zu sein, fällt es schwer einzuschlafen. Analog könnte man überspitzt formulieren: Wenn wir nicht mehr vom Leben müde werden, wollen wir auch nicht mehr sterben. Würde die Energie, die wir ein Leben lang dazu verwenden, den Standards von Schönheit und Erfolg gerecht zu werden, anders eingesetzt nicht befriedigendere Ergebnisse zeitigen? Es ist eine ärztliche Erfahrung, dass Menschen mit intakten familiären Verhältnissen, mit Kindern und Enkelkindern, am Ende des Lebens leichter loslassen können als vereinsamte, abgeschobene Patienten.

Medizin als Spielball der Geschichte

Jede Zeit hat ihre Krankheiten

Vor ungefähr 150.000 Jahren traten die ersten menschlichen Wesen der Gattung Homo sapiens auf. Sie lebten weit verstreut, immer nur in kleinen Gruppen, und fristeten ihr, für heutige Verhältnisse kurzes, Dasein als Jäger und Sammler. Die später auf tragische Weise berühmt gewordenen Krankheiten wie Pocken, Masern, Cholera oder Pest dürften neueren Forschungsergebnissen zufolge in dieser Urzeit der Menschen keine relevante Rolle gespielt haben, da die Mikroorganismen, die diese Krankheiten auslösen, nur in einer Bevölkerung mit entsprechend großer Dichte überleben können. Wenn es nicht genügend ansteckungsfähige Menschen in der Umgebung eines Krankheitsfalles gibt, verlieren diese Krankheitserreger ihren Nährboden.

Das ist übrigens auch heute noch so – die modernen Grippewellen z.B. breiten sich immer nur entlang dichtbesiedelter Pfade aus. Diese werden allerdings von Schiffen und Flugzeugen bis fast an jeden beliebigen Ort der Erde verlängert, was gravierende Folgen haben kann: So brach z.B. 1846 auf den Färöer-Inseln eine Masernepidemie aus. Auf diesen abgelegenen Inseln gab es zu dieser Zeit offensichtlich niemanden, der je mit dem Masernvirus in Kontakt gekommen wäre und entsprechende Abwehrkräfte entwickelt hätte. Daher konnte sich die einmal eingeschleppte Krankheit explosionsartig unter der gesamten Bevölkerung verbreiten.

Doch zurück zu unseren Vorfahren: Die durchnittliche Lebenserwartung war damals so niedrig, dass die modernen Zivilisationskrankheiten wie Herz-Kreislauf-Erkrankungen oder Diabetes wohl weitgehend unbekannt waren. Aber chronische Unterernährung, Verletzungen aller Art, Geschwüre und Krebserkrankungen, die seit jeher Begleiter des menschlichen Lebens waren, bedrohten schon in der Frühzeit der Menschheitsgeschichte die Gesundheit. Und so muss es auch in diesen weit entfernten Tagen ein Äquivalent zu heute üblicher medizinischer Versorgung gegeben haben. Wie anhand von Knochenfunden rekonstruiert werden konnte, war diese medizinische Versorgung durchaus hochstehend. So wurden bereits vor ca. 7.000 Jahren Schädeltrepanationen und Teilamputationen von Gliedmaßen vorgenommen.

In weiterer Folge breiteten sich der Mensch und mit ihm die krankheitserregenden Mikroorganismen über weite Teile der Erde aus. Immer öfter entwickelten sich größere Menschenansammlungen, die auch zunehmend in festen Siedlungen lebten und damit einen besseren Zugriffspunkt für die Angriffe von Krankheitserregern boten.

Sesshaftigkeit, Ackerbau, Haus- und Nutztierhaltung führten darüber hinaus zu einer engeren Verbindung von Mensch und Tier. Und weil die von Charles Darwin beschriebenen Gesetze von Mutation und Selektion universelle Gültigkeit für alle Formen des Lebens haben, gelang im Verlauf der Evolution zahlreichen Viren der Übertritt aus der Tier- in die Menschenwelt. Forschungen haben gezeigt, dass es heute mehr als 60 bakterielle und virale Seuchen gibt, die Hund und Mensch gleichermaßen betreffen. Grippe, Pocken, Tuberkulose und der erst in jüngerer Zeit bekannt gewordene Rinderwahn sind nur einige Beispiele hierfür.

Und während sich der Mensch über die ganze Erde verbreitete, schleppte er bis dahin auf einzelne Erdteile beschränkte Erkrankungen über den ganzen Erdball. Die spanischen Konquistadoren entvölkerten ganze Landstriche in Mittel- und Südamerika etwa nicht durch ihre Streitmächte, sondern indem sie Krankheiten wie Pocken und die Grippe unter eine Bevölkerung brachten, die mit den entsprechenden Erregern bis dahin noch nie in Berührung gekommen waren. Mit dem Klimawandel wiederum breiten sich Krankheiten wie z.B. die Malaria in Gebiete aus, die früher von den entsprechenden Erregern verschont geblieben sind.

Die Krankheits- und Leidensgeschichte der Spezies Homo sapiens war und ist bis heute also eng mit ihrer Kulturgeschichte verknüpft. Jede Klimazone, jede geschichtliche Epoche, jede Kultur und auch jede Naturkatastrophe haben ihre eigenen Spuren in den Erkrankungen der Menschen hinterlassen. Jede Zeit hat also ihre Krankheiten – und damit ihre Medizin, deren Diagnostik und Therapie sich immer nach den vorherrschenden Krankheitsbildern richtet. Das heißt: Medizin richtet sich immer nach den Bedürfnissen einer Gesellschaft – und das Wörtchen „nach" ist in diesem Zusammenhang auch als zeitliche Relation zu sehen.

Die Verknüpfung von Geschichte und Medizin äußert sich in besonderer Drastik am Beispiel von Kriegen und Katastrophen, die neben allen anderen Problemen für die betroffenen Menschen auch medizinische Konsequenzen verursachen: In Form von Verletzungen und Verstümmelungen, aber auch durch indirekte Krankheiten wie etwa den erschreckenden Anstieg von Krebserkrankungen in den von Atombombenabwürfen betroffenen Gebieten Japans oder die Häufung von

Krebsfällen nach der Reaktorkatastrophe von Tschernobyl 1986.

Immer wieder bewahrheitet sich der Satz, wonach der Krieg der Vater aller Dinge wäre. Die Aussage macht auch vor der medizinischen Entwicklung nicht halt. So zynisch es auch klingen mag: Die medizinischen Errungenschaften von Lorenz Böhler, dem Pionier der Unfallchirurgie, wären nicht ohne die abertausend Schusswunden und sonstigen Kriegsverletzungen des Ersten Weltkrieges möglich gewesen, die er als Regimentsarzt behandelte.

Im Kriegsjahr 1916 übernahm Lorenz Böhler das Reservelazarett für Leichtverletzte in Bozen als k.u.k. Regimentsarzt. Er wollte dort auch Knochen- und Gelenksschüsse behandeln, was ihm von seinen Vorgesetzten aber zunächst untersagt wurde. Zu ungewöhnlich war sein Ansinnen für die damalige Zeit. Dr. Böhler begann aber trotzdem mit Nägeln, Winkeln und Platten zu experimentieren. Später, Böhlers Wünsche waren inzwischen offiziell genehmigt worden, wurde das Lazarett in „Spezialabteilung für Knochenschussbrüche und Gelenkschüsse" umbenannt. Jetzt begann Böhler mit seinen für damalige medizinische Verhältnisse revolutionären Behandlungsmethoden das Zeitalter der modernen Unfallchirurgie einzuläuten, indem er eine eigene Systematik der Verletzungen und deren fachgerechter Versorgung erstellte. Auch die regelmäßige Dokumentation der vorgenommenen Maßnahmen sowie die Beschreibung von Gipsverbänden und anderen Heilungsmethoden waren neu.

Die zweite herausragende Leistung Lorenz Böhlers war es, die AUVA (Arbeiter-Unfall-Versicherungsanstalt) von den ökonomischen Vorteilen einer schnellen und hochstehenden medizinischen Versorgung von Ver-

letzten zu überzeugen. Böhler argumentierte, dass der Erhalt, bzw. die möglichst rasche körperliche Wiederherstellung der verunfallten Arbeiter in einem eigenen Unfallkrankenhaus dem Staat einen deutlichen finanziellen Vorteil bringen würden. Und auch wenn die von Böhler vorgelegten Zahlen nie erreicht werden konnten, so kostete der Betrieb des ersten Unfallkrankenhauses in der Wiener Webergasse doch weit weniger, als die Kosten für Invalidenpensionen und Arbeitsausfälle der von Böhler behandelten Unfallopfer ausgemacht hätten.

Eine Geschichte von Ignoranz und Selbstgerechtigkeit

Ein Blick auf die Geschichte der Medizin zeigt auch immer wieder erschreckende Beispiele von fatalen medizinischen Verirrungen, unter denen die Episode des in Ungarn geborenen Arztes Ignaz Semmelweis heraussticht. Denn die Zustände, wie sie am Wiener Allgemeinen Krankenhaus zur Zeit des großen Arztes geherrscht haben, machen deutlich, wie leichtfertig und unbekümmert Spitzenmedizin Leben kosten kann. Und das gleich reihenweise.

1848 beobachtete der Arzt Ignaz Semmelweis unterschiedlich hohe Sterblichkeitsraten infolge von Kindbettfieber an den zwei verschiedenen Geburtshilfeabteilungen des Wiener AKH. Mütter, die in der weitgehend von Hebammen betreuten Abteilung gebaren, waren weit weniger vom gefürchteten Kindbettfieber betroffen als jene Mütter, die in der zweiten Abteilung niederkamen, an der vor allem Ärzte und Medizinstudenten arbeiteten. Der wachgerüttelte Ignaz Semmelweis begann die an seiner Station aufgenommenen Mütter noch genauer zu untersuchen, was einen weiteren Anstieg der Sterblichkeit auf bis zu 15% verursachte. Werdende Mütter begannen sich zu weigern, auf seine Abteilung verlegt zu werden.

Ein Zufall führte zu einer der weitreichendsten Errungenschaften neuerer Medizin. Ein mit Semmelweis befreundeter Pathologe starb wenige Tage, nachdem ihn ein Student bei einer Leichenöffnung mit einem Skalpell verletzt hatte, an einer Krankheit, die einen ähnlichen Verlauf wie das gefürchtete Kindbettfieber zeigte. Semmelweis glaubte einen Zusammenhang erkennen zu können. Die Studenten wechselten nämlich häufig vom Seziersaal in den Kreißsaal, ohne sich dabei die Hände zu waschen, während die Hebammen einerseits weder Leichen öffneten noch andererseits die werdenden Mütter vaginal untersuchten.

Semmelweis ordnete an, dass sowohl Hände wie auch ärztliche Instrumente regelmäßig mit Chlorkalk zu reinigen wären – die Geburtsstunde moderner Hygiene. Die Maßnahme wurde bald mit einer auf 1,3% gesunkenen Sterblichkeit der jungen Mütter belohnt. Damit lag die Sterblichkeit sogar geringfügig unter der der zweiten Abteilung, die von den Hebammen betreut wurde.

Doch Ignaz Semmelweis wurde für seine bahnbrechende Erkenntnis zu Lebzeiten nicht belohnt. Im Gegenteil. Als 1861 seine Arbeit „Ätiologie, Begriff und Prophylaxe des Kindbettfiebers" erschien, wurde ihre Bedeutung verkannt. Da Ärzte und Studenten das Waschen der Hände als reine Zeitverschwendung ansahen und nicht wahrhaben wollten, dass sie selbst zu Überträgern von Krankheiten geworden waren, wurde Semmelweis mit Verachtung und Anfeindungen bedacht, die sogar dazu führten, dass er Wien verlassen musste. Seinen Lebensabend erlebte Semmelweis in geistiger Umnachtung.

Kurze Zeit nach seiner Einweisung in eine Irrenanstalt verstarb er 1865. An einer Wundinfektion.

Erst zwei Jahre nach Semmelweis' Tod gelang es dem englischen Mediziner J. Lister nachzuweisen, dass regelmäßige Desinfektion die Sterblichkeit im Operationssaal deutlich senkte. Seine Beobachtungen verhalfen der breiten Desinfektion endgültig zum Durchbruch. Jetzt erinnerte man sich auch in Wien wieder beschämt an die Arbeiten von Ignaz Semmelweis. Lange nach seinem Tod bekam er den Beinamen „Retter der Mütter".

Bemerkenswert an der Geschichte von Ignaz Semmelweis ist vor allem die Reaktion seiner medizinischen Kollegenschaft auf eine, wie sich aus heutiger Sicht zeigt, bahnbrechende Errungenschaft. Skepsis und Opposition, Beharrlichkeit und Intoleranz, meist aus Angst und Unsicherheit entstanden, sind nicht nur Semmelweis entgegengeschlagen. Im Gegenteil, diese Mechanismen scheinen auch heute noch zwei wesentliche Merkmale der sogenannten Schulmedizin darzustellen.

Wobei der unglücklich wirkende Begriff einer Schulmedizin näher erklärt werden sollte: Ursprünglich umgangssprachlich entstanden, soll mit dem Begriff einer an medizinischen Hochschulen gelehrten Medizin die wissenschaftlich abgesicherte Lehre von der Heilkunde gegenüber der Alternativmedizin abgegrenzt werden. Korrekterweise sollte also eigentlich von einer „Hochschulmedizin" die Rede sein. Und wenn man noch weiter geht, sollte man sich fragen, ob es nicht überhaupt nur eine Medizin geben sollte. Oder verhält es sich in der Medizin wie bei den Religionen, wo mehrere Gemeinschaften den wahren Glauben für sich reklamieren?

Aber zurück zu Ignaz Semmelweis: Ein Blick in den Arzneimittelbrief Nr. 3/2011 – ein hochrangiges unabhängiges Informationsmedium für Ärzte – zeigt zum einen, wie wesentlich seine Erkenntnis von der Notwendigkeit medizinischer Hygiene war, und andererseits, wie schwer sich die Medizin nach wie vor damit tut, sie konsequent umzusetzen. Dort heißt es sinngemäß:

Infektionen durch Venenkatheter sind häufig und durch diese Katheter verursachte Bakteriämien (Blutvergiftungen) die häufigste Infektkomplikation bei Dialysepatienten überhaupt.

Die wichtigsten Maßnahmen zur Vermeidung von durch Katheter hervorgerufene Blutvergiftungen sind die hygienische Händedesinfektion sowie strikte aseptische (sterile) Bedingungen beim Setzen, Verbandswechsel und Handhabung des Katheters an der Dialyse. Die Einführung einfacher Hygiene-Pflegestandards durch Schulungen vermindert deutlich und nachhaltig Blutvergiftungen und ist zudem kosteneffektiv. Weniger effektiv sind technische Innovationen bei Kathetern, antibakterielle Salben und sogenannte Lock-Lösungen.

Die Tatsache, dass Ärzte offenen Auges die Realität leugnen, wäre nichts Neues. Auch heute stehen persönlicher Ruhm, Ehrgeiz und autoritäres Gehabe im Mittelpunkt vieler medizinischer Diskussionen. Und auch Gesundheitsbehörden und -politiker üben sich fleißig in diesen Disziplinen. Man denke nur an alle Versuche, die individuelle Behandlungsfreiheit der Ärzte durch strikte Vorgaben einzuengen.

Laut hört heute jeder, der die Zeichen der Zeit zu erkennen und zu verstehen versucht, den gleichen Satz, wie er Ignaz Semmelweis entgegenhallte: „Nein, ein

Irren der modernen wissenschaftlichen Medizin ist ausgeschlossen!“ Wer anders denkt, wird misstrauisch beobachtet.

Unterstützung erhalten die beharrenden Kräfte durch die Pharmaindustrie, die ihr enger Verbündeter geworden ist. Denn wie könnten Sätze wie „Wie wird man in Würde alt? – Mit den jüngsten Errungenschaften der Forschung“ oder „Möchten Sie das beste Medikament der Welt oder das zweitbeste?“ (beides Originalzitate aus der Arzneimittelwerbung) anders verstanden werden als ein klarer Machtanspruch der Pharmaindustrie?

Auch heute noch werden sinnvolle medizinische Errungenschaften bewusst verhindert. So werden z.B. durch Klagen und langwierige Gerichtsprozesse Medikamente vom Markt „geboxt“. Durch unwesentliche chemische Änderungen an gutgehenden und wirtschaftlich erfolgreichen Medikamenten, und die damit verbundene Erweiterung der Anwendungsgebiete, werden neue Patentrechte erwirkt und der kostengünstigere generische Vertrieb auf einen späteren Zeitpunkt verschoben. Unerlaubte Absprachen oder illegale finanzielle Zuwendungen an Hersteller von Generika („pay for delay“) können die Einführung von billigeren Heilmitteln um durchschnittlich drei Jahre verzögern. Ein nicht unbeträchtlicher Schaden für die Öffentlichkeit. Ohne erkennbaren Nutzen.

Doch die Geschichte von Ignaz Semmelweis erlaubt auch noch eine zweite Beobachtung: Ethische medizinische Forschung orientiert sich stets an den auffälligsten medizinischen Nöten und Defiziten einer Zeit und nicht am erzielbaren Gewinn – wie er für viele Ergebnisse moderner Forschung ausschlaggebend geworden ist.

Zur Zeit des Ignaz Semmelweis gab es, an heutigen Maßstäben gemessen, nicht nur eine große Zahl an Fällen von Kindbettfieber, sondern auch eine erschreckend hohe Säuglingssterblichkeit, die aber niemandem besonderen Grund zur Besorgnis gab, da die Gesellschaft seit Jahrhunderten an den Verlust einer gewissen Anzahl ihrer Nachkommen gewohnt war und darin kein offensichtlicher medizinischer Mangel zu erkennen war. So war dann die herausragende Leistung von Ignaz Semmelweis letztlich nicht die Einführung von Hygienevorschriften am AKH in Wien, sondern die Tatsache, dass er als einziger Arzt seiner Zeit in der Lage war, die unterschiedlich hohen Zahlen der Erkrankungsfälle beider Abteilungen zu erkennen und die richtigen Schlüsse daraus zu ziehen.

An dieser Stelle muss man sich fragen: Was würde Ignaz Semmelweis heute erkennen können, und welche einfachen Konzepte würde er der modernen Medizin verordnen? Wären das z.B. die Krankheitsmerkmale, die sich zum Bereich Depression und Burnout-Syndrom zusammenschließen? Wären hier nicht auch mit einfachen Mitteln gewaltige Fortschritte zu erreichen? Oder denken wir an die zunehmende Zahl der übergewichtigen, zuckerkranken Bluthochdruckpatienten unserer Gesellschaft. Was würde jemand wie Ignaz Semmelweis dazu sagen?

Nicht zuletzt zeigt das Beispiel Ignaz Semmelweis auch, dass die handelnden Personen bzw. Institutionen maßgeblich für Erfolg oder Misserfolg der medizinischen Entwicklung verantwortlich sind.

Semmelweis, der einen zurückgezogenen und introvertierten Lebensstil pflegte, der weder sprachlich gewandt noch der Grammatik in ausreichendem Maß kundig gewesen wäre, dessen Publikationen nie ein großer Erfolg beschieden war, hatte zu seinen Lebzeiten zwar keinen Erfolg gehabt, hat aber vielleicht gerade dadurch, dass er nicht primär an seiner eigenen Karriere gearbeitet, sondern das Wohl seiner Patienten im Auge gehabt hat, eine der wichtigsten Weiterentwicklungen moderner Medizin bewirkt. Vielleicht wäre alles ganz anders gekommen, wenn sich ein Mensch mit dem selbstbewussten Auftreten eines Craig Venter, der als erster das gesamte menschliche Genom entschlüsselt hat, der im Lauf seiner Forschungstätigkeit ca. 6.000 Patente einreichte und als selbstverliebter, eigensinniger und geschäftstüchtiger Wissenschaftler gilt, des Kindbettfiebers und der bis dahin fehlenden Hygiene angenommen hätte.

Der Siegeszug der Chirurgie

Wie sich die Wahrnehmung und der Stellenwert medizinischer Versorgung permanent verändern, lässt sich gut am Beispiel der Chirurgie zeigen. Zweifelsohne zählen die Chirurgen heute zu den Stars der Medizin. Fast jedes Beschwerdebild können Chirurgen heute „reparieren". Als der südafrikanische Herzchirurg Christiaan Barnard 1967 die weltweit erste Herztransplantation durchführte, folgte ein Medienrummel, wie er heute nur den Stars des Show- und Popgewerbes zukommt.

Historisch betrachtet musste die Zunft der Chirurgen aber lange auf diese Anerkennung warten. Das schlechte Image, das die Chirurgen (aus dem Griechischen wörtlich übersetzt: Handwerker) im Lauf der

Geschichte umgeben hat, kann auf mehrere Fakten zurückgeführt werden.

Erstens waren chirurgische Eingriffe bis zum Aufkommen der Vollnarkose in der Mitte des 19. Jahrhunderts stets mit unvorstellbaren Schmerzen verbunden und dementsprechend gefürchtet. Daher mussten chirurgische Eingriffe in möglichst kurzer Zeit durchgeführt werden, worunter naturgemäß die Qualität der Operationen litt.

Zweitens genossen die Angehörigen der „Schneidekunst" keine medizinische Ausbildung wie die Ärzte, sondern lediglich eine praktische Lehre. Im Gegensatz zu den wissenschaftlichen Ärzten waren die Chirurgen nur Handwerker, deren Hauptgeschäft der Aderlass, das Amputieren und das Öffnen von Abszessen und Furunkeln war. Keine besonders ansehnlichen Eingriffe.

Und drittens erlebte die Chirurgie ihre Blütezeiten immer im Krieg. Von Hippokrates stammt der Satz: „Wer Chirurg werden will, soll in den Krieg ziehen."

Dem Erfolg der Chirurgen standen zudem von jeher Wundinfektionen und Blutungen im Weg. Dass Patienten größere chirurgische Eingriffe überlebten, war jahrhundertelang eher die Ausnahme. So soll der erste Kaiserschnitt, bei dem sowohl Kind als auch Mutter überlebten, um 1500 vom Schweizer Schweinekastrator Jacob Nufer an seiner eigenen Frau durchgeführt worden sein. Im englischsprachigen Raum datiert der erste Kaiserschnitt, bei dem auch die Mutter überlebte, überhaupt erst aus dem Jahr 1790.

Erst mit dem Aufkommen der Anästhesie in den 1840er-Jahren setzte in der Chirurgie eine atemberaubende Entwicklung ein, deren vorläufige Höhepunkte wir in unseren Tagen erleben. Wiederherstellungschirurgie, Fremd- und Eigentransplantationen, das Einsetzen von künstlichen Körperteilen – den Chirurgen scheinen keine Grenzen gesetzt. Die moderne Unfallchirurgie ermöglicht Opfern ein Überleben, die früher keine Chance gehabt hätten. Das Gleiche gilt für die Herz- und Thoraxchirurgie und viele weitere Bereiche. Und die Entwicklung von neuen Operationsmethoden erscheint noch lange keinen Zenit erreicht zu haben.

Die minimal-invasive Chirurgie erlebte ihre Geburtsstunde in den 1990er-Jahren mit der laparoskopischen Entfernung der Gallenblase. Der Vorteil, dass dank dieser Entwicklung mit kleinsten Hautschnitten und minimalen Weichteilverletzungen komplexe Operationen durchgeführt werden konnten, führte zu einem bis heute anhaltenden Siegeszug dieser Operationstechnik, die vor allem in der Schönheitschirurgie völlig neuartige Methoden ermöglicht, da sie sichtbare Narben weitestgehend vermeiden kann.

Dass es ausgerechnet die Chirurgen sind, die unsere Gesellschaft durch Magenverkleinerungs- und -umgehungsoperationen, Fettabsaugungen und Fettschürzenresektionen vor der Wohlstandsverfettung retten wollen, mag in Anbetracht der geschichtlichen Entwicklung erstaunlich erscheinen. Nach Jahrhunderten der Nahrungsmittelknappheit scheint der menschliche Geist ernsthafte Umstellungsprobleme mit dem Überfluss zu haben. Früher überlebte, wer am meisten zu essen bekam, heute stirbt, wer am meisten zu essen bekommt. Der Wohlstand muss heute chirurgisch behandelt werden. Denn ein Schlagwort unserer Zeit ist „Machbarkeit“. Die Medizin ist dazu da, Probleme zu lösen – durch Medikamente oder, wo diese nicht helfen, durch einen chirurgischen Eingriff.

Virtualität und Realitätsverlust

Es ist ein langer Weg vom Erstaunen eines frühen Menschen, der in der Lage war, sein eigenes Spiegelbild zum ersten Mal in einer Wasserpfütze zu erkennen, bis zur Massenüberflutung mit virtuellen Reizen in unseren Tagen. Jede Mutter, jeder Vater hat das ungläubige Staunen eines Kleinkindes erlebt, das zum ersten Mal in seinem Leben begriffen hat, dass es ein Spiegelbild des Ich gibt, das verzweifelt oder belustigt versucht, das eigene Spiegelbild zu berühren, zu begreifen. Verschmierte Spiegel geben Zeugnis von diesem unglaublichen Erlebnis.

Aber auch Erwachsene haben immer noch Schwierigkeiten zu begreifen, dass der schmerzhafte Zahn im Spiegel rechts, aber im wirklichen Leben links im Unterkiefer steckt, oder das Näherkommen eines Fahrzeuges im Rückspiegel richtig einzuschätzen. Dem Gehirn fällt es offensichtlich schwer, mit Virtualität, wie sie z.B. ein Spiegelbild darstellt, umzugehen. Aber niemand würde behaupten, dass Menschen deswegen psychische oder körperliche Probleme bekommen würden. Das liegt auch daran, dass das Gehirn des Homo sapiens tausende Jahre lang Zeit hatte, mit einer virtuellen Welt, wie sie in der Realität in Form von Schatten, Spiegelbildern oder der bildenden Kunst vorkommt, zurechtzukommen.

Erst mit dem Aufkommen der Fotografie und der Möglichkeit, Geräusche und Stimmen auf Platten oder Bänder aufzunehmen und wiederzugeben, sind vor etwa 150 Jahren zwei weitere Virtualitäten in unsere Wahrnehmung getreten. Ein relativ kurzer Zeitraum für das menschliche Gehirn, wenn man ihn mit den Jahrtausenden davor vergleicht. Die bereits erzählten Episoden aus den Anfangszeiten des Radios zeigen, wie schwierig es für die frühen Radiohörer war, zu entscheiden, was für wahr und was nicht für wahr genommen werden sollte. Und sie zeigen klar, dass psychische Erkrankungen in Zusammenhang mit Virtualität stehen können.

Heute überfluten weltweit miteinander vernetzte Massenkommunikationsmittel – ständig und überall – mit zeitgleich zugänglicher Information sowie von der Realität kaum noch zu unterscheidender Fiktion den menschlichen Verstand rund um die Uhr mit Sinneseindrücken. Das Gehirn als zentrales Wahrnehmungsorgan ist zunehmend damit überfordert, Wichtiges von Unwichtigem zu trennen und auseinanderzuhalten. Zentrale Empfindungen wie das rechtzeitige Erkennen von Müdigkeit, Hunger oder Durst gehen in einer noch nie dagewesenen Flut von Eindrücken unter und werden nur noch beiläufig wahrgenommen. Man denke nur an die rapide zunehmende Zahl von computer- und internetsüchtigen Kindern und Jugendlichen, die adäquates Essen und Trinken verlernt haben. Ab 2013 werden diese Funktionsstörungen in den USA übrigens als eigene Krankheitsbilder anerkannt sein.

Unsere moderne Glücksgesellschaft konfrontiert uns mit Ansprüchen, denen nur schwer zu genügen ist. Liest man z.B. eine Stellenanzeige, muss man sich fragen: Wer kann schon all diese Ansprüche erfüllen? Wer ist schon teamfähig und Führungspersönlichkeit in einem, wer kann all den Ausbildungsnormen und Qualifikationen gerecht werden, wer ist immer gutgelaunt und durchtrainiert, wer bringt die nötige Erfahrung mit, und wer hat noch genügend Kraft, den anderen etwas vorzugaukeln? Und wen wundert es da noch, wenn sich immer mehr Menschen zurückziehen? Und was bietet sich dafür mehr an, als die glitzernde Scheinwelt der Unterhaltung!

Aber niemand bringt den Mut auf, ein klares Wort zu sprechen. Kein Volksvertreter verbrennt sich die Zunge daran, wieder mehr Wirklichkeit für das alltägliche Leben zu fordern. Niemand fragt uns, wie lange wir heute mit unserem Partner gesprochen haben. Kein geschriebenes oder ungeschriebenes Gesetz verpflichtet uns, einen Teil des Tages mit unseren Kindern zu verbringen, mit ihnen zu spielen, ihnen vorzulesen, sie zu berühren. Keine Verordnung verpflichtet uns zu einem Spaziergang am Abend.

Der neueste Schrei der Computerindustrie ist die fotorealistische Darstellung von Spielfiguren. Alle Finessen der Technik werden aufgeboten, um einen künstlichen Fußballspieler seinem Vorbild aus der realen Welt möglichst ähnlich erscheinen zu lassen. Das Ziel der Hersteller: Der menschliche Spieler an der Konsole soll am Bildschirm nicht mehr zwischen Original und virtueller Kopie unterscheiden können. Das betrifft nicht nur das Aussehen der künstlichen Figur, sondern auch ihre Bewegungsabläufe. In Computerfußballspielen sollen Spieler, die ineinanderrennen, sogar Widerstand finden, realistisch zu Boden fallen und nicht mehr wie bisher einfach ihr unbeschadetes virtuelles Leben weiterführen können.

Damit potenziert sich das Virtuelle. Denn bereits der bei der Fernsehübertragung gezeigte Fußballer ist nicht echt. Wenn dann auch noch ein nachgemachter Fußballer wie das „echte", aber nicht „wirkliche" Vorbild am Fernsehschirm aussieht, wird das Gehirn des Betrachters nach Strich und Faden betrogen. Vom virtuellen Geschehen gefangengenommen und gefesselt worden zu sein wird zur tatsächlichen Gefahr für Leib und Seele. Denn logische Grenzen existieren nicht mehr, Wirklichkeit und Fiktion fließen nahtlos ineinander. Die menschliche Psyche ist ständig damit überfordert, Halt zu finden.

„Schwindel“ wird in jeder Bedeutung des Wortes zu einem Leitbild der Gesellschaft.

Es bedarf schon einer gewichtigen Erdung im wirklichen Leben, um all die Täuschungen um uns herum zu enttarnen. Gelingt das nicht, sind schmerzhafte „Ent-Täuschungen“ unvermeidlich. Wenn z.B. die im Fernsehen gezeigte Faltencreme, auf die eigene Haut aufgetragen, nicht den gleichen Effekt bringt wie im Gesicht des Models in der Werbung, macht sich unvermeidbar Frustration breit. Und wer zu oft betrogen und zu oft enttäuscht wird, läuft Gefahr, diese fortwährenden Kränkungen nicht mehr verarbeiten zu können. Ständige Kränkung macht krank. Krankheitsbilder wie Allergien, Schwindelattacken, Sehstörungen, Bluthochdruck, verschiedene Arten von Nervenzusammenbrüchen, Übergewicht und andere Essstörungen und viele mehr werden mit dem Übergreifen der Virtualität auf die Realität des Menschen in Zusammenhang zu bringen sein.

Wie gefährlich es sein kann, wenn Realität und Virtualität nicht mehr auseinandergehalten werden können, zeigt auch eine andere Geschichte:

James Bond, der moderne Ritter ihrer Majestät, weicht den Schüssen seiner Verfolger gekonnt aus. Grinsend sitzt er im offenen Luxuswagen und flirtet mit einem hübschen Mädchen. Mit quietschenden Reifen nimmt er gekonnt Kurve um Kurve. Während seine Gegner im Kugelhagel reihenweise blutüberströmt zusammenbre-

chen, johlt das Publikum im Kinosaal. James Bond ist einer von uns. Einer von den Guten. Schwer angeschlagen, von zwei Stunden Leinwandarbeit gezeichnet, gibt er dennoch nicht auf. Immer noch landet er nach Sprüngen aus 20 Metern sicher auf beiden Beinen, wischt sich das Blut aus dem Gesicht und rennt weiter, bis das Böse endgültig besiegt ist. Vom Jugendschutz ab zwölf Jahren freigegeben.

Später, in der U-Bahn, kommt es zu einer Auseinandersetzung unter Jugendlichen. Ein paar von ihnen kommen gerade aus dem Kino. Aus dem Streit wird eine Rauferei, aus der Rauferei wird Brutalität. Ein Bursche liegt am Boden und wird mit Füßen getreten. Er krümmt sich und schreit um Hilfe. Erst als er sich nicht mehr rührt, hören die Angreifer auf. Sie verschwinden bei der nächsten Haltestelle. Der Zug wird angehalten und Hilfe herbeigerufen. Spät. Der Jugendliche muss noch an Ort und Stelle wiederbelebt und intubiert werden. Nach einer sechsstündigen Gehirnoperation bezeichnen die Ärzte den Zustand des jungen Mannes als stabil. Er überlebt zwar die Gewaltattacke, bleibt aber den für den Rest seines Lebens schwer beeinträchtigt.

Die Gewalt, die in Computerspielen, Kino- und Fernsehfilmen auf der kommerziellen Jagd nach besseren Verkaufszahlen und Einschaltquoten gezeigt wird, wird immer realistischer, direkter und brutaler dargestellt.

Die menschliche Grundeigenschaft der Neugier wird von den Softwareentwicklern und Programmmachern bewusst missbraucht. Lediglich der Geruch von tagealten, halb verwesten und verstümmelten Leichen wird nicht in die Wohn- und Kinderzimmer übertragen. Denn sonst wären die leer. Wer immer als Polizist, Sanitäter oder Arzt einen vergleichbaren Einsatz erlebt hat, der weiß, dass Übelkeit, Erbrechen und tagelange geistige Bewältigungsarbeit die Folgen eines solchen Tat- oder Einsatzortes sind, und nicht das lässige Tänzeln auf Highheels im frischgebügelten Minirock, die Sonnenbrille cool im Gesicht oder mit einer inszenierten Bewegung hochgeschoben, wie es das Fernsehprogramm zeigt.

Und doch bleibt diese Gewalt irreal. Reelle Menschen aus Fleisch und Blut wären nicht geeignet, solche Misshandlungen zu überleben. Es entbehrt jedes Realismus, dass James Bond nach grauenhaften Folterungen wie Phönix aus der Asche steigt und seine Widersacher einen nach dem anderen zur Strecke bringt. Im wirklichen Leben wäre er tot, läge im Koma oder säße im Rollstuhl.

Ob Zwölfjährige wirklich imstande sind, diese Unterschiede zu realisieren und die entsprechenden Schlüsse für ihr eigenes Verhalten aus ihnen zu ziehen, darf bezweifelt werden. Und diese so an Leib und Seele geschädigten Kinder werden schon bald die erwachsenen Entscheidungsträger der Gesellschaft sein.

Im Film „Hancock", 2011 im öffentlich-rechtlichen Rundfunk zur Hauptsendezeit ausgestrahlt, droht der mit übernatürlicher Kraft ausgestattete Held einem Kontrahenten, dessen Kopf in den Arsch eines anderen zu stecken. Die durchschnittliche Quotenfamilie mitsamt ihren Kindern sitzt um diese Zeit vor dem Fernsehapparat und ist belustigt. Ein paar Einstellungen später sieht man tatsächlich die von Hancock bedrohte Figur mit dem Kopf im Hinterteil des vor ihr hergehenden Mannes. Sie zappelt hilflos hinter ihm her.

Betrachtet man die Szene aus medizinischer Sicht, so ist klar, dass in der Realität beide Männer sofort den

Tod gefunden hätten. Die echt wirkende Szene kann in ihrer menschenverachtenden Grausamkeit niemals real stattfinden.

Selbst wenn mancher Erwachsener das Schauspiel lustig finden mag, nie und nimmer sind die tausenden von Kindern, die um diese Zeit regelmäßig in die Ferne sehen, fähig, solche Brutalität in ihr noch leicht zu verletzendes Empfinden einzuordnen, ohne Schaden zu nehmen. Vom Bildungsauftrag des öffentlich-rechtlichen Fernsehens einmal ganz abgesehen.

Dass die Zahl psychischer Krankheitsbilder wie Depression oder Burnout kontinuierlich steigt, kommt nicht von ungefähr. Die immer größere Diskrepanz zwischen der Wirklichkeit des eigenen Lebens und der uns umgebenden virtuellen Umwelt macht die Standpunktbestimmung des einzelnen Menschen zu einem geistigen Martyrium.

Auch hier gilt der Grundsatz des Paracelsus: „Allein die Dosis macht das Gift." Virtualität für sich ist nichts moralisch Verwerfliches. Aber eine virtuelle Parallelwelt, die uns ständig umgibt, überfordert den Menschen: Eine unwirkliche Scheinwelt, von den Massenmedien bis in die letzten Winkel verbreitet, von der Satellitenschüssel als neues menschliches Sinnesorgan aufgefangen.

Die Gefahr geht dabei nicht vom Fernsehapparat aus, sondern vom süchtig gewordenen Fernseher, der längst schon die Kontrolle verloren hat. Es sind die verlorengegangenen Relationen, die den Einzelnen überfordern. Die Dauerkonfrontation mit unwirklichen Inhalten. Die vielen Gespräche ohne Gegenüber. Das Smartphone als Lebenspartner, als ständiger Begleiter. Omnipräsente Werbung als Lockmittel, permanente Forderungen, Überforderungen. Und dazwischen immer wieder Gewalt. Unwirkliche Ansprüche, unbegreifliche Zusammenhänge hinterlassen verunsicherte Menschen. Überforderung, wohin das ärztliche Auge blickt.

Mensch, Religion, Medizin

Die Medizin ist, durch die gesamte Menschheitsgeschichte hindurch, ein dem Menschen ebenso wichtiges Bedürfnis wie die Religion. In gewisser Weise könnte man sogar sagen, dass Medizin und Religion lediglich zwei unterschiedliche Ausformungen ein und derselben Sehnsucht sind. Denn Gesundheit, ein langes Leben und dann noch ein ewiges Leben im Paradies, das auch die kühnsten irdischen Erwartungen von Wohlstand und Gesundheit übertrifft, wer könnte da widerstehen.

Eher aber scheint es zweckmäßig, Religion und Medizin als Ergänzungen zu betrachten. Jahrhundertelang war die Medizin, angesichts fehlender Alternativen, damit zufrieden, sich um das körperliche Heil der Lebenden zu kümmern, und überließ den Patienten im Sterben wieder der Kirche: Wenn ein Patient starb, trat der Geistliche mit der letzten Ölung ans Krankenbett. Heil und Erlösung waren stets Schlüsselbegriffe in beiden Welten: Die Heilung von der Krankheit und das religiöse Seelenheil, die Erlösung von Schmerz und die Erlösung von der irdischen Schuld.

Mit dem Aufstieg der Kirche nach dem Ende des römischen Reichs kam es zu einem dramatischen Wandel im Bereich von Geisteswissenschaften und Medizin. Jahrhundertealtes, seit der Antike hochgehaltenes ärztliches Wissen geriet in Vergessenheit und wurde durch eine religiös geprägte Medizin ersetzt. Die Bibel ersetzte die medizinischen Lehrbücher. Krankheiten wurden als Sünden erkannt. Das Mittelalter wurde auch für die Medizin zu einer finsteren Zeit.

Demgegenüber kam es im islamischen Raum zu einer Renaissance medizinischen Wissens. Die Moslems interessierten sich wieder für die Werke griechischer und römischer Philosophen und legten insbesondere großen Wert auf traditionelles medizinisches Wissen. Auch brachten sie bedeutende Ärzte hervor, die auch die neu entstehende europäische Medizin wesentlich beeinflussten.

Heute scheint die moderne Medizin, die im Alleingang ein zumindest fast ewiges Leben anbietet, die Religion abzulösen. Zukunftsvisionen wie die gentechnische Züchtung von maßgeschneiderten Ersatzorganen lassen ein Weiterleben nach dem Tod, wie es die Religion anbietet, antiquiert aussehen. Dem Egoismus der Zeit entspricht auch die Einstellung, lieber jetzt alles vom Leben haben zu können, als sich auf das Wagnis Religion einlassen zu müssen.

Einzelne US-amerikanische Wissenschaftler, die sich mit den Grenzgebieten von Religion und Medizin beschäftigen, behaupten, dass gläubige Menschen länger leben als ungläubige, weil ihr Immunsystem stabiler wäre. Ähnlich klingen auch Behauptungen, wonach verheiratete Männer länger leben als alleinstehende und in Klosterbrüder und -schwestern länger als ihre weltlichen Geschlechtskollegen. Diese Behauptungen muss man nicht unbedingt für bare Münze nehmen – aber sie lassen zumindest die Frage nach dem Einfluss von Religion auf die Gesundheit berechtigt erscheinen.

Ein Blick zurück in die Geschichte zeigt, dass Medizin und Religion sich jahrhundertelang ihren Einfluss auf Seele und Körper des Menschen, mit wechselndem Glück, aber ohne allzu große Konflikte, geteilt haben. Es war unbestreitbar die Kompetenz der Religion, das Seelenheil des Menschen zu gewährleisten, während sich die Medizin um die körperlichen Gebrechen kümmerte. Diesseits und Jenseits waren beide gut bedient, oft auch in Personalunion. Denn viele medizinische Belange waren von der Religion abgedeckt, Priester und Heiler waren oft ident. So waren die ersten Krankenhäuser im Mittelalter rein kirchliche Institutionen.

Einzig im psychiatrischen Bereich gab es aus heutiger Sicht deutliche Kompetenzüberschneidungen und -anmaßungen. Die Definition von psychischer Krankheit, von nicht angepasstem Denken war stets von den gesellschaftlichen – und damit auch religiösen – Entwicklungen einer Zeit abhängig. Das zeigt der Blick auf die von der Kirche im Mittelalter und in der früheren Neuzeit praktizierten Techniken der Teufelsaustreibung, der Inquisition, von Folter und Hexenverbrennung. Die Festlegung von normaler psychischer Entwicklung und psychiatrischer Krankheit ist sowohl von Seiten der Medizin als auch von der Religion in jeder Phase einer gesellschaftlichen Entwicklung neu und anders festgelegt worden. Erst in unserer Zeit zieht sich die Kirche aus der psychiatrischen Medizin zurück und überlässt dieses Gebiet (vorübergehend) den Medizinern und der Pharmaindustrie.

Nun könnte man einwerfen, dass es doch immer die „Staatsmacht" war, die über psychisch krank und gesund befunden hat. Das stimmt, doch man muss bedenken, dass auch der Staat als scheinbar anonyme Institution immer stark von weltlichen oder kirchlichen Machtinteressen beeinflusst war und ist. Es ist noch nicht lange her, dass Kirche und Staat in Europa eng verbunden waren. Und auch wenn heute in Europa weitgehend säkularisierte Staatswesen existieren, so kann dies von den islamischen Republiken nicht behauptet werden.

Und auch in Europa gibt es heute noch kirchliche Strömungen, die versuchen, auf medizinische Entwicklungen und Belange Einfluss zu nehmen. Vor allem im Bereich der Ethik und der Sexualität meldet sich die Kirche immer wieder beeindruckend zu Wort. Die Zeiten, in denen die römisch-katholische Kirche die wissenschaftliche Arbeit eines Mannes wie Galileo Galilei behindert und zerstört hat, sind bei Gott noch nicht vorbei.

Ein Blick auf die Homepage des „Instituts für medizinische Anthropologie und Bioethik zur Förderung des Dialogs von Medizin und Ethik auf Grundlage des christlichen Menschenbildes“ (IMABE) – eine fundamentalistische katholische Organisation, die vom Opus Dei gegründet wurde – fördert interessante Standpunkte zutage. So kann man dort z.B. zum Thema Aids lesen, dass sich durch die Propagierung der kirchlichen ABC-Strategie (abstinence, be faithful, condoms = Enthaltsamkeit, Treue, Kondome), – die Kondome bewusst nur als Notfalllösung zulässt, – in Uganda die Ausbreitung von Aids besser eindämmen ließe als in anderen afrikanischen Staaten, in denen lediglich die Verwendung von Präservativen, ohne Ermahnung zum verantwortlichen Umgang mit Sexualität, propagiert wurde. Unabhängig vom Wahrheitsgehalt dieser Behauptung zeigt sie doch, dass sich die Kirche auch heute noch als gewichtige Kraft sieht, wenn es um die Behandlung von Krankheiten geht.

Bei einer gemeinsamen Veranstaltung von Österreichischer Ärztekammer, Sozialversicherungen und

IMABE beim Hauptverband der Österreichischen Sozialversicherungsträger 2011 hat Giovanni Maio, Professor für Ethik und Geschichte der Medizin der Universität Freiburg, folgende Meinung geäußert: Krankheit sei nicht nur das Resultat von bestimmten Verhaltensweisen, sondern vielmehr „Schicksal und Fügung". Gesundheit sei nicht machbar, sondern auch Gnade. Eine Gesellschaft, die ihr Schicksal nicht mehr kenne, sei eine Gesellschaft ohne Gnade. Denn das Wissen um ein gemeinsames Schicksal könne auch zum Trost werden. Auch diese Worte aus dem Mund eines Schulmediziners zeigen, wie eng Religion und Medizin auch heute noch verflochten sind und nahtlos ineinander übergehen. Gleichzeitig muss man erwähnen, dass die Auseinandersetzungen zwischen Kirche und Wissenschaft nicht immer friedlich verlaufen – man denke nur an die Themenbereiche Fristenlösung, die Pille oder Aids, wo beide Seiten höchst unterschiedliche Standpunkte vertreten. Und im Umkehrschluss muss man auch sehen, dass viele der Versprechungen der modernen Medizin tief in den Bereich von Seelsorge und anderen religiösen Anliegen eindringen.

Auch historisch betrachtet haben sich Religionen seit jeher mit dem Thema Gesundheit in Form von Verboten und Geboten beschäftigt. Eine Überlieferung aus dem Islam besagt, dass der Magen die Wohnstätte aller Krankheiten sei und Enthaltsamkeit die beste Medizin wäre. So ist z.B. das Verbot von Schweinefleisch im ursprünglichen Ausbreitungsgebiet des Islam durchaus auch aus medizinischer Sicht sinnvoll. Denn die Verbreitung von Trichinen (Fadenwürmern) beim Menschen, die durch den Genuss von befallenem Schweinefleisch verursacht wurde, konnte durch die Verbreitung des Koran im vorderen Orient unterbunden werden.

Und auch die religiös festgelegte Beschneidung der männlichen Nachkommen im Judentum hatte vermutlich medizinisch-hygienische Gründe. Heute weiß man, dass ungenügende Genitalhygiene beim Mann das Risiko der Frauen, an Gebärmutterhalskrebs zu erkranken, deutlich erhöht.

Aber auch Psychohygiene und soziales Verhalten kommen in religiösen „Gebrauchsanweisungen" nicht zu kurz. Die Zehn Gebote bieten mit dem so einfach klingenden vierten Gebot „Du sollst Vater und Mutter ehren." einen interessanten Ansatzpunkt zur Pflegeproblematik. Denn noch nie waren die Aufgaben zwischen den Generationen so unklar verteilt wie heute, wo das Gebot eher zu lauten scheint: „Der Staat soll sich um Vater und Mutter kümmern." Auch das neunte und zehnte Gebot, in denen es um das Begehren geht, sind medizinisch durchaus relevant, wenn man etwa an die Entstehung des Burnout-Syndroms denkt. Die ständige Präsenz von begehrenswerten materiellen Gütern in Werbung und Massenmedien lässt das eigene Selbst stets als verbesserungswürdig erscheinen und weckt ein Gefühl der eigenen Unzulänglichkeit.

Geht man nun davon aus, dass Medizin und Religion historisch betrachtet stets zueinander in Beziehung stehende Begleiter der Menschheit waren, stellt sich automatisch die Frage, ob und wann eine dieser beiden Institutionen der anderen überlegen war, ist oder sein wird. Bei einem solchen Rennen scheint in unserer westlichen materiellen Wohlstandsgesellschaft die Medizin die Nase vorn zu haben. Das Bedürfnis der Menschheit nach maximaler medizinischer Ver- und Umsorgung ist bei Weitem höher als die Sehnsucht nach den Segnungen der Religion. Man könnte sogar sagen, dass die moderne Hightech-Medizin die Rolle eines Religionsersatzes eingenommen hat. Heute ist das körperliche Leben zur obersten Maxime geworden. Schönheit und körperliche Unversehrtheit überwiegen gegenüber dem Seelenheil. Nur noch die Zahl der durchlebten Jahre zählt, nicht mehr das Erleben an sich. Die Botschaft: „Bedenke, Mensch, dass Du Staub bist und wieder zum Staub zurückkehrst.", kommt zwar der physikalischen Realität sehr nahe, bietet aber für den modernen Menschen keinen medizinischen Trost.

Zugleich zeigen Umfragen und Untersuchungen, dass die Zahl zufriedener Menschen im westlichen Europa sinkt. Und das bei einer noch nie dagewesenen Blüte der Gesundheitsindustrie.

Aber es scheint, dass sich die Kirche, obwohl sie aus dem alltäglichen Leben zurückgedrängt wurde, gut auf ein Überleben in mageren Jahren eingerichtet hat.

Die Kirchen sind, architektonisch betrachtet, felsenfest gebaute, monumentale Festungen gegen die Strömungen des Zeitgeistes. Technische Installationen sind weitgehend entbehrlich, immer noch können sie zur Not auch ohne elektrischen Strom bei Kerzenlicht ihrem Auftrag nachkommen – was man von einem Krankenhaus ohne Notstromaggregat nicht sagen kann. Die Haustechnik beschränkt sich bei sakralen Bauten auf ein Minimum, auch die Glocken könnten zur Not von Hand geläutet werden. Demgegenüber ist die gesamte medizinische Infrastruktur auf Computer, elektrisch betriebene Apparate, elektronische Gesundheitsakten und damit auf immerwährende elektrische Energie angewiesen. Diese Kosten-Nutzen-Rechnung fällt also eindeutig zu Gunsten der Kirche aus.

Allerdings gelingt es der Kirche in Europa nur sehr schlecht, die Menschen für ihre Anliegen zu mobilisieren, aus ihrem Angebot Kapital zu schlagen. In der kommerziellen Werbung kommt die Religion derzeit überhaupt nicht vor, in den Printmedien ist sie weit weniger präsent als die Medizin. Das war nicht immer so: Jahrhundertelang bestimmte die Religion über die Schreiber in den Klöstern das wissenschaftliche Denken, und wenn es so etwas wie Werbung gab, dann wurde in erster Linie für die Anliegen der Religion geworben. Medizin, soweit sie nicht im Rahmen der Kirche praktiziert wurde, spielte lediglich eine untergeordnete Rolle im öffentlichen Leben. Und damit war auch für das materielle Auskommen der Kirche gesorgt. Es könnte durchaus sein, dass ein ähnlicher Anteil am Einkommen der gesamten Gesellschaft, wie er heute für die Gesundheit ausgegeben wird, früher für die diversen Leistungen der Kirche gezahlt wurde.

Frau M., eben 36 Jahre alt geworden, unterzieht sich einer Routineuntersuchung, bei der eine Krebserkrankung des Darms im Anfangsstadium festgestellt wird. Nach einigen Tränen fügt sie sich in ihr Schicksal und beschließt, sich möglichst rasch einer Operation zu unterziehen.

Die Patientin hat bis zu diesem Zeitpunkt keine Erfahrungen mit den Einrichtungen des Gesundheitssystems. Am Abend vor der Operation bezieht sie angespannt und nervös ihr Spitalszimmer und bereitet sich auf den nächsten Tag vor. Sie wird vom diensthabenden Arzt aufgeklärt. Dabei erfährt sie nicht nur, wie der Eingriff vonstatten gehen soll, sondern auch, welche Komplikationen auftreten könnten. Verunsichert und ängstlich findet sie mit Hilfe einer Schlaftablette doch etwas Ruhe und schläft bis zum Morgen.

Es folgt der Tag der Operation. Nach einer Beruhigungsspritze, die sie im Vorraum des OPs zur Einleitung der Narkose verabreicht bekommt, fällt sie in einen tiefen, ohnmachtsähnlichen Schlaf.

Irgendwann, sie hat jedes Zeit- und Ortsgefühl verloren, wacht sie wieder auf und versucht sich zu orientieren. Die Augen fallen immer wieder zu. Der Geist will ihr noch nicht gehorchen. Aber dann nimmt sie verschwommen eine Figur am Bettrand wahr, die sie noch nie gesehen hat. Immer noch wechseln sich Schlaf, Traum und Wachsein, Wirklichkeit und Fiktion, unbestimmte Schmerzen im Unterbauch und der Versuch, sich zu orientieren, in bunter Reihenfolge ab. Aber dann wird der frisch operierten Frau mit einem Schlag bewusst, dass ein Geistlicher neben ihrem Bett steht.

In ihrem Zustand zwischen Dahindämmern und Weiterschlafen erinnert sie sich an Filme, in denen Geistliche neben einem Krankenbett stehen. Und was das bedeutet. Sie beginnt zu weinen. Sie denkt, dass sie noch nicht sterben will. Jetzt berührt der schwarz gekleidete Mann mit einer langsamen Bewegung ihre Hand. Sie erschrickt zu Tode. Ihr ist klar, dass der Geistliche gekommen ist, um ihr die letzte Ölung zu verabreichen.

In diesem Augenblick betritt ein Arzt das Zimmer und drängt den Priester etwas unwirsch zur Seite. „Frau M.", sagt der Arzt, „die Operation ist gut verlaufen, es ist alles in Ordnung." Dann fragt er die Patientin noch, ob sie etwas gegen Schmerzen brauche und wendet sich an den Geistlichen: „Ich glaube, es wäre besser, wenn Sie der Patientin jetzt etwas Ruhe gönnen würden."

Der Geistliche weicht einen Schritt zurück, nickt, macht ein Kreuzzeichen in die Luft und geht. Die Szene wirkt gespenstisch, wie ein versteckter Kampf zwischen zwei Welten. Der weiß gekleidete Arzt scheint diesmal den Sieg davongetragen zu haben.

Tatsächlich ist es auch heute in vielen Spitälern, vor allem in ländlichen Gegenden, immer noch üblich, dass Geistliche beim Portier die Krankenzimmernummer ihrer „Schafe“ ohne Widerstand erfragen. Trotz Datenschutz und ohne Wunsch oder Einladung des Patienten. Diese Besuche von Geistlichen werden sowohl von den Krankenanstalten als auch von vielen Patienten einfach geduldet.

Auch wenn Priester in Krankenanstalten oft Trost spenden, so tragen sie dann und wann auch zur Verunsicherung von Patienten bei. Doch niemand getraut sich, die Kirche so ohne Weiteres aus den modernen Gesundheitseinrichtungen zu verbannen. Die alte Symbiose zwischen Heilung und Seelenheil findet auch im modernen Spital immer noch eine Schnittstelle.

Drei Forderungen an eine ethische Medizin

1. Menschen müssen sterben dürfen

Patienten reagieren meist verärgert, wenn sie von Ärzten auf die Endlichkeit des Lebens hingewiesen werden. In Anbetracht der Tatsache, dass niemand von sich aus auf die Welt kommen wollte, verwundert es nicht, dass auch niemand sterben will. Und doch müssen wir uns fragen, warum es uns so schwer fällt, von der Welt Abschied zu nehmen – wo es doch auch kein Problem war, auf die Welt zu kommen. Denn eigentlich sollte jedem nachdenklichen Menschen die eigene Endlichkeit stets bewusst sein.

Ein Blick auf Körper und Seele, die enger zusammenhängen, als uns oft bewusst ist, kann weiterhelfen: Während der Körper in seinen Grundzügen „fast fertig" auf die Welt kommt, ist die Seele des Menschen zu diesem Zeitpunkt noch wenig ausgeformt. Selbstbewusstsein, Reflexion und die Fähigkeit, Fragen stellen zu können, fehlen dem Säugling vollständig. Das Bewusstsein, ein eigenständiger Mensch, ein Ich zu sein, entwickelt sich erst in den ersten Lebensjahren. Erst dann kann ein eigenes Lebensgefühl wahrgenommen und gelebt werden.

Und erst im Anschluss an diesen Prozess der „Selbstwerdung" kommt auch die Erkenntnis des Sterben-Müssens. Auch wenn Kinder noch weitgehend abstrakte Vorstellungen vom Ende des Lebens haben, so reifen diese im Lauf des Lebens zu jenen konkreten Ängsten, mit denen Ärzte von ihren Patienten konfrontiert werden. Der Angst vor körperlichen Schmerzen steht die ungerichtete Verzweiflung der Seele gegenüber, das mehr oder weniger liebgewonnene Ich verlassen, abgeben, zurücklassen zu müssen. Wenn also die Geburt des Körpers zeitlich gesehen nicht deckungsgleich mit der Geburt der Seele verläuft, so gilt diese Hypothese auch für das Ende des Lebens.

Dieser Blickwinkel macht auch die oft erlebte Ambivalenz dem Sterben gegenüber verständlich. Dankbar, körperlichen Schmerz und irdische Sorgen hinter sich lassen zu können, bleibt doch die Wehmut, auch den Geist, die Seele und das eigene Bild der Welt zu verlieren. So wird auch verständlich, warum gläubige Menschen leichter und friedlicher sterben können. Der Gedanke an das Weiterleben der Seele verleiht offensichtlich Kraft und Gelassenheit.

Wenn aber die Medizin nur das rein körperliche Überleben anstrebt, verliert sie einen wesentlichen Aspekt des Menschseins aus den Augen. Denn auch im Tod gibt es offensichtlich einen festen Zusammenhang von Körper und Seele, beeinflusst der eine Aspekt des menschlichen Ganzen den anderen.

Daher sollte die Begleitung des sterbenden Menschen auch wieder mehr als eine der ureigensten ärztlichen Tugenden erkannt werden. Denn mit Ausnahme von Unfällen und gewaltsamen Todesfällen bezeichnet das Sterben nicht einen Zeitpunkt, sondern einen längeren Zeitraum, über den ein Sterbender begleitet werden muss.

Die Medizin als gesellschaftliche Institution muss aufhören, das Sterben der Menschen als medizinisches Versagen zu sehen. Wenn Ärzte als Geburtshelfer beim Eintritt ins Leben helfen, dann müssen sie auch beim Austritt aus dem Leben helfen. Dem Begriff der Geburtshilfe muss wertneutral der Begriff einer Sterbehilfe gegenübergestellt werden – und zwar nicht in der herkömmlichen Bedeutung des Wortes im Sinne eines „Tötens auf Verlangen", sondern im Sinn einer medizinischen Vorbereitung auf und Begleitung in den Tod. Diese Art der Hilfe ist eine ärztliche Leistung, die von der Pharmaindustrie nicht zur Verfügung gestellt werden kann. Daher müssen Ärzte neben der Behandlung nicht nur das Zuhören erlernen und lebenslang üben, sondern auch das Sprechen. Denn kranke und alte Menschen brauchen nicht nur eine Berührung durch die ärztliche Hand, sondern auch eine Berührung der Seele durch das ärztliche Wort – beides sind besondere Arzneimittelspezialitäten.

Damit verbunden ist auch die Notwendigkeit, den Tod zuzulassen und nicht durch immer weitere medizinische Behandlungen hinauszuzögern. Kranke und schmerzgeplagte Patienten sind in der Regel auch seelisch eher bereit, den Tod als Erlösung anzunehmen, als gesunde Menschen. Die Amputation eines Beines oder die Rekonstruktion einer Herzklappe bei einem sterbenskranken Menschen mag zwar den körperlichen Tod noch um ein paar Wochen oder Monate hinauszögern, hilft dem betroffenen Patienten aber nicht, leichter oder besser mit dem Sterben zurechtzukommen. Besonders augenfällig ist das bei demenzkranken Patienten, die infolge der demografischen Entwicklung eine immer größere Patientengruppe werden. Während es hier auf der einen Seite nicht gelingt, den psychischen Prozess des langsamen Absterbens zu verhindern, verlagert sich auf der anderen Seite die ganze Kraft des medizinischen Könnens und Wollens auf den möglichst langen Erhalt des Körpers. Dem Ungleichgewicht der medizinischen Möglichkeiten folgt das einseitige, körperorientierte Handeln der Ärzte. Mit dem Effekt, dass Menschen, deren Erinnerung abhanden gekommen ist, willenlos ans Bett und an medizinische Geräte gefesselt, in allem auf Unterstützung angewiesen, monatelang von Behandlung zu Behandlung getragen werden und nicht sterben dürfen.

Aus dem Verständnis von „richtiger“ Medizin, die unentwegt heilt und rettet, hat sich zugleich eine Sonderstellung der palliativen Medizin als einer Art Alibitherapie entwickelt, die die hoffnungslosen Fälle verwaltet und entsorgt. So ist es für den Patienten das eigentliche Todesurteil, ab einem gewissen Zeitpunkt „nur“ noch palliativ betreut zu werden. Das Hospiz wird zum Krankenhaus für Sterbende. Der Körper kann nicht mehr gerettet werden, soll sich doch jemand anderer der Seele annehmen. Jahrhundertelang hat sich die Kirche um diesen Part gekümmert. Heute kommt stellvertretend für den Geistlichen das Palliativteam zum Krankenbett des Sterbenden.

Weitaus ethischer wäre es, jeden medizinischen Akt zu jedem Zeitpunkt des Lebens als palliativ zu sehen. Denn Endpunkt jeder Lebensgeschichte bleibt der Tod. Und an dem ist nichts Aussätziges!

Doch nicht nur die Medizin muss den Tod wieder als ganzheitliches Ereignis erkennen und annehmen, sondern die Gesellschaft an sich. Denn die Medizin ist nur ein Spiegelbild der gesellschaftlichen Umgangsformen. Wenn das Leben wieder lebendiger wird, wenn das Leben wieder mit reellen Inhalten und erreichbaren Zielen gelebt werden kann, wird auch der Tod als Endpunkt eher angenommen werden können. Erst das beharrliche Verdrängen des Todes macht ihn zur plötzlichen Gefahr am Ende des Lebens.

Die Bitternis des Sterbens wird immer bleiben. Wenn sie aber in einer abschließenden Bilanz durch erfreuliche Lebensanteile ausgeglichen werden kann, wird sie leichter erträglich sein. Sowohl für den Sterbenden selbst, als auch für seine Umgebung.

2. Kinder brauchen ein gesünderes Lebensumfeld

Eine gesunde Kindheit bedeutet weit mehr als ausreichend viele Untersuchungen, Therapien und Impfungen im Kindesalter.

Reihenuntersuchungen, die nach Schwachpunkten suchen, können eine gesunde seelische Entwicklung nicht fördern. Wie soll sich ein junger Erwachsener stark und dem Leben gewachsen fühlen, wenn seine Integrität als Seele-Körper-Einheit bis dahin bereits unzählige Male medizinisch-psychologisch in Frage gestellt wurde? Denn unzählige Male haben Ärzte, die den jungen Menschen bis dahin untersucht haben, Diagnosen gestellt und Therapien für notwendig erachtet. Jeder ihrer Nadelstiche in den Körper war auch ein Stich in die Seele, jede Aufdeckung einer Abweichung von der Norm hat auch das Gleichgewicht der Seele gestört und beeinflusst. Den Rest an Verunsicherung haben ein reformbedürftiges Bildungswesen, Psychologen, Pädagogen und andere institutionalisierte Lebensbegleiter besorgt.

Der Tenor unserer Tage lautet: Für jedes menschliche Problem gibt es eine medizinische Lösung. Unzweifelhaft ist es der Medizin gelungen, die Säuglingssterblichkeit dramatisch zu senken. Zugleich aber löst sich dieser vermeintliche medizinische Gewinn in Form psychischer Verunsicherung und Krankheit wieder auf. Dadurch wird das Gesundheitssystem erneut massiv finanziell belastet und die Kosten-Nutzen-Spirale schraubt sich in immer neue Höhen. Wie auch die ganze Erwachsenenwelt unterschätzt die moderne Medizin ihre Bedeutung für und ihren Einfluss auf die psychische Entwicklung der ihr anvertrauten Kinder, und vergisst, dass auch bei Kindern Körper und Seele nicht voneinander getrennt betrachtet werden können.

Wenn man ein gut funktionierendes Immunsystem als gemeinsamen Nenner einer gesunden Körper-Seele-Einheit verstehen kann, dann muss den psychischen Faktoren der kindlichen Entwicklung wieder mehr Augenmerk geschenkt werden. Denn der Glaube an sich selbst kann auch im Bereich der Gesundheit Berge versetzen. Das Immunsystem als Grenzorgan zur Außenwelt entfaltet seine Wirksamkeit nur dann optimal, wenn auch im Bereich der psychischen Entwicklung gesunde Abgrenzungen stattgefunden haben. Die feinfühlige Beobachtung seelischer Entwicklung und das rechtzeitige Erkennen psychischer Verletzungen ist Teil der ärztlichen Gesamtverantwortung. Auch auf diese Aufgabe sollten junge Ärzte vorbereitet werden.

Analog zu den Impfungen für den Körper muss also auch an die „Impfungen für die Seele“ gedacht werden. Und dabei kommt man um die Auseinandersetzung mit sozialen Strukturen, insbesondere der sogenannten „intakten Familie“, nicht herum. Die besten, akademisch ausgebildeten Kleinst- und Kleinkinderpädagoginnen, Tages- und Nachtmütter und Ganztagslehrerinnen können den Ort der Familie nicht ersetzen. Nirgendwo kann der Umgang mit Freiheit und Grenzen, Konflikten, Freude und Leid, Begehren und Verantwortung, Verzicht, Hoffnung und Enttäuschung besser erfahren und erlernt werden als dort.

Eine adrette, gepflegte 32-jährige Frau betritt scheinbar selbstsicher die Ordination ihres langjährigen Hausarztes. Auch beim Betreten des Sprechzimmers zaubert sie noch ein unverbindliches Lächeln auf ihre Lippen. Der Arzt begrüßt sie und bietet ihr einen Sessel an. Doch während sie Platz nimmt, fällt alle Sicherheit von ihr ab und in sich zusammen. Zusammengekrümmt und hingesunken beginnt sie hemmungslos zu weinen.

Der Arzt reicht ihr ein Taschentuch.

Es dauert eine Weile, bis sie zu sprechen beginnt. Völlig erschöpft sei sie, überlastet, mit den Kindern und überfordert. Immer wieder werde sie ohne erkennbaren Anlass von Weinkrämpfen gebeutelt, und besonders peinlich sei ihr das in der Arbeit. Keine Geduld für die Kinder habe sie dann am Abend, wenn sie sie von der Tagesmutter abgeholt habe. Und, so vertraut sie sich ihrem Hausarzt an, an Selbstmord habe sie auch schon gedacht. In der Arbeit werde sie obendrein noch gemobbt, weil sie als Einzige im Büro immer schauen müsse, dass sie die Kinder noch rechtzeitig abholen könne, und sonst fast alle länger arbeiten würden. Ihre Sätze sind immer wieder von heftigem Schluchzen unterbrochen. Sie verbraucht ein Taschentuch nach dem anderen. Sie brauche Ruhe und Zeit für sich selbst, dringend, sonst wolle sie wirklich lieber sterben.

Dann schweigt sie und heult weiter.

Vorsichtig fragt der Arzt, warum sie sich denn das alles antue, den Job neben der Familie und all die anderen Ansprüche an sich selbst.

„Weil ich meinen Kindern ein Vorbild sein möchte", antwortet die junge Frau ohne zu zögern.

Da nimmt der Arzt ganz langsam einen kleinen Handspiegel aus der Lade seines Schreibtisches, überlegt noch einmal, und entscheidet sich dann, der Frau den Spiegel über die Tischplatte zu schieben. Mit einfühlsamer und weicher Stimme sagt er: „Schauen Sie einmal in den Spiegel, was für ein Vorbild Sie im Augenblick sind."

Erleichtert nimmt er ihre Reaktion wahr. Die Patientin beginnt zu lachen. „Ja, Sie haben ja recht, ich schau fürchterlich aus."

Am Ende der Konsultation hat die Patientin beschlossen, sofort zu kündigen und das nächste halbe Jahr einmal nur bei ihren Kindern zu bleiben. Dann werde man ja weitersehen.

Wenn es der Gesellschaft gelänge, von den 11% des BIP, welche für das Gesundheitssystem ausgegeben werden, 1 bis 2% einzusparen, könnte man mit der ersparten Summe einiges bewegen. Junge Familien könnten finanziell gefördert werden. Mütter könnten ohne finanzielle Einbußen die wichtigsten Jahre ihrer Kinder bis zum Schuleintritt das Muttersein als Beruf ausüben, für den sie ein Gehalt mitsamt Pensionsanspruch ausbezahlt bekommen. Freiwilligkeit müsste dabei natürlich oberstes Gebot sein. Aber die Wahlmöglichkeit sollte es geben.

Dazu bedürfte es natürlich auch eines kulturellen Umdenkens. Der Satz „Ich bin nur Hausfrau und Mutter" müsste ersatzlos aus unserem Sprachgebrauch gestrichen werden. Denn Mutter zu sein ist ein bisweilen harter (aber lohnender) 24-Stunden-Job mit hohem Nutzen für die Gesellschaft. Anerkannte, auch außerhalb des Muttertages geschätzte Mütter könnten von einer solchen Entwicklung einerseits selbst profitieren und andererseits die Grundlage für eine gesunde Kindheit unseres Nachwuchses schaffen. Angenommene und geliebte Kinder mit höherem Selbstwertgefühl werden später weniger leicht „ausbrennen", leistungsfähiger sein und seltener krank werden und dadurch dem Gesundheitssystem Kosten ersparen. Im günstigsten Fall mehr als die ursprünglich eingesparten 1 bis 2% des BIP. Und die Zahl der von der Doppelbelastung von Beruf und Familie völlig erschöpften, wegen Burnout und Depression mit Tabletten behandelten Patientinnen könnte dramatisch reduziert werden.

3. Medizinische Versorgung muss neu verstanden werden

Ein gesundheitspolitisches Dogma unserer Zeit ist die Neuerfindung der Vorsorgemedizin. Dabei wird völlig vergessen, dass das alte Hausarztmodell die besten vorsorgemedizinischen Ergebnisse gebracht hat. Die Politik glaubt in Anbetracht überfüllter Spitalsambulanzen durch die Stärkung des medizinischen Vorsorgegedankens die Entstehung von Krankheiten schon im Keim verhindern zu können.

Rein theoretisch kann dem nicht widersprochen werden. Doch in der Praxis kann das monotone Kontrollieren und Protokollieren somatischer Werte nie und nimmer einen gesunden und glücklichen Menschen machen. Dem steht schon alleine die Unterschiedlichkeit der Menschen im Weg, auf die die heutige Form der Vorsorgeuntersuchung keine Rücksicht nimmt. Sie ignoriert die Bedeutung der Psyche und des sozialen Umfeldes für die Gesundheit vollkommen. Denn wenn jeder Patient, dem ein Arzt einmal das Rauchen untersagt hat, tatsächlich nicht mehr rauchen würde, gäbe es keine Zigarettenindustrie mehr. Das Gleiche gilt für Alkohol und richtige Ernährung. Patienten machen aber nun einmal nicht immer, was ihnen ärztlicherseits vorgeschlagen wird.

Natürlich können bei Vorsorgeuntersuchungen durch Zufallsbefunde Krankheiten schon in einem frühen Stadium mit besseren Heilungsaussichten diagnostiziert werden. Und vielleicht hilft sie dem einen oder anderen Patienten auch durch den von ihr ausgehenden Placeboeffekt. Zugleich führen Vorsorgeuntersuchungen aber zu einer Flut von neuen Patienten und fehlerhaften Befunden. Viele Blutdruckwerte sind wegen der Nervosität der Probanden falsch erhöht, Harnproben nicht korrekt abgegeben und daher fälschlich pathologisch. Blutsenkungen sind zu hoch, weil der Proband gerade einen grippalen Infekt hinter sich hat, von dem der untersuchende Mediziner aber nichts weiß. Immer ist irgendein Parameter außer der Norm. Denn es gibt keinen vollständig gesunden Menschen. Aber immer können nicht normgerechte Werte behandelt werden – auch wenn sie dem Patienten bis zur Untersuchung keinerlei Probleme verursacht haben.

Daher muss der Nutzen dieser Art von Medizin kritisch hinterfragt werden. Insbesondere der von einigen Versicherungen eingeschlagene Weg, Selbstbehalte oder Versicherungskosten von den Ergebnissen einer Vorsorgeuntersuchung abhängig zu machen, sollte uns nachdenklich machen. Die Gesamtkosten des Systems werden durch einen solchen Schritt nicht sinken, also werden die finanziellen Lasten zu Gunsten der jungen und gesunden Menschen auf die Alten und Kranken verschoben werden. Ein junger, schlanker Nichtraucher muss seit 2012 bei der SVA nur noch einen zehntprozentigen Selbstbehalt bezahlen, während ein 60-jähriger übergewichtiger Diabetiker weiterhin 20% der Behandlungskosten selbst tragen muss. Auch dann, wenn die erbrachte medizinische Leistung (z.B. eine Wundversorgung) mit der körperlichen Ausgangslage überhaupt nichts zu tun hat.

Als Alternative zu dieser Vorsorgemedizin bietet sich eine Stärkung bzw. Wiedereinführung des klassischen Hausarztmodells an. Niemand kennt den Patienten in seiner Gesamtheit, inklusive seines sozialen Umfelds und seiner Lebensgewohnheiten, besser als ein Hausarzt, der einen Menschen im günstigsten Fall von der Geburt bis weit ins Leben hinein medizinisch und menschlich begleitet. Denn selbst bei der oft kritisierten „Drei-Minuten-Medizin" summieren sich bei dieser Art von Arzt-Patient-Beziehung im Laufe der Jahre unzählige Stunden und Tage von gesundheitsrelevanter, persönlicher und intimer Kommunikation. Damit würde auch die Vorsorge wieder in den Händen der kompetentesten Partner im Gesundheitssystem liegen. Denn der jahrzehntelange Begleiter und Berater in Gesundheits- und Lebensstilfragen steht dem Patienten emotional weit näher als jeder Politiker. Und ein Hausarzt braucht keine elektronischen Vorsorgeuntersuchungsformulare, um seinem Patienten sinnvolle medizinische Ratschläge geben zu können.

Naturgemäß war die starke Stellung der Hausärzte den Machthabern im Gesundheitssystem ein Dorn im Auge, und so wurde die medizinische Kleinstversorgungseinheit „Patient-Hausarzt" ganz gezielt zerschlagen. Die Gemeindeärzte wurden abgeschafft. Alarmierungs- und Notfallbehandlungspfade wurden von übereifrigen Politikern unter medialem Applaus neu aufgebaut. Eine Rettungsleitstelle für ein ganzes Bundesland soll angeblich wesentlich ökonomischer sein als eine Rettungsstelle in jedem Ort. Obwohl früher so gut wie alle Hausärzte auch notfallmedizinische Diplome hatten, wurde ein eigenes Notarztsystem zu Lande und in der Luft entwickelt. Der exorbitante Anstieg der Kosten des Gesundheitssystems rührt sicherlich nicht zuletzt aus dieser Entwicklung.

Durch den Hausarzt können medizinische Behandlungen in der Regel rasch, wohnortnah und kostengünstig abgewickelt werden. Und internationale Studien belegen, dass bis zu 80% der im Gesundheitssystem erbrachten Leistungen im Rahmen von Haus- und Facharztpraxen abgewickelt werden können.

Sonntagmorgen, 8:30 Uhr. Ein dienstfreier, von der Politik als unnötiger Kostenfaktor abgestempelter Hausarzt sitzt an seinem Schreibtisch und legt letzte Hand an dieses Buch. Da hört er den Signalton einer Notalarmierungs-SMS. Das Gerät liegt neben ihm. Er liest: „Notruf-NÖ von 8:30 Notarzt ECHO in", und dazu eine Adresse, die aber falsch ist, der Name der Patientin, eine Telefonnummer und die Worte: „Kreislaufstillstand-Atemstillstand 76j w Bew-Atm – rührt sich nicht." Gleichzeitig wird ein Hubschrauber angefordert.

Der Arzt erschrickt. Er kennt die Patientin, noch gestern war die 76-jährige Dame völlig gesund und munter. Und er hat eine Hoffnung.

Der Arzt setzt sich in sein Auto und fährt die vier Kilometer zum „Tatort". Dort erwarten ihn schon zwei verzweifelte Sanitäter, die vergeblich an der falschen Adresse nach einem leblosen Patienten suchen. Gemeinsam geht man also ins richtige Haus, und alle sind erleichtert, als die 76-jährige Patientin der Gruppe im ersten Stock entgegenkommt. Ohne Kreislaufstillstand, ohne Atemstillstand. Sie sagt: „Na, Herr Doktor, gut, dass Sie kommen, die Frau S. ist nämlich um 8 Uhr endlich ganz friedlich eingeschlafen."

Die Hoffnung des Arztes ist erfüllt. Seit Jahren versorgt die 76-jährige Dame aufopfernd und liebevoll ihre 92-jährige Nachbarin. Seit Wochen war das Ende abzusehen. Das Herz war schwach und müde geworden. Und jetzt, an diesem heißen Sonntagmorgen, wollte Frau K. dem System einfach mitteilen, dass die 92-jährige Frau S. friedlich verstorben ist. Aber im Rettungsalarmierungssystem ist ein normaler Todesfall nicht mehr vorgesehen. Auf das Reizwort „Atemstillstand" oder „leblos" oder „Kreislaufstillstand" wird automatisch die Rettungs- und Wiederbelebungskaskade in Gang gesetzt.

Sofort bestellt der Arzt Notarzt und Hubschrauber ab. Er spricht noch mit den Angehörigen, macht dann gleich die notwendige Totenbeschau und fährt nach Hause.

Dieses Beispiel ist weder an den Haaren herbeigezogen, noch eine Ausnahme. Tagtäglich werden durch solche unsinnigen, standardisierten und angeblich qualitätsgesicherten Alarmierungen zigtausend Euro an Steuergeldern sinnlos in den Wind geschrieben. Niemand wird gerettet. Denn Tote lassen sich nun einmal nicht mehr retten. Auch die Feststellung des Todes am Lebensende wäre durch Haus- oder Fachärzte, die 70 bis 80% der gesamten Erfordernisse des Gesundheitssystems abzudecken imstande wären, inkludiert.

Die sogenannte „Spitzenmedizin" – das wären unter diesem Blickwinkel die restlichen 20 bis 30% notwendiger Untersuchungen und Behandlungen – ist selbstverständlich unverzichtbarer Bestandteil des Gesundheitssystems. Allerdings muss der Zugang zu diesen kostenintensiven Leistungen neu geregelt werden. Zur

Steuerung des Eintritts in diesen Bereich eignet sich niemand besser als der Hausarzt oder der niedergelassene Facharzt, der je nach Diagnose, notwendiger Therapie und untersuchungstechnischer Notwendigkeiten die Eintrittskarten in die kostenintensive Hochleistungsmedizin verteilt.

Alle medizinischen Möglichkeiten würden damit weiterhin prinzipiell jedem Bürger frei- und offenstehen. Aber es sollte nicht der Patient selbst entscheiden dürfen, welche Untersuchungen und Therapien er für sich selbst für notwendig hält. Es wäre Aufgabe der Geldgeber, auch dafür zu sorgen, dass nur Untersuchungen mit eindeutiger therapeutischer Konsequenz durchgeführt werden. So hat z.B. eine Kontrolldickdarmspiegelung bei einer 90-jährigen Patientin, die vor 20 Jahren wegen eines Dickdarmkrebses operiert wurde, keinen Sinn, da eine solche Patientin einen möglicherweise notwendig werdenden Eingriff ohnehin nicht überleben würde.

Selbst wenn einem solchen Modell ein Vier- oder Sechsaugenprinzip zugrunde gelegt würde, wäre es noch weit billiger als das „Ich will" des mündigen Patienten in der Spezialambulanz eines Schwerpunktkrankenhauses. Und wer auch ohne medizinische Notwendigkeit unbedingt eine MRT-Untersuchung von seinem Kopf oder Knie anfertigen lassen will, der soll das auch jederzeit tun können – aber auf eigene Kosten.

Ohne dass die medizinischen Errungenschaften unserer Zeit in Frage gestellt werden sollen, müssen sich Medizin und Gesellschaft auch in weiteren Fragen auf Qualitäten zurückbesinnen, die der derzeit praktizierten Medizin abhanden gekommen sind:

1. Von den Medizinern muss ein breiterer ärztlicher Blick auf das komplexe, aus Körper und Seele bestehende Wesen Mensch gefordert werden. Dieser Blick muss auch die Umwelt und die Bedürfnisse des Patienten betrachten und in die diagnostisch-therapeutischen Überlegungen miteinbeziehen. Ebenso, wie es zu vielen Erkrankungen verschiedene therapeutische Zugänge gibt, haben die einzelnen Krankheitsbilder auch multifaktorielle Ursachen und Entstehungsgeschichten – wird ein und dieselbe Erkrankung von zwei verschiedenen Menschen unterschiedlich wahrgenommen und empfunden. Diese Vielschichtigkeit der Erkrankungen muss schon in der Ausbildung der jungen Mediziner berücksichtigt werden. Das Wissen um die größeren Zusammenhänge könnte dem Gesundheitssystem zu Milliardeneinsparungen verhelfen.

2. Die Ärzteschaft braucht ein neues Selbstbild. Sie muss sich in erster Linie dem Patienten und nicht der Bürokratie oder der Pharmaindustrie verpflichtet fühlen. Eine neue, freie Ärzteschaft müsste sich wieder gegenüber der Politik emanzipieren. Arztsein hat mit sozialem Gewissen und gesellschaftlicher Verantwortung zu tun. Gefördert werden müssen der Austausch von Erfahrungen untereinander und die Fortbildung im Bereich der menschlich-ärztlichen Kompetenz.

3. Wenn die Sozialversicherungen die psychotrope Wirkung der „Droge Arzt“ endlich wieder entsprechend honorieren würden, könnten Millionen an Medikamentenpackungen und -nebenwirkungen vermieden und Milliarden an Medikamentenkosten

eingespart werden. Allerdings müssten die Machthaber im Gesundheitssystem zuerst die laufende Demontage der ärztlichen Kompetenz stoppen. Die bewusste und gewollte Herabstufung der Mediziner zu EDV-Spezialisten und Berichteschreibern ist ein besonderer und noch weitgehend „unerhörter" Skandal unserer Zeit.

4. Nicht jede Errungenschaft der pharmakologischen Forschung muss am nächsten Tag der gesamten Bevölkerung zur Verfügung stehen. Oft genug haben sich „medikamentöse Durchbrüche" als Strohfeuer erwiesen. Erst wenn mit kostengünstigen Heilmethoden nicht mehr das Auslangen gefunden werden kann, sollten neue, teurere Therapien zum Einsatz kommen. Das alles kann den Patienten des Landes ohne Schaden für den Einzelnen zugemutet werden.

5. Die Entdeckung und Beschreibung neuer Krankheitsformen sollte nicht nur reflexartig die Entwicklung geeigneter Medikamente auslösen, sondern auch die Frage stellen, welche äußeren Gesellschafts- und Umwelteinflüsse die neue Krankheit begünstigt haben. Aus der Beantwortung dieser Frage ergäben sich unzählige Hebel für eine ausreichende, effiziente und kostengünstige Behandlung.

Vor allem aber wird gesellschaftliches Umdenken notwendig sein: Die Gesellschaft als Ganzes wird nicht umhin kommen, die Endlichkeit des Lebens wieder in ihre Wertvorstellungen zu integrieren. Das Wort „Lebenserwartung" darf nicht länger ein inhaltsloser mathematischer Begriff von sinnlos dahingelittenen Jahren sein.

Erfüllung im und Freude am Leben sollten ebenso vom irdischen Dasein erwartet werden wie auch eine möglichst hohe Anzahl von so erlebten Jahren. Der Traum vom ewigen Leben muss ein Traum bleiben, denn schon seine derzeitige ansatzweise Erfüllung entpuppt sich als wahrer Alptraum.

Und eine Gesellschaft darf die Medizin nicht zum Religionsersatz erheben oder zum Ersatz für Eigenverantwortung machen. Denn die eigentliche Stärke der Medizin ist die Begleitung, nicht die Heilung. Überleben bleibt aus medizinischer Sicht immer ein zeitlich beschränkter Begriff.